増刊 レジデントノート

Vol.20-No.17

免疫不全患者の発熱と感染症をマスターせよ！

化学療法中や糖尿病患者など、
救急や病棟でよくみる免疫不全の対処法を教えます

原田壮平／編

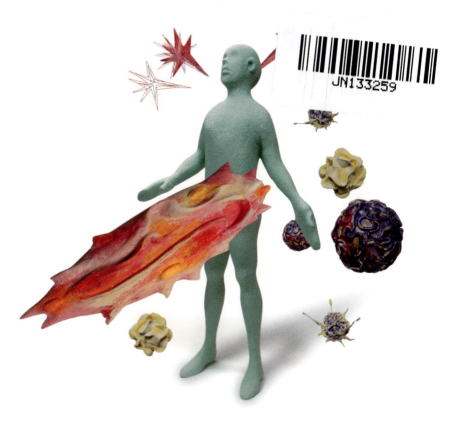

羊土社
YODOSHA

謹告

　本書に記載されている診断法・治療法に関しては，発行時点における最新の情報に基づき，正確を期するよう，著者ならびに出版社はそれぞれ最善の努力を払っております．しかし，医学，医療の進歩により，記載された内容が正確かつ完全ではなくなる場合もございます．

　したがって，実際の診断法・治療法で，熟知していない，あるいは汎用されていない新薬をはじめとする医薬品の使用，検査の実施および判読にあたっては，まず医薬品添付文書や機器および試薬の説明書で確認され，また診療技術に関しては十分考慮されたうえで，常に細心の注意を払われるようお願いいたします．

　本書記載の診断法・治療法・医薬品・検査法・疾患への適応などが，その後の医学研究ならびに医療の進歩により本書発行後に変更された場合，その診断法・治療法・医薬品・検査法・疾患への適応などによる不測の事故に対して，著者ならびに出版社はその責を負いかねますのでご了承ください．

序

　私が免疫不全患者の発熱に頭を悩ませる初期研修医だったのはもう15年以上も前のことになります．血管内カテーテル挿入によるバリア破綻を背景に菌血症を発症され不幸にも命を落としてしまった若い患者さんのこと，造血幹細胞移植後にさまざまな抗微生物薬を用いてもなかなか熱が下がらず苦しんでおられた患者さんのことなどが昨日のことのように鮮明に思い出されます．これらの経験を経て「免疫不全を有する患者さんの診かたが身についていればよりよい診療が提供できたのではないか」と考えたことが，私が感染症を専攻するきっかけとなりました．当時は日本で感染症診療について指導を受ける機会は限られておりましたが，時を経て，国内にも免疫不全患者の発熱・感染症の診療に長けた医師が多く育成されました．本書は，これらのエキスパートの先生方から（かつての私と同じく）免疫不全患者の診療に頭を悩ませている若手の医師に診療のコツを伝授していただくべく，企画されました．

　免疫不全患者の感染症は「関与する病原体の種類が多い」「重症化するまでの進行速度が速い」「臨床症状が出現しにくく診断が遅れやすい」という特徴を有していることにより対応が困難となります．「免疫不全患者の感染症は難しい」という不安から免疫不全患者の発熱や炎症反応高値を見るとやみくもな広域抗菌薬の投与（時には抗真菌薬，抗ウイルス薬の追加）に走りがちです．しかし，実際には免疫不全患者を「好中球減少」「細胞性免疫不全」「液性免疫不全・脾摘後」「バリア破綻」の4つの軸で分析することで，より細やかな対応が可能となります．第1章ではこれらの4つの軸について解説していただきます．

　実際の免疫不全患者においては，上記の4つの免疫不全の因子が複合して感染症のリスクを形成します．また，基礎疾患や患者属性の特性に関連した特殊な因子が感染症発症に影響をおよぼす場合もあります．これらの因子の関与のあり方は患者背景ごとに大まかな傾向や特徴がありますので，第2章では患者背景ごとの感染症リスクと臨床対応について解説していただきます．

　免疫不全患者では免疫正常者の感染症では関与する頻度が比較的低い，抗酸菌，真菌，ウイルス，寄生虫といった病原体もしばしば関与してきます．また，感染症の現れ方や重症度も免疫正常者におけるそれとは異なります．これらの病原体による感染症は一般細菌とは異なった診断・治療の戦略が必要となりますので，第3章では免疫不全患者の診療におけるこれらの病原体の「扱い方」を解説していただきます．また，免疫不全患者においては感染症の診断が難しいことからほかの患者さん以上にCRP，プロカルシトニン，β-D-グルカンなどのバイオマーカーに頼りがちです．これらについてもあわせて第3章で扱います．

免疫不全患者においては抗微生物薬やワクチンなどを用いた感染症の予防が免疫正常者における以上に重要です．その一方で，抗微生物薬の予防投与の過剰な実施は有益性が乏しいばかりか耐性微生物の選択・増殖を招きえます．また，ワクチンについても免疫不全患者で特に接種が推奨されるワクチンがある一方で，免疫不全患者で接種禁忌となるワクチンもあります．これらの感染症予防に関する情報を第4章で提供していただきます．

　本書で執筆いただく先生方は免疫不全患者の感染症に関する教科書的・文献的な知識を豊富にお持ちであることはいうまでもありませんが，それに加えて実臨床で免疫不全患者の診療に頭を悩ませた経験を持ち，思索することを通じて得た血の通った「技法」をお持ちです．本書を通じてその「技法」が若手の医師達に伝承，活用され，感染症で苦しむ患者さんが一人でも多く救われることを願います．

2019年1月

藤田医科大学医学部 感染症科

原田壮平

増刊 レジデントノート
Vol.20-No.17

免疫不全患者の発熱と感染症をマスターせよ！
化学療法中や糖尿病患者など、救急や病棟でよくみる免疫不全の対処法を教えます

序 ………………………………………………………… 原田壮平　3（2845）

Color Atlas ………………………………………………………… 10（2852）

執筆者一覧 ………………………………………………………… 14（2856）

第1章　免疫不全の機序と関連する感染症

1.　好中球減少 ………………………………………………… 羽田野義郎　16（2858）
　1. 発熱性好中球減少症の特徴　2. FN時の感染症治療　● Advanced Lecture：感染症の治療が終わっても好中球が少ない場合どうするか？

2.　細胞性免疫不全 …………………………………………… 関谷紀貴　24（2866）
　1. 細胞性免疫の概要　2. 細胞性免疫不全が疑われる患者さんのマネジメント

3.　液性免疫不全
　脾臓摘出後患者への対応 ……………………………………… 鈴木大介　29（2871）
　1. 液性免疫　● Advanced Lecture：IgMメモリーB細胞　2. 液性免疫不全の原因　3. 液性免疫不全における感染症と原因微生物　4. 脾摘後患者の発熱の対応

4. バリア破綻 ……………………………………………………河村一郎　37　(2879)
　　1. バリア破綻とは　2. 皮膚のバリア破綻　3. 粘膜のバリア破綻

第2章　患者背景別の発熱・感染症の対応

1. 固形腫瘍患者 ……………………………………………………大串大輔　41　(2883)
　　1. 固形腫瘍患者の考え方　2. 通常の「流れ」の障害によって生じる感染症リスク　3. 治療に関連して生じる感染症リスク　4. 固形腫瘍患者における感染症のマネジメント　5. 腫瘍熱

2. 血液悪性腫瘍患者 ……………………………………森本将矢, 森　信好　47　(2889)
　　1. 免疫不全の4つの分類　2. 免疫不全の観点からみた各疾患　3. 症例を振り返って

3. 関節リウマチ・膠原病患者 ……………………………………村中清春　55　(2897)
　　1. リウマチ性疾患・免疫抑制薬による免疫抑制程度の「幅」　2. 状況別各論　3. よくであうsituation

4. 糖尿病患者 ………………………………………………………鈴木　純　65　(2907)
　　1. 糖尿病と感染症　2. 糖尿病足病変　3. ムーコル症

5. 腎不全・透析患者 ………………………………………………上原由紀　72　(2914)
　　1. 腎不全・透析患者における感染症のリスクと免疫不全のメカニズム　2. 腎不全・透析患者における発熱時の対応　3. 腎不全・透析患者における感染症の各論　4. 腎不全時の抗微生物薬の投与計画

6. 消化管疾患・肝疾患患者 ………………………………………大路　剛　78　(2920)
　　1. 慢性肝疾患における感染症診療　2. 硬化性胆管炎　3. 自己免疫性肝炎と原発性胆汁性胆管炎　4. 炎症性腸疾患

7. 固形臓器移植患者 ……………………………………小林竜也, 岡本　耕　87　(2929)
　　1. 日本における固形臓器移植の疫学　2. 固形臓器移植患者における感染症の特徴　3. 固形臓器移植患者で感染症を疑ったら　●Advanced Lecture：移植前の感染症スクリーニングや予防戦略

8. **造血幹細胞移植後患者** ···大澤良介 94 (2936)
   1. HSCT 後の免疫機能の回復過程 2. HSCT 後の感染症を理解するには… 3. 移植後の各時期における感染症　● Advanced Lecture

9. **HIV 感染症患者** ··三須恵太, 塚田訓久 99 (2941)
   1. 未診断の HIV 感染症患者への対応 2. すでに診断されている HIV 感染症患者の発熱への対応

10. **ICU 患者** ···根井貴仁 107 (2949)
    1. ICU の発熱 2. 鑑別診断（感染症 / 非感染症）

11. **高齢者** ···藤田崇宏 113 (2955)
    1. 高齢者の感染症の特徴 2. 初期評価とアプローチ：誤嚥性肺炎あるいは尿路感染症？ 3. 診療各論 4. 高齢者の感染症に対する老年医学的視点

12. **終末期患者** ··佐々木俊治 119 (2961)
    1. 終末期患者と発熱 2. 終末期の感染症診断 3. 終末期の感染症の治療　● Advanced Lecture：「終末期」について

第3章　免疫不全患者診療における微生物および検査データの扱い方

1. **CRP とプロカルシトニンの有用性と限界** ·······························土戸康弘 125 (2967)
   1. 総論 2. 細菌感染症の診断における有用性 3. 治療期間の決定における有用性 4. 免疫不全患者において特に注意すべき点　● Advanced Lecture：プレセプシンの有用性

2. **β-D-グルカン高値** ···木村宗芳 130 (2972)
   1. 血清 β-D-グルカン検査の概説 2. 血清 β-D-グルカンの測定法と測定値 3. 血清 β-D-グルカン検査の適応 4. 血清 β-D-グルカン検査の利用法　● Advanced Lecture：β-D-グルカン高値の際の抗微生物薬の適応について 5. 冒頭の症例

3. **カンジダ（*Candida* spp.）** ··阿部雅広 136 (2978)
   1. 培養検体からカンジダ属が検出されたときの解釈 2. カンジダ血症の診断・対応　● Advanced Lecture：breakthrough candidemia

4. アスペルギルス（*Aspergillus* spp.）
侵襲性アスペルギルス症 ……………………………………………………沖中敬二 141（2983）
1. IAの発症には原則高度な免疫不全が関わる　2. IAの治療　3. そのほかの治療戦略

5. ニューモシスチス（*Pneumocystis jirovecii*）………………武田孝一 150（2992）
1. non HIV-PCP発症リスクの見積もり　2. non HIV-PCPの発症予防　3. non HIV-PCPの診断　4. 治療

6. 抗酸菌（結核菌・非結核性抗酸菌）………………………………鎌田啓佑 158（3000）
1. 結核　2. 非結核性抗酸菌（NTM）　3. 非結核性抗酸菌感染症と免疫不全　● Advanced Lecture：免疫不全がないのに全身播種性NTM感染症？！　4. 近年話題になっている迅速発育抗酸菌（RGM）について

7. 単純ヘルペスウイルス（HSV），水痘帯状疱疹ウイルス（VZV）
……………………………………………………………………………篠原　浩 166（3008）
1. 免疫不全患者における単純ヘルペスウイルス感染症　2. 免疫不全患者における水痘帯状疱疹ウイルス（VZV）感染症　● Advanced Lecture：1. 若年でリスクのない患者さんの帯状疱疹？　2. 今後のVZVワクチン

8. サイトメガロウイルス（CMV）………………………太田啓介，渋江　寧 175（3017）
1. 臨床症状　2. 診断・検査　3. 治療　4. 先制治療・予防　● Advanced Lecture

9. 肝炎ウイルス ……………………………………………………………松尾裕央 181（3023）
1. HBV　● Advanced Lecture：Occult HBV Infection　2. HCV　3. HEV

10. 寄生虫 ………………………………………………………中村（内山）ふくみ 195（3037）
1. クリプトスポリジウム症　2. サイクロスポーラ症，シストイソスポーラ症　3. ジアルジア症　4. トキソプラズマ症　5. 糞線虫症

第4章　免疫不全患者における感染症予防

1. 予防抗菌薬・抗真菌薬投与 ……………………………………………上田晃弘 203（3045）
1. 化学療法を受ける癌患者では複数の免疫不全がみられる　2. 予防抗菌薬　3. 予防抗真菌薬

2. 免疫不全患者のワクチン接種(小児) ……………松井俊大,庄司健介 209 (3051)
　　1. 小児の免疫不全について　2. 小児の予防接種　3. 小児免疫不全患者の予防接種　4. 各論　5. 家族へのワクチン接種

3. 免疫不全患者のワクチン接種(成人) ……………彦根麻由,相野田祐介 215 (3057)
　　1. ワクチン接種の安全性と効果　2. 悪性腫瘍の患者さんへのワクチン接種　3. 移植患者(固形臓器移植,造血幹細胞移植)へのワクチン接種　4. ヒト免疫不全ウィルス(HIV)患者へのワクチン接種　5. 解剖学的・機能的無脾症患者へのワクチン接種　6. 免疫不全患者の家族への対応
　　● Advanced Lecture：1. 帯状疱疹ワクチン　2. 65歳以上における肺炎球菌ワクチン

4. 免疫不全患者の入院環境管理と生活指導 …………………武藤義和 221 (3063)
　　1. 防護環境(protective environment)とは？？　2. 免疫不全患者の室内にもち込んでいいものとは？？　3. 病院工事中における感染症リスク？？　4. 食べていけない食べ物は？？　5. 口腔ケアはどうすればいいの？？　6. 患者さんへの感染対策指導は？？

● **索引** ………………………………………………………………………………………… 226 (3068)

Color Atlas

第1章3 ❶

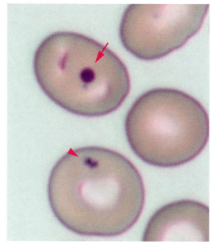

❶ **脾機能低下者の末梢血像**
Howell-Jolly小体（→）とPappenheimer小体（▶）を認める．Howell-Jolly小体は核の遺残物で，通常は1つの赤血球に1つ認める．Pappenheimer小体は異常な鉄顆粒で，形は不正，しばしば複数認める．いずれも通常は脾臓で除去されるが，脾機能低下により除去されずに残る．（p.34，図2参照）

第2章3 ❷

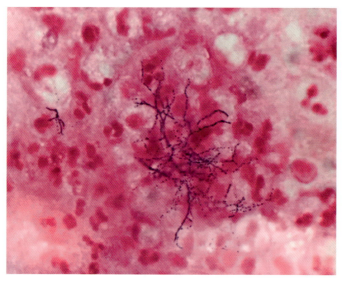

❷ **膝関節穿刺液グラム染色所見（症例2）**
後に *Nocardia mexicana* と判明した．（p.62，図2参照）

第3章7 (❸, ❹)

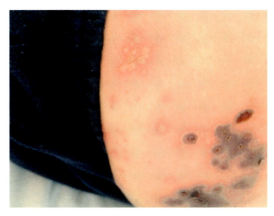

❸ 皮膚所見(左背部から側腹部)
(p.169, 図1参照)

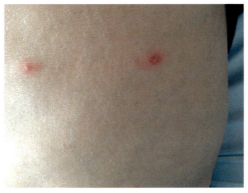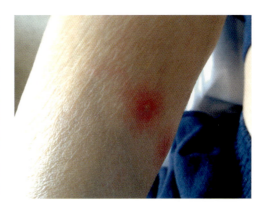

❹ 皮膚所見(体幹部, 上肢)
(p.170, 図2参照)

Color Atlas

第3章 10 ❺

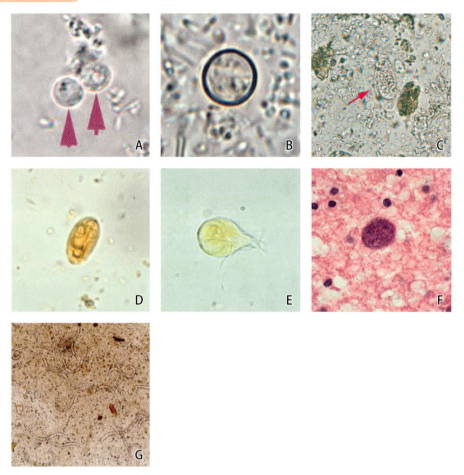

❺ **患者検体中に見られる寄生虫**
（p.197, 図参照）
A. クリプトスポリジウムのオーシスト
直径4.2〜5.4μmの円形．（https：//www.cdc.gov/dpdx/cryptosporidiosis/index.htmlより引用）
B. サイクロスポーラの未熟オーシスト
直径7.5〜10μmの円形．（https：//www.cdc.gov/dpdx/cyclosporiasis/index.htmlより引用）
C. シストイソスポーラの未熟オーシスト
長径25〜30μmの楕円形．（https：//www.cdc.gov/dpdx/cystoisosporiasis/index.htmlより引用）
D. ジアルジアのシスト
長径8〜19μmの楕円形．成熟シストは核が4核でほかに軸子，鞭毛などが観察される．（https：//www.cdc.gov/dpdx/giardiasis/index.htmlより引用）
E. ジアルジアの栄養型
長径10〜15μm，短径6〜10μm程度の洋ナシ型．2核，4対の鞭毛をもつ．（https：//www.cdc.gov/dpdx/giardiasis/index.htmlより引用）
F. トキソプラズマ原虫の脳内シスト
直径5〜50μmの円形．急性感染により原虫血症を起こした後，免疫応答で増殖が抑えられ，脳・眼・骨格筋・心臓・肺でシストを形成する．（https：//www.cdc.gov/dpdx/toxoplasmosis/index.htmlより引用）
G. 糞線虫の幼虫
糞線虫過剰感染患者の便に見られた無数の虫体．（自経験例）

第4章4 ❻

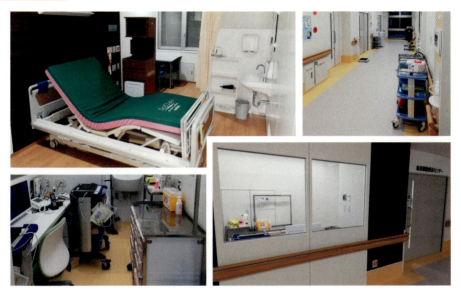

❻ 当院の血液細胞療法センターの様子(著者スマホで撮影)
個室が4床あり,専用のナースステーションもある.室内には専用フィルターとトイレも完備.できたばかりでとってもきれい.最近のスマホの写真の映りもとってもきれいである.
(p.222,図参照)

執筆者一覧

■編 集
原田壮平	藤田医科大学 医学部 感染症科

■執筆（掲載順）
羽田野義郎	東京医科歯科大学医学部附属病院 感染制御部
関谷紀貴	がん・感染症センター都立駒込病院 感染制御科/臨床検査科
鈴木大介	藤田医科大学 医学部 感染症科
河村一郎	大阪国際がんセンター 感染症内科・感染症センター
大串大輔	公益財団法人 がん研究会有明病院 感染症科
森本将矢	聖路加国際病院 血液内科
森 信好	聖路加国際病院 感染症科
村中清春	諏訪中央病院 総合診療科/リウマチ膠原病内科/感染症科
鈴木 純	岐阜県総合医療センター 感染症内科
上原由紀	順天堂大学大学院医学研究科 感染制御科学/総合診療科
大路 剛	神戸大学大学院医学研究科 微生物感染症学講座 感染治療学分野
小林竜也	東京大学医学部附属病院 感染症内科
岡本 耕	東京大学医学部附属病院 感染症内科
大澤良介	亀田総合病院 感染症科
三須恵太	国立国際医療研究センター エイズ治療・研究開発センター
塚田訓久	国立国際医療研究センター エイズ治療・研究開発センター 医療情報室
根井貴仁	日本医科大学付属病院医療安全管理部感染制御室
藤田崇宏	国立病院機構 北海道がんセンター 感染症内科
佐々木俊治	藤田医科大学 医学部 感染症科
土戸康弘	京都大学医学部附属病院 検査部・感染制御部
木村宗芳	国家公務員共済組合連合会 虎の門病院 臨床感染症科
阿部雅広	国立感染症研究所 真菌部/東北大学大学院 医学系研究科 感染制御・検査診断学分野
沖中敬二	国立がん研究センター東病院 総合内科/国立がん研究センター中央病院 造血幹細胞移植科（併任）
武田孝一	がん研究会有明病院 感染症科
鎌田啓佑	東京女子医科大学感染症科
篠原 浩	京都市立病院 感染症内科
太田啓介	静岡県立総合病院 集中治療科
渋江 寧	横浜市立みなと赤十字病院 感染症科・感染管理室
松尾裕央	兵庫県立尼崎総合医療センター 感染症内科
中村（内山）ふくみ	東京都保健医療公社 荏原病院・感染症内科
上田晃弘	日本赤十字社医療センター感染症科
松井俊大	国立成育医療研究センター 生体防御系内科部 感染症科
庄司健介	国立成育医療研究センター 生体防御系内科部 感染症科
彦根麻由	東京都立墨東病院 高度救命救急センター
相野田祐介	日比谷クリニック 渡航者外来/国際協力機構 感染症顧問医/東京都立松沢病院 感染症科
武藤義和	公立陶生病院 感染症内科

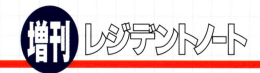

免疫不全患者の発熱と感染症をマスターせよ！

化学療法中や糖尿病患者など、
救急や病棟でよくみる免疫不全の対処法を教えます

第1章 免疫不全の機序と関連する感染症

1. 好中球減少

羽田野義郎

> ● Point ●
> ・発熱性好中球減少症は，"内科的エマージェンシー"．迅速に対応する
> ・発熱性好中球減少症という診断で思考停止しない．感染臓器，原因微生物をつめる努力をする
> ・治療の基本は緑膿菌を含めたグラム陰性桿菌のカバー．状況に応じてカバーする範囲を広げる

はじめに

　好中球はマクロファージとともに自然免疫の重要な構成要素であり，体外からの微生物に対して非特異的に反応する．好中球減少をきたす疾患は多岐にわたるが，先天性の割合は低く，感染性，薬剤性，血液疾患などがcommonである．**好中球減少期の発熱（発熱性好中球減少症）では，重症かつ進行の早い感染症を起こすリスクが高いため，内科的エマージェンシーとしての対応が必要**となる．

　発熱性好中球減少症（febrile neutropenia：FN）の定義はガイドラインにより多少異なるが，日本臨床腫瘍学会のガイドライン[1]では「好中球数が500/μL未満，あるいは1,000/μL未満で48時間以内に500/μL未満に減少すると予測される状態で，腋窩温37.5℃以上（口腔内温38℃以上）の発熱を生じた場合」とされている．ここでは化学療法に伴うFNの症例をもとに学んでいこう．

> **症例**
> 50歳代男性
> 主　訴：発熱
> 現病歴：急性巨赤芽球性白血病，地固め療法（ミトキサントロン＋シタラビン）で入院中の50歳代男性．入院8日目より好中球減少となっていたが，発熱なく経過していた．入院14日目に37.7℃の発熱，倦怠感が出現した．前日排便時に便が固く，軽度出血した．肛門周囲の痛みはない．
> バイタルサイン：意識清明　血圧130/74 mmHg　脈拍88回/分，整，呼吸数16回/分，SpO_2 96％（室内気）
> 身体所見：全身の系統的診察を行ったが明らかな異常所見は認められなかった．

表1　好中球減少では所見がでにくい

検体	好中球数（/μL）		
	100以下	101〜1000	1000以上
滲出液	11%	64%	91%
膿性痰	8%	67%	84%
膿尿	11%	63%	97%

文献2を参考に作成

表2　好中球減少患者での感染巣

感染巣	割合（%）
呼吸器感染症	35〜40
血流感染症	15〜35
尿路感染症	5〜15
皮膚軟部組織感染症	5〜10
消化器感染症	5〜10
そのほか	5〜10

文献4より引用

1. 発熱性好中球減少症の特徴

　好中球が減少している状態では，通常炎症部位にまず浸潤するはずの好中球自体が少なく，貪食能が低下している．そのため炎症部位の症状，所見が出にくい状況であることを認識しておこう[2]（表1）．**患者さんの何気ない行動や症状にも気を配り，検査の閾値を下げることが重要で**，このような状況で**所見がはっきりしている場合は重症感染症の可能性があり，注意が必要**である[3]．
　また化学療法に伴う好中球減少症では，好中球減少に加え，皮膚・粘膜のバリア破綻を伴っていることが多く，カテーテル挿入によるバリア破綻も加わる．例えば口腔内常在菌である緑色レンサ球菌による菌血症のリスクも上昇することになる．

1　どの部位に病変が起こりやすいかを知る

　上記のようにFNの場合，所見が出にくい状況なのは確かである．とはいえ，感染症を生じる頻度の高い部分はこれまでの研究でわかっており，頻度の高い感染巣を表2に示す[4]．この表には示されていないが，口腔内の粘膜炎は重要な感染部位であり，約20％を占め最も多かった研究もある（この研究では口腔内21.3％，呼吸器15.0％，消化器7.5％）[5]．このように頻度の高い感染部位に注目しつつ診察をすることで，約半分はフォーカスが判明する（図）[4]．FNで見逃されやすい身体所見のポイントを表3に示す[6]．
　フォーカスが判明するとそれに伴う特異的な治療ができるので，日々フォーカスはどこかを探す努力をしよう．

●ここがポイント

FNという診断で思考停止しない．感染臓器，原因微生物をつめる努力を行う．

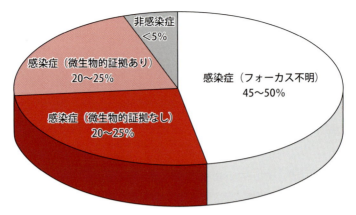

図　好中球減少患者での感染症のフォーカス：約半分は判明
文献4より引用

表3　見逃しやすい診察のポイント

A	あ	Anus（肛門）
I	い	Indwelling catheter（血管内カテーテル）
U	う	Upper GI（上部消化管）
E	え	Eye（眼）
O	お	Oral（口腔内）
S	ず	Skin（皮膚），Sinus（副鼻腔炎）

文献6より引用

表4　MASCC スコア

特徴	スコア
発熱性好中球減少の症状：症状なし または 軽度	5
発熱性好中球減少の症状：中等度の症状	3
血圧低下なし（収縮期血圧＞90 mmHg）	5
慢性閉塞性肺疾患なし	4
固形腫瘍または真菌感染症の既往がない血液悪性疾患患者	4
脱水症状なし	3
外来患者	3
60歳未満	2

・満点は26点
・21点以上
　→低リスク
・20点以下
　→高リスク

文献7より引用

2 重症度

　FNの重症度評価には，MASCCスコアが広く使われている（表4）[1, 7]．満点は26点で，20点以下を高リスク群，21点以上を低リスク群とする．低リスク群ではアモキシシリン・クラブラン酸（＋アモキシシリン）＋シプロフロキサシンなど内服治療も可能とされているが，そこまで単純なものではない．

　キノロンが治療の中心となるため，キノロンの予防内服をしていた場合はカバー外，もしくはキノロン耐性の可能性があるため適応できず，低リスク群でも，7日以上の好中球減少が予想さ

表5　代表的な原因微生物（グラム陽性・陰性菌）

グラム陰性桿菌	頻度（%）	グラム陽性球菌	頻度（%）
大腸菌	18〜45	コアグラーゼ陰性ブドウ球菌	20〜50
クレブシエラ	11〜18	黄色ブドウ球菌	10〜30
そのほかの腸内細菌科細菌	15〜18	腸球菌	5〜15
緑膿菌	3〜27	緑色レンサ球菌	3〜27
Stenotrophomonas maltophilia	5〜8	ミクロコッカス属	5〜8
アシネトバクター属	<3	コリネバクテリウム属	2〜5
		β溶血性レンサ球菌	4〜6
		バチルス属	4〜6

文献4より引用

れる場合，感染巣が明確である場合，臓器障害がある場合は入院のうえ，点滴治療を推奨している[8]．原則として，FNは入院治療が望ましい疾患である．

3 原因微生物

近年，グラム陰性桿菌に対するempiric therapyや，中心静脈カテーテルの普及により血流感染症におけるグラム陽性球菌の割合が増えてきているが，**依然として緑膿菌を含めたグラム陰性桿菌は重要**である（表5）[4]．*Bacillus cereus*や*Corynebacterium jeikeium*が原因の血流感染症は，頻度は低いものの急速に進行し重症化することが知られている．また*Stenotrophomonas maltophilia*は頻度が低いもののカテーテル関連血流感染症や肺炎の原因となるが，通常使用するβラクタム薬に耐性のため注意が必要である．

真菌は主にカンジダとアスペルギルスの2つ，**カンジダは主に血流感染症の，アスペルギルスは肺炎の原因微生物として重要**である．

2. FN時の感染症治療

1 治療開始時の注意点

FN時の感染症では5〜10％で敗血症性ショックになる場合があるため，FNと判明した時点から1時間以内の抗菌薬治療開始が推奨されている[9]．血算，生化学，胸部X線，尿検査，血液培養2セット（中心静脈カテーテルが挿入されている場合はカテーテルから1セットと末梢静脈から1セット，そうでない場合は末梢静脈から2セット），そのほか感染が疑われる部位からの培養検査をすばやく行おう．CRPやPCTは初期では基準値内のケースも少なからずあるため陰性であっても抗菌薬を開始する．

empiric therapyとして，緑膿菌を含めたグラム陰性桿菌を広域にカバーする抗菌薬を選択する．患者個人の耐性菌検出歴や院内の耐性菌の検出頻度などにより基質特異性拡張型β-ラクタマーゼ（ESBL）産生菌を意識する場合もあるが，基本的には施設のlocal factorを参考に緑膿菌に対する感受性の高い抗菌薬を選択する．

抗菌薬投与に関してFNの状況下では，分布容積・クリアランスの増大により血中濃度が低めとなることが多いため，**腎機能・肝機能・年齢などを勘案した最大量での投与を心がけよう**．

> ● 処方例
> ・セフェピム 1回 2g 1日 2〜3回　8〜12時間ごと　終了時期がくるまで
> （国内保険適用量は1日4gまで）
> ・タゾバクタム・ピペラシリン（タゾピペ）1回4.5g 1日4回　6時間ごと　終了時期がくるまで
> ・メロペネム（メロペン®）1回1g 1日3回　8時間ごと　終了時期がくるまで

2 ESBLなどの耐性グラム陰性桿菌をカバーすべき状況は？

　欧州のFNガイドライン[10]では，empiric therapyとしてカルバペネム系抗菌薬を使用する条件として，以下の状況があげられている．

> ・敗血症性ショックなどの重症例
> ・ESBL産生菌やβラクタム耐性グラム陰性桿菌の定着，あるいは感染既往がある
> ・FNの原因としてESBL産生菌による感染症の頻度が高い

3 グラム陽性球菌をカバーすべき状況は？

　FNの初期治療としてβラクタム薬単剤とβラクタム薬＋バンコマイシンまたはテイコプラニンの併用を比較した研究では，両群間の全死亡率に有意差は認めず，併用療法群に腎機能障害などの毒性が強く出現したという結果であった．そのため，全例への併用療法は推奨されていない．empiric therapyとしてグラム陽性球菌のカバーを考慮すべき状況は以下のとおりである[9]．

> ・重症敗血症で血行動態が不安定
> ・肺炎
> ・血液培養でグラム陽性球菌陽性
> ・カテーテル関連感染症が疑われる
> ・皮膚軟部組織感染症
> ・MRSA（メチシリン耐性黄色ブドウ球菌），VRE（バンコマイシン耐性腸球菌），ペニシリン耐性肺炎球菌を保菌
> ・キノロン予防内服中のFN
> ・重度の粘膜障害

● ここがポイント
グラム陽性球菌のカバー：終了のタイミング
empiric therapyでバンコマイシンを開始した後も，血液培養などでグラム陽性球菌が検出されない場合は，2〜3日をめどに投与終了を検討しよう．

4 嫌気性菌を考慮すべき状況は？

　嫌気性菌はFNでの菌血症の5％未満であり，empiric therapyは必要ないとされているが，考慮すべき状況は以下のとおりである[11]．

表6　遷延するFNの原因

原因	割合（％）
真菌症	40
真菌症（empiric therapy に不応性）	5
細菌感染（膿瘍形成もしくは耐性菌）	10
細胞内寄生菌 （抗酸菌，レジオネラ，バルトネラ，トキソプラズマ，など）	5
ウイルス感染症（ヘルペス，RS，インフルエンザ，など）	5
移植後GVHD	10
不明（薬剤熱，腫瘍熱など）	25

RS：respiratory syncytial，GVHD：graft-versus-host disease（移植片対宿主病）
文献13より引用

・好中球減少性腸炎
・腹腔内感染
・直腸周囲膿瘍
・歯周炎

●ここがポイント
腸内細菌叢とGVHD関連死亡率
近年，移植後に嫌気性菌をカバーする広域抗菌薬を投与すると，GVHD関連死亡率が上昇することが示されている[12]．嫌気活性の高い抗菌薬を使用した際，クロストリジア網は減少し，腸内細菌叢は乱れ，多様性は消失するが，それがGVHD関連死亡率と関連しているようである．

5 いつまで治療するか？

発熱の原因が不明の場合，例えば米国感染症学会のガイドラインでは，2日以上解熱していて，かつ好中球が500/μL以上となった場合，抗菌薬投与は終了可能となる[9]．感染臓器が判明した場合は，それぞれの感染症にあわせた標準的な治療に準じた期間，抗菌薬投与を行う．血液培養などで原因微生物が確定した場合でも，原則として緑膿菌のカバーは好中球上昇まで継続する．

6 発熱が持続する場合

発熱が持続した場合，さらなるwork upが必要となるが，前提として全身状態が落ち着いている場合は抗菌薬を変更する必要はない[9]．不安定な状態が続く場合は，カバーする領域を広げることになる（escalation）．抗菌薬変更前には必ず血液培養など再度work upを行おう．発熱が5日間続く場合，好中球の回復がしばらく期待できない場合はカンジダ，アスペルギルスなど真菌を想定した検索を行う（副鼻腔〜胸部CTなど）（**表6**）[13]．

症例のつづき

発熱当日にfever work upが行われ，セフェピム1回2g 12時間ごとが開始されたが，発熱は続いた．血液培養，尿培養は陰性．入院18日目（セフェピム開始4日目）に再度fever work upを行い，タゾバクタム・ピペラシリン4.5g 6時間ごとに変更となった．次第に肛門部の圧痛をきたすようになり，腹部造影CTでは3時の方向に肛門周囲膿瘍を認めた．その後同部位は自潰し痔瘻となったため洗浄でコントロールを行った．50日目に痔瘻に対して手術が行われた．

Advanced Lecture

■ 感染症の治療が終わっても好中球が少ない場合どうするか？

時に，好中球減少の期間が長い化学療法中，感染源と思われる治療期間を終了して解熱状態が安定しているものの，好中球の回復まで時間がかかる場合がある．この場合は好中球回復まで使用していた抗菌薬を継続するという意見もあれば，ガイドラインの記載にはキノロン内服による予防にスイッチするという専門家の意見もある[9]．また，欧州のガイドラインでは抗菌薬開始後72時間以上経過し，状態が安定した状況で48時間以上解熱していれば，好中球数にかかわらず抗菌薬終了を検討するという記載もある[10]．

今後，エビデンスの集積が待たれるところであるが，de-escalationは意外とできるかもしれないと筆者は考えている．しかし，感染症コンサルタントとして関わることが多いこともあり，現時点ではセフェピム以外を使用中であれば，セフェピムに変更して継続することが多い．

おわりに

FNにおいても耐性菌による感染症は大きな問題となっており，例えばESBL産生菌はコロナイゼーションの増加傾向が指摘されている．また，MDRP（多剤耐性緑膿菌）や多剤耐性グラム陰性桿菌による感染症では死亡率が高いことが報告されている．

FNはともすれば抗菌薬や抗真菌薬が過剰に投与されがちな感染症ではあるが，耐性菌を生み出さないようにすることで，患者さんの治療が安全に行えるようになる．そのためには患者さんを丁寧に診察して，フォーカスを見つける努力をすること，不要な抗菌薬の処方を避けること，de-escalationを可能な限り行う（嫌気性菌のカバーが必要ない場合はセフェピムに戻すなど）ことなど，**臨床感染症診療の基本に基づいた丁寧な診療を心がけることが重要**であると筆者は考えている．

文献・参考文献

1)「発熱性好中球減少症（FN）診療ガイドライン 改訂第2版」（日本臨床腫瘍学会/編），南江堂，2017
　↑日本臨床腫瘍学会のガイドライン．和文でありアクセスしやすく，日本の疫学などに詳しい．
2) Sickles EA, et al：Clinical presentation of infection in granulocytopenic patients. Arch Intern Med, 135：715-719, 1975
　↑FNは所見が出にくいことを表す，よく引用される論文．

3) Elting LS, et al：Outcomes of bacteremia in patients with cancer and neutropenia：observations from two decades of epidemiological and clinical trials. Clin Infect Dis, 25：247-259, 1997
    ↑ 1980〜1993年のFN研究のまとめ．

4) Nesher L & Rolston KV：The current spectrum of infection in cancer patients with chemotherapy related neutropenia. Infection, 42：5-13, 2014
    ↑ MDアンダーソンがんセンターからのreview．端的にまとめられており理解しやすい．

5) Toussaint E, et al：Causes of fever in cancer patients（prospective study over 477 episodes）. Support Care Cancer, 14：763-769, 2006
    ↑ FNでの感染症の傾向を明らかにした論文．口腔内の粘膜炎，菌血症が多い．

6) 「レジデントのための感染症診療マニュアル 第3版」（青木 眞/著），医学書院，2015
    ↑ 言わずと知れた日本語での感染症のバイブル．

7) Klastersky J, et al：The Multinational Association for Supportive Care in Cancer risk index：A multinational scoring system for identifying low-risk febrile neutropenic cancer patients. J Clin Oncol, 18：3038-3051, 2000

8) Taplitz RA, et al：Outpatient Management of Fever and Neutropenia in Adults Treated for Malignancy：American Society of Clinical Oncology and Infectious Diseases Society of America Clinical Practice Guideline Update. J Clin Oncol, 36：1443-1453, 2018
    ↑ 米国腫瘍学会/米国感染症学会のガイドライン．

9) Freifeld AG, et al：Clinical practice guideline for the use of antimicrobial agents in neutropenic patients with cancer：2010 update by the infectious diseases society of america. Clin Infect Dis, 52：e56-e93, 2011
    ↑ 2011年米国感染症学会のガイドライン．

10) Averbuch D, et al：European guidelines for empirical antibacterial therapy for febrile neutropenic patients in the era of growing resistance：summary of the 2011 4th European Conference on Infections in Leukemia. Haematologica, 98：1826-1835, 2013
    ↑ 2013年欧州のFNのガイドライン．

11) Kamana M, et al：Bacterial infections in low-risk, febrile neutropenic patients. Cancer, 104：422-426, 2005
    ↑ 嫌気性菌のカバーについても記載されている．

12) Shono Y, et al：Increased GVHD-related mortality with broad-spectrum antibiotic use after allogeneic hematopoietic stem cell transplantation in human patients and mice. Sci Transl Med, 8：339ra71, 2016
    ↑ 移植患者における抗嫌気性菌薬の影響について．

13) Corey L & Boeckh M：Persistent fever in patients with neutropenia. N Engl J Med, 346：222-224, 2002
    ↑ 遷延したFNの鑑別リストがわかりやすい．その昔，遷延したFNの最終診断が結核で痛い思いをした．

プロフィール

羽田野義郎（Yoshiro Hadano）
東京医科歯科大学医学部附属病院 感染制御部
2005年 宮崎大学卒業．国立国際医療センター（現：国立国際医療研究センター）初期研修，2012年 静岡県立静岡がんセンター感染症内科フェローシップ修了．大学病院と市中病院で感染症コンサルテーション，時々プライマリケア．異なる3つのセッティングで日々臨床を楽しんでいます．

第1章 免疫不全の機序と関連する感染症

2. 細胞性免疫不全

関谷紀貴

Point

- 細胞性免疫では，CD4陽性T細胞，CD8陽性T細胞が重要な役割を果たす
- 感染臓器と原因微生物の想定は，まず一般的に頻度が高い鑑別をあげて，次に患者さんごとの背景リスクを加味する
- 細胞性免疫不全では，細胞内寄生微生物に対する感染リスクが上がる
- 診断検査では，可能な限り組織検体の採取を検討する

はじめに

通常よりも感染症に罹りやすい，通常は問題になりにくい微生物の感染症に罹る，といった状態を「易感染性（compromised）」と呼ぶ．さまざまな分類方法があるが，「バリア」「好中球」「液性免疫」「細胞性免疫」「生体機能」に分けて考えると，患者さんの問題点は整理しやすい．患者背景が複雑になればこれらの要素が重複して存在することもありうるため，それぞれの要素について患者さんごとに丁寧な評価が必要となる．本稿では，このなかから「細胞性免疫」についてとり上げることとし，臨床免疫学的な概要および細胞性免疫不全を有する場合の患者評価について概説する．

症例[1]

慢性骨髄性白血病に対してHLA適合非血縁者間同種造血幹細胞移植を実施した30歳代男性．移植後経過は良好であったが，生着後の移植後25日目より発熱，頭痛，嘔吐が出現し，頭部MRIでリング状の造影効果を伴う腫瘤性病変を右側頭葉・頭頂葉に認めた．ニューモシスチス肺炎予防にTMP/SMXは使用されておらず，髄液検査は細胞数25/mm^3（単核球），タンパク71 mg/dL，細胞診は陰性で，単純ヘルペスウイルス，ヒトヘルペスウイルス6型，EBウイルス，トキソプラズマ・ゴンディのPCR検査はいずれも陰性であった．造血幹細胞移植後に発症する中枢神経系感染症の鑑別において，発症様式，抗微生物薬の使用状況，病変の特徴から，細胞内寄生微生物を原因とするトキソプラズマ症は依然として鑑別上位であった．経験的治療の開始とともに，移植後37日目に開頭脳生検を実施したところ，トキソプラズマ栄養体を病変組織に認め，病理組織学的にトキソプラズマ症の診断となった．治療継続で症状は緩徐に改善し，機能障害を残さず移植後66日目に軽快退院した．

HLA：human leukocyte antigen（ヒト白血球抗原），TMP：トリメトプリム，SMX：スルファメソキサゾール

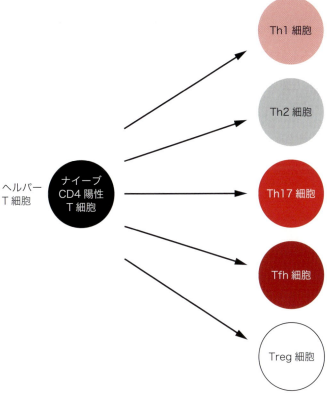

図 ナイーブCD4陽性T細胞の分化
文献4を参考に作成

1. 細胞性免疫の概要[2〜5]

　免疫反応の分類として，特異的な獲得免疫と非特異的な自然免疫は広く知られている．本稿で扱う細胞性免疫（cell-mediated immunity）は，現在，古典的な獲得免疫としての要素（CD4陽性T細胞：Th1，Th2，Th17，Tfh，Treg；CD8陽性T細胞：Tc1，Tc2，Tc17）に加えて，自然免疫としての要素（自然リンパ球：ILC1，ILC2，ILC3，NK）も包含した概念となっている．詳細を解説することは主旨から外れるため，最低限理解しておきたいCD4陽性T細胞の活性化，および関連する主な微生物に話を限定して紹介する．

　CD4陽性T細胞は，未熟なナイーブT細胞と活性化したエフェクターT細胞に分けられる．抗原提示細胞（骨髄球系の樹状細胞など）が，ナイーブCD4陽性T細胞に対してMHCクラスⅡ分子を介した抗原提示を行うと，活性化・増殖してエフェクターT細胞（Th1，Th2，Th17，Tfh，Treg）に分化する（図）．**Th1は主に細胞内寄生する一般細菌・原虫・ウイルス，Th2は主に寄生虫，Th17は主に細胞外寄生菌（特に黄色ブドウ球菌）・真菌の排除に関与している**．一連の免疫反応により原因微生物が排除されると，エフェクターT細胞は減少し，メモリーT細胞へと分化して長期的な免疫学的記憶が維持される．

表1　細胞性免疫を低下させる患者背景と具体例

患者背景	具体例
基礎疾患	HIV感染症，悪性リンパ腫（特にT細胞リンパ腫），急性リンパ球性白血病，糖尿病，慢性腎不全，肝硬変，原発性免疫不全症候群の一部
治療関連	長期間の化学療法，高線量の放射線照射，副腎皮質ステロイド，生物学的製剤，免疫抑制薬，プリンアナログ，テモゾロミド，アレムツズマブ，抗胸腺細胞グロブリン，造血幹細胞移植，固形臓器移植

文献2, 6を参考に作成

2. 細胞性免疫不全が疑われる患者さんのマネジメント

　目の前に何らかの感染症を疑う患者さんを診る場合，まずはじめに行うことは**患者さんの様子やバイタルサインの確認**であり，急を要さない病態であれば，続いて**丁寧な病歴確認と診察**を行うことは常に実施すべきことである．そのうえで，患者さんがもつ感染症に対する弱点（易感染性）は何かという問題を，先にあげた5つのリスクに基づいた視点で分類する．

　収集した患者情報に基づいた感染臓器と原因微生物の想定には，まず**一般的に頻度が高い鑑別**をあげて，次に**患者背景ごとに異なる「易感染性のリスク」**を加味して十分に考え抜く姿勢が重要である．ここでは，「細胞性免疫不全」というキーワードを想起する患者背景，関連する微生物と臓器を紹介する．

1　細胞性免疫が低下する患者背景[2, 6]

　まず，病歴確認の段階で整理したい細胞性免疫不全を起こしうる患者背景を，基礎疾患と治療関連の事由に分けて**表1**に示した．これらの事由が細胞性免疫に与える影響はかなり幅があるため，疾患であれば病期（例：糖尿病…合併症や治療内容，HIV感染症…CD4陽性T細胞数，慢性腎不全…CKD重症度分類，肝硬変…Child分類など），治療であれば強度（量・回数・期間）まで確認をしておきたい．また，**表1**に加えて低栄養や加齢も修飾因子となりうるため，**栄養に問題がない若年者と栄養不良の高齢者では，例え同じ疾患・治療状況であってもリスクが異なることに留意が必要である．**

　なお，HIV感染症に多い日和見疾患，免疫抑制や化学療法に伴うB型肝炎の再活性化，長期間のステロイド（20 mg/日×4週間）やテモゾロミド＋放射線に伴うニューモシスチス肺炎などは，各種ガイドラインで明確に言及されているリスクであるため，予防戦略も含めて十分な確認をしておきたい．

2　細胞性免疫不全に関連する微生物と感染臓器[2, 6, 7]

　細胞性免疫不全において罹患リスクが上がる主な微生物を，細菌，ウイルス，真菌，寄生虫に分けて**表2**に示した．また，主な感染臓器という逆の観点から，**表2**であげた微生物を**表3**で整理しなおしている．これらの微生物が起こす感染症は，細胞性免疫不全の程度によって問題となる臓器・重症度・臨床経過が大きく異なっているため，第2章における患者背景別の対応を参照いただきたい．

　なお，易感染性の種類を問わず用いられる基本的な診断検査（臓器特異的な培養検査や微生物特異的な臨床検査）は主に第3章で言及されている．細胞性免疫不全に関連する感染症の診断という観点に限れば，**本質的に細胞内に寄生する微生物が中心となるため，可能な限り組織検査の実施を検討することを強調しておきたい．**

表2　細胞性免疫不全と関連する微生物

分類	主な具体例
細菌	
一般細菌	黄色ブドウ球菌，リステリア・モノサイトゲネス，サルモネラ属，レジオネラ属，クラミジア属，マイコプラズマ属，ノカルジア属
抗酸菌	リケッチア属，コクシエラ・バーネッティ，ブルセラ属，ロドコッカス・エクイ 結核菌，非結核性抗酸菌
ウイルス	
呼吸器ウイルス	インフルエンザウイルス，パラインフルエンザウイルス，アデノウイルス，RSウイルス，ヒトメタニューモウイルス
ヘルペスウイルス属	単純ヘルペスウイルス，水痘・帯状疱疹ウイルス，サイトメガロウイルス，EBウイルス，ヒトヘルペスウイルス6型/7型/8型
そのほか	JCウイルス，BKウイルス
真菌	
酵母様真菌	カンジダ属，クリプトコッカス属，トリコスポロン属，サッカロミセス属
糸状菌	アスペルギルス属，ムーコル属，フザリウム属
二相性真菌	ヒストプラズマ属，コクシジオイデス属
そのほか	ニューモシスチス・イロベチー
寄生虫	
原虫	トキソプラズマ・ゴンディ
蠕虫	糞線虫

文献2，6，7を参考に作成

おわりに

　本稿では，細胞性免疫不全に関連する感染症のリスクに関して概説した．感染症診療の基本は免疫不全の有無で変わるものではないが，**網羅的な把握が不十分な状況での安易な判断は，問題となっている感染症と微生物の想起を妨げうることに十分な自覚が必要**である．非典型的な経過の一般感染症，見たことがない感染症に出会っても慌てないためには，何か見落としている病歴や身体所見・検査所見はないか，正確な易感染性のリスク評価ができているか，問題となる微生物を漏れなく想起できているか，を常に振り返る習慣を身につけておくことをお勧めしたい．

文献・参考文献

1) Senoo Y, et al：Diagnostic open brain biopsy following initial negative results of cerebrospinal fluid assessment for Toxoplasma. Transpl Infect Dis, 19（2），2017
2) 「Mandell, Douglas, and Bennett's Principles and Practice of Infectious Diseases, 8th Edition」（Bennett JE, et al, eds），Elsevier, 2015
3) 「Clinical Immunology：Principles and Practice, 5th Edition」（Rich RR, et al），Elsevier, 2018
4) Robinette ML & Colonna M：Immune modules shared by innate lymphoid cells and T cells. J Allergy Clin Immunol, 138：1243-1251, 2016
5) Annunziato F, et al：The 3 major types of innate and adaptive cell-mediated effector immunity. J Allergy Clin Immunol, 135：626-635, 2015
6) 「Principles and Practice of Cancer Infectious Diseases」（Safdar A, et al, eds），Humana Press, 2011
7) 「Transplant Infections, 4th Edition」（Ljungman P, et al, eds），Springer, 2016

表3 主な感染臓器と微生物

感染臓器	分類	主な具体例
中枢神経	細菌	リステリア・モノサイトゲネス，ノカルジア属，黄色ブドウ球菌，サルモネラ属，リケッチア属，ブルセラ属，結核菌，非結核性抗酸菌
	ウイルス	インフルエンザウイルス，アデノウイルス，単純ヘルペスウイルス，水痘・帯状疱疹ウイルス，サイトメガロウイルス，EBウイルス，ヒトヘルペスウイルス6型/7型/8型，JCウイルス
	真菌	カンジダ属，クリプトコッカス属，アスペルギルス属，ムーコル属，フザリウム属，ヒストプラズマ属，コクシジオイデス属
	寄生虫	トキソプラズマ・ゴンディ，糞線虫
呼吸器	細菌	黄色ブドウ球菌，サルモネラ属，レジオネラ属，クラミジア属，マイコプラズマ属，ノカルジア属，コクシエラ・バーネッティ，ブルセラ属，ロドコッカス・エクイ，結核菌，非結核性抗酸菌
	ウイルス	インフルエンザウイルス，パラインフルエンザウイルス，アデノウイルス，RSウイルス，ヒトメタニューモウイルス，単純ヘルペスウイルス，水痘・帯状疱疹ウイルス，サイトメガロウイルス，EBウイルス，ヒトヘルペスウイルス6型/7型/8型
	真菌	カンジダ属，クリプトコッカス属，トリコスポロン属，サッカロミセス属，アスペルギルス属，ムーコル属，フザリウム属，ヒストプラズマ属，コクシジオイデス属，ニューモシスチス・イロベチー
	寄生虫	トキソプラズマ・ゴンディ，糞線虫
血管内	細菌	黄色ブドウ球菌，リステリア・モノサイトゲネス，サルモネラ属，ノカルジア属，コクシエラ・バーネッティ，ブルセラ属，結核菌，非結核性抗酸菌（播種性MAC＜RGM）
	ウイルス	－（再活性化に伴うウイルスDNAのPCR検出はあり）
	真菌	カンジダ属，クリプトコッカス（播種性），トリコスポロン属，サッカロミセス属，フザリウム属
	寄生虫	－（再活性化に伴うトキソプラズマ・ゴンディDNAのPCR検出はあり）
皮膚軟部組織	細菌	黄色ブドウ球菌，ノカルジア属，リケッチア属，結核菌，非結核性抗酸菌（MAC＜RGM）
	ウイルス	単純ヘルペスウイルス，水痘・帯状疱疹ウイルス，ヒトヘルペスウイルス6型/8型
	真菌	カンジダ属，クリプトコッカス属，トリコスポロン属，サッカロミセス属，アスペルギルス属，ムーコル属，フザリウム属，ヒストプラズマ属，コクシジオイデス属
	寄生虫	糞線虫

MAC：mycobactrium avium complex，RGM：rapidly growing mycobacteria（迅速発育抗酸菌）
文献2，6，7を参考に作成

プロフィール

関谷紀貴（Noritaka Sekiya）
がん・感染症センター都立駒込病院 感染制御科/臨床検査科
免疫不全患者の感染症では，丁寧な患者背景の評価と診察が何より重要です．研修医の間に，受けもちとなった患者さんが感染症に対してどのような弱点をもっているか，必要な情報を漏れなく集めて整理する練習をくり返すように意識してください．

第1章 免疫不全の機序と関連する感染症

3. 液性免疫不全
脾臓摘出後患者への対応

鈴木大介

Point

- 液性免疫不全では肺炎球菌，インフルエンザ菌，髄膜炎などの莢膜をもつ細菌による感染症のリスクが増える
- 脾臓摘出（脾摘）後患者の発熱では脾臓摘出後重症感染症を鑑別にあげ，抗菌薬治療を急ぐ
- 脾摘後患者では脾臓摘出後重症感染症の予防が重要である

1. 液性免疫

　液性免疫は細胞外の細菌や毒素に対する生体防御の仕組みである．「液性」は血漿やリンパ液のことを指しており，血漿やリンパ液中に存在する抗体や補体が中心的な役割を担う．

1 抗体

　抗体はB細胞が分化した形質細胞が産生する免疫グロブリンである．体内に抗原（微生物や毒素）が侵入すると，B細胞は抗原提示細胞なしに自ら抗原を認識し，ヘルパーT細胞によって活性化されて形質細胞に分化する．形質細胞は抗原特異性の高い抗体を産生する．（獲得免疫の1次免疫応答）．一部のB細胞は形質細胞ではなくメモリーB細胞になる．1次免疫応答では抗原の侵入から抗体の産生までに時間がかかるが，次に同じ抗原が侵入した際はメモリーB細胞がすみやかに活性化されて短時間で抗体を産生する（2次免疫応答）．これらの免疫応答は脾臓やリンパ節で行われる．抗体には以下のような働きがある．

1) オプソニン化

　体内に細菌が侵入すると，食細胞（好中球やマクロファージ）がこれを貪食して除去するが，肺炎球菌（*Streptococcus pneumoniae*），インフルエンザ菌（*Haemophilus influenzae*），髄膜炎菌（*Neisseria meningitidis*）など莢膜をもつ細菌は，貪食に抵抗性を示す．抗体は一方で莢膜に，他方で食細胞と結合し，食細胞の貪食を助ける．

2) 中和

　一部の抗体（中和抗体）は，ウイルスや毒素に結合して不活化する．

3) 補体の活性化

　抗原と結合した抗体（抗原抗体複合体）は，古典経路を介して補体を活性化する．

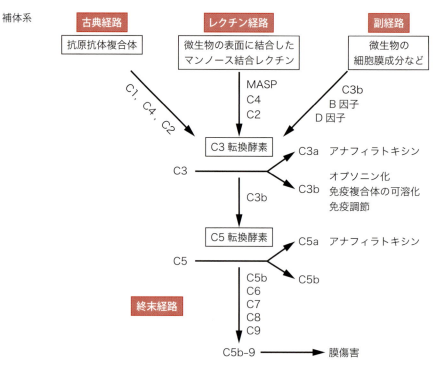

図1 補体系
MASP：マンノース結合レクチン関連セリンプロテアーゼ
文献1より引用

2 補体

補体は主に肝臓で産生される種々のタンパク質である．補体系には，抗原抗体複合体によって誘導される古典経路，細菌の細胞膜の成分などと直接結合してはじまる副経路，細菌の表面の糖鎖と結合したマンノース結合レクチンによって誘導されるレクチン経路の3つの経路がある（図1）[1]が，いずれも終末経路に至って膜傷害複合体（C5b, C6〜9）によって細菌を破壊する．C3bは抗体と同様にオプソニンとして食細胞の貪食を助ける．

3 脾臓

脾臓には主に2つの機能がある．

1）血液の濾過装置

赤脾髄はスポンジのような構造で，中には血液が充満している．老化した赤血球，マラリアのような寄生虫が感染した赤血球，そしてオプソニン化されていない細菌などが濾過されて，周囲のマクロファージに貪食される．

2）抗体産生

脾臓は人体で最大のリンパ組織で，B細胞の約半数が存在する．免疫応答は白脾髄で行われる．また辺縁帯には，IgMメモリーB細胞が存在し，自然免疫抗体（IgM）や莢膜多糖体に対する抗体を，ヘルパーT細胞による活性化を受けずに産生している．

表1　液性免疫不全の原因となる主な疾患や医療行為

原因になる疾患	
先天性疾患 （原発性免疫不全症候群）	Bruton型無γグロブリン血症 高IgM症候群 分類不能型免疫不全（common variable immunodeficiency：CVID） 選択的IgA欠損症
後天性疾患	慢性リンパ性白血病 多発性骨髄腫 HIV感染症／AIDS
原因になる医療行為	
脾臓摘出後 造血幹細胞移植後 放射線治療後 免疫抑制薬 　・大量ステロイド 　・シクロフォスファミド 　・アザチオプリン 　・ミコフェノール酸モフェチル 　・リツキシマブ（抗CD20モノクローナル抗体） 　・トシリズマブ（抗IL-6モノクローナル抗体） 　・ベリムマブ（抗可溶性Bリンパ球刺激因子モノクローナル抗体）	

HIV：human immunodeficiency virus（ヒト免疫不全ウイルス），AIDS：acquired immunodeficiency syndrome（後天性免疫不全症候群）
文献2を参考に作成

Advanced Lecture

■ IgMメモリーB細胞

　マクロファージは，一部の細菌を除いて，オプソニン化されていない細菌を貪食することはできない．そのため補体が細菌をオプソニン化し，マクロファージの貪食を助けている．しかし肺炎球菌，インフルエンザ菌など莢膜をもつ細菌は補体によるオプソニン化に抵抗性を示し，抗体によるオプソニン化が必要になる．2回目以降の感染であれば，獲得免疫によって抗体が（通常のメモリーB細胞から）産生されるが，はじめての感染ではこれは期待できない．そのようななかでIgMメモリーB細胞は，自然免疫によってはじめて出会った抗原に対しても抗体を産生することができ，これがオプソニン化に役立っている（抗原特異性は低い）．ただし**IgMメモリーB細胞は，脾臓でしか生存できないため**，脾摘後患者ではこれらの機能が大きく失われてしまう．

2. 液性免疫不全の原因

　液性免疫不全の原因となる主な疾患や医療行為を**表1**に示す．

3. 液性免疫不全における感染症と原因微生物

1 抗体産生の障害

　抗体産生が障害されると，肺炎球菌やインフルエンザ菌による中耳炎や副鼻腔炎などの気道感

表2 原発性免疫不全症候群を疑う10の徴候※

1	乳児で呼吸器・消化器感染症を繰り返し,体重増加不良や発育不良が見られる
2	1年に2回以上肺炎にかかる
3	気管支拡張症を発症する
4	2回以上,髄膜炎,骨髄炎,蜂窩織炎,敗血症や,皮下膿瘍,臓器内膿瘍などの深部感染症にかかる
5	抗菌薬を服用しても2カ月以上感染症が治癒しない
6	重症副鼻腔炎を繰り返す
7	1年に4回以上,中耳炎にかかる
8	1歳以降に,持続性の鵞口瘡,皮膚真菌症,重度・広範な疣贅(いぼ)が見られる
9	BCGによる重症副反応(骨髄炎など),単純ヘルペスウイルスによる脳炎,髄膜炎菌による髄膜炎,EBウイルスによる重症血球貪食症候群に罹患したことがある
10	家族が乳幼児期に感染症で死亡するなど,原発性免疫不全症候群を疑う家族歴がある

※ただし液性免疫不全以外の免疫不全を含む
文献3を参考に作成

染症をくり返したり,肺炎・髄膜炎・敗血症などの重症細菌感染症にかかりやすくなる.特に原発性免疫不全症候群では,下気道感染を反復することで気管支拡張症などの後遺症が残ることもある.またランブル鞭毛虫によるジアルジア症やエンテロウイルス(コクサッキーウイルスやエコーウイルス)による重症感染症も増加する.通常は母胎由来のIgGが消失する生後6カ月から18カ月頃までに発症するが,軽症例では成人になっても診断されていない場合がある.表2[3]のような所見を認めたら専門医に相談するのがよい.

2 補体機能の障害

1)先天性補体欠損症

まれな疾患であるが,C2欠損症・C3欠損症では小児期から肺炎球菌・インフルエンザ菌に感染しやすい.C5〜C9欠損症,副経路に関連するプロパージンやD因子の欠損では髄膜炎菌感染症が増加する.

2)エクリズマブ

エクリズマブは発作性夜間血色素尿症に対して使用される抗C5モノクローナル抗体で,終末経路を阻害する.そのため,髄膜炎菌感染症のリスクが増加する.投与前の髄膜炎ワクチン接種と,投与中の抗菌薬予防内服が推奨される.

3 脾機能の障害

典型的な脾機能低下状態として脾摘後を例に議論を進めるが脾摘後以外にもさまざまな原因で脾機能は低下する(表3)[4].

1)寄生虫感染症

脾摘後は,感染した赤血球を赤脾髄のフィルターで濾過する機能が低下するため,寄生虫感染症が重症化しやすくなる.例えば熱帯熱マラリアの初感染は重症化し,死亡率も高くなる.また,米国で流行がみられるバベシア症(ダニが媒介する原虫,*Babesia microti*によるマラリア類似の感染症)や,*Anaplasma phagocytophilum*によるエーリキア症も重症化する.熱帯地域や米国への渡航歴がある場合には,これらの疾患も想起する必要がある.

表3　脾機能低下を来す疾患

先天性	・新生児（正期産または早産） ・単独先天性脾低形成 ・Ivemark症候群 ・APECED（カンジダ感染と外胚葉形成異常を伴う自己免疫性多腺性内分泌不全症） ・副甲状腺機能低下症 ・Stormorken症候群	自己免疫疾患	・全身性エリテマトーデス ・関節リウマチ ・糸球体腎炎 ・Wegener肉芽腫症 ・Goodpasture症候群 ・Sjögren症候群 ・結節性多発動脈炎 ・甲状腺炎 ・サルコイドーシス
消化管疾患	・セリアック病 ・炎症性腸疾患 ・Whipple病 ・疱疹状皮膚炎 ・腸リンパ管拡張症 ・idiopathic chronic ulcerative enteritis	感染症	・HIV感染症／AIDS ・肺炎球菌性髄膜炎 ・マラリア
肝疾患	・活動性慢性肝炎 ・原発性胆汁性肝硬変 ・門脈圧亢進を伴う肝硬変 ・アルコール依存症・アルコール性肝障害	医療行為	・メチルドパへの曝露 ・大量ステロイド ・完全静脈栄養 ・脾臓への放射線照射
血液疾患	・鎌状赤血球症 ・骨髄移植後 ・慢性GVHD ・急性白血病 ・慢性骨髄増殖性疾患	循環動態の変化	・脾動脈血栓症 ・脾静脈血栓症 ・腹腔動脈血栓症
		そのほか	・アミロイドーシス

APECED：autoimmune polyendocrinopathy-candidiasis-ectodermal dystrophy，GVHD：graft-versus-host disease（移植片対宿主病）
文献4より引用

2）細菌感染症

脾摘後は，抗体産生が低下し，オプソニン化されていない細菌の濾過・貪食能も低下するため，莢膜をもつ細菌による感染症が増加する．その結果，時に非常に重篤な敗血症，**脾臓摘出後重症感染症**（overwhelming post-splenectomy infection：OPSI）をきたす．OPSIは比較的まれだが，もし起こった場合には急激に進行して，文字通り"圧倒的"に重症の敗血症を呈し，死亡率は50〜70％に至る．

年齢，脾摘の理由，脾摘からの時間経過，基礎疾患，予防接種歴などがリスク因子である．年齢では幼児と高齢者はリスクが高め[5]．脾摘の理由としては，血液疾患による脾摘は外傷に比べてリスクが高い．手術からの時間経過では，最初の3カ月が最もリスクが高く，多くは術後2〜3年に起こる[5]が，術後20年で起きた報告もある．また一度OPSIにかかると，再びOPSIにかかるリスクが高くなる．1回目に比べて2回目のリスクは6倍，3回目のリスク14倍である[5]．

原因微生物は肺炎球菌が50〜60％を占め[6, 7]，インフルエンザ菌b型6.3％，髄膜炎菌3.7％がこれに続く[6]．肺炎球菌の血清型による違いは報告されておらず，b型以外のインフルエンザ菌のリスクが増すという報告はない．歴史的には髄膜炎菌のリスクも増えるといわれてきたが，実際の報告はそう多くなく，また脾摘自体ではなく脾摘に至った基礎疾患がリスクであるとする報告もある．ほかにも犬の常在菌で，咬傷・擦過傷・唾液曝露がリスクとなる*Capnocytophaga canimorsus*や，主に免疫機能低下者で菌血症，心内膜炎，呼吸器感染症を起こす*Bordetella holmesii*で脾機能低下者との関連が報告されている．

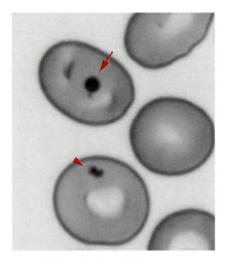

図2 脾機能低下者の末梢血像
Howell-Jolly小体（→）とPappenheimer小体（▶）を認める．Howell-Jolly小体は核の遺残物で，通常は1つの赤血球に1つ認める．Pappenheimer小体は異常な鉄顆粒で，形は不正，しばしば複数認める．いずれも通常は脾臓で除去されるが，脾機能低下により除去されずに残る．（Color Atlas①参照）

4. 脾摘後患者の発熱の対応

脾摘後患者が発熱した場合には，肺炎や髄膜炎を示唆する局所症状を認めなくても，ほかの疾患と判明するまではOPSIのつもりで対応すること．

1 臨床的特徴

軽微な呼吸器症状が先行することもあるが，初期の症状が発熱だけということもある．その後24～48時間で急激に進行し，全身倦怠感，悪寒戦慄，血圧低下，点状出血，DIC（disseminated intravascular coagulation：播種性血管内凝固症候群），ARDS（acute respiratory distress syndrome：急性呼吸窮迫症候群），副腎不全，血管内皮障害による電撃性紫斑，四肢の壊死などをきたす．播種巣として髄膜炎，化膿性関節炎，心外膜炎を合併することもある．

2 検査

必ず血液培養2セットを採取する．血中の菌量が非常に多いため，数時間で陽性になることもある．紫斑など皮膚病変の穿刺吸引検体も培養陽性となる．血算では白血球の増加または減少を認める．白血球分画では左方移動（桿状核球の割合の増加）を認め，骨髄球や後骨髄球といった幼弱顆粒球が出現する．白血球内には中毒顆粒やDöhle小体を認める．赤血球には脾機能低下を反映するHowell-Jolly小体（図2）[8]を認める．菌量が多いため，末梢血塗抹像や，全血を遠心して得たbuffy coatのグラム染色で，直接菌体が見えることもある．ほかに血小板減少，DIC，クレアチニン上昇，肝逸脱酵素上昇といった多臓器不全の所見を認める．血液ガス分析では低酸素

表4　OPSIを疑った際の初期治療（例）

セフトリアキソン　1回2 g　1日2回　12時間ごと点滴 ＋ バンコマイシン　15〜20 mg/kg　1日2回　12時間ごと点滴
※βラクタムアレルギーの場合 レボフロキサシン　1回750 mg　1日1回　24時間ごと点滴 またはシプロフロキサシン　1回400 mg　1日2回　12時間ごと点滴 ＋ バンコマイシン　15〜20 mg/kg　1日2回　12時間ごと点滴

血症，低二酸化炭素血症，代謝性アシドーシス，呼吸性アルカローシスなどの所見を認める．**髄液検査では，たとえ細胞数が正常でも髄膜炎を否定できない**．あまりにも急激に進行するため，検査の時点ではまだ髄液の異常がはっきりしていないことがあるためである．それでも髄液培養が陽性になりうる[9]．

3 治療

血液培養を採取したうえですみやかに抗菌薬（表4）[10]を投与する．ランダム化比較試験はないが，想定される病原微生物を踏まえて，ペニシリン耐性肺炎球菌，β-ラクタマーゼ非産生アンピシリン耐性インフルエンザ菌にも有効な抗菌薬を，髄膜炎用量で投与する．**血液培養以外の検査（髄液検査を含む）のために，治療開始が遅れてはならない**．循環不全のために大量補液と昇圧薬を要し，また呼吸不全や意識障害のため気管挿管・人工呼吸管理を要することも多い．

血液培養・薬剤感受性試験の結果に応じて抗菌薬を変更し，血液培養が陰性の場合はエンピリック治療の抗菌薬を継続する．

4 予防

一度OPSIが起こると治療は困難をきわめるため，予防がきわめて重要である．

1）脾摘を避ける

外傷による脾損傷の際には，可能であれば脾臓を摘出せずに修復術などによる脾臓の温存が望まれる．

2）患者教育

脾摘後であることは致死的な重症感染症のリスクであることをくり返し伝える．受診や診断の遅れは不良な予後に直結するため，**発熱や悪寒といった初期症状の段階で，すみやかに医療機関を受診し，脾摘後であることを医療者に伝えるよう指導する**．犬など動物に咬まれた際もすみやかに医療機関を受診して，抗菌薬の投与を受けるよう指導する．

3）予防接種

肺炎球菌，インフルエンザ菌b型，髄膜炎菌にたいするワクチン接種を行う．詳細は第4章-2，3を参照されたい．

4）予防内服

小児では脾摘後一定期間，抗菌薬の予防内服が行われるが，成人では小児に比べてOPSIの頻度が少ないため，ルーチンでの予防内服は推奨されない．

5）患者さんによる治療抗菌薬内服開始

予防内服の代わりに，発熱時に患者さんが，あらかじめ処方されていた抗菌薬を自分で内服する方法を推奨する専門家もいる．ただし内服後すみやかに医療機関を受診する必要がある．

●処方例

アモキシシリン・クラブラン酸（オーグメンチン®配合錠）1回250 mg（アモキシシリン250 mg/クラブラン酸125 mg）1日3回
　　＋
アモキシシリン（サワシリン錠®）1回250 mg　1日3回

おわりに

　以上のように，液性免疫不全では肺炎球菌，インフルエンザ菌，髄膜炎菌などの莢膜をもつ細菌による感染症のリスクが増える．特に脾摘後患者はOPSIのリスクがあるため，症状が発熱だけであってもOPSIを鑑別診断にあげて診療する．OPSIが起こると治療は困難をきわめるため，脾摘後患者では患者教育やワクチン接種によるOPSIの予防が重要である．

文献・参考文献

1) Zhou W, et al：Intrarenal synthesis of complement. Kidney Int, 59：1227-1235, 2001
2) 山本舜悟：免疫不全とは．「免疫不全者の呼吸器感染症」（大曲貴夫, 他／編），pp26-31, 南山堂, 2011
3) 「原発性免疫不全症を疑う10の徴候」（厚生労働省原発性免疫不全症候群調査研究班），2011
　　http://emeneki.com/tenSignsOfDanger/
4) Di Sabatino A, et al：Post-splenectomy and hyposplenic states. Lancet, 378：86-97, 2011
5) Kyaw MH, et al：Evaluation of severe infection and survival after splenectomy. Am J Med, 119：276.e1.e7, 2006
6) Holdsworth RJ, et al：Postsplenectomy sepsis and its mortality rate: actual versus perceived risks. Br J Surg, 78：1031-1038, 1991
7) Theilacker C, et al：Overwhelming Postsplenectomy Infection: A Prospective Multicenter Cohort Study. Clin Infect Dis, 62：871-878, 2016
8) Ishikawa T, et al：Prevalence of Howell-Jolly bodies caused by partial splenic embolization for portal hypertension. Intern Med, 52：1765-1768, 2013
9) Hase R, et al：Bacterial meningitis in the absence of cerebrospinal fluid pleocytosis: A case report and review of the literature. Can J Infect Dis Med Microbiol, 25：249-251, 2014
10) Gilsdorf JR：Infections in Asplenic Patients.「Mandell, Douglas, and Bennett's Principles and Practice of Infectious Diseases, 8th Edition」（Bennett JE et al.eds）, pp 3466-3474, Elsevier, 2015

プロフィール

鈴木大介（Daisuke Suzuki）
藤田医科大学 医学部 感染症科
安城更生病院（愛知県）で初期研修，県内で消化器内科医として勤務した後，亀田総合病院（千葉県）で感染症フェローを修了しました．今年度から藤田医科大学（旧・藤田保健衛生大学）に新設された感染症科の立ち上げに参加するため，愛知県に戻ってきました．臨床と教育だけでなく，社会人大学院生として研究にも取り組んでいます．

第1章　免疫不全の機序と関連する感染症

4. バリア破綻

河村一郎

● Point

・バリアとは，皮膚や粘膜による防御システムのことである

・バリア破綻の原因には，疾患自体や薬剤，手術，医療行為がある

・バリア破綻は体内に微生物が侵入する契機となる

はじめに

　第1章では，免疫不全患者の感染症発症の背景について学んでいる．ここまでの項目にあった，好中球減少，細胞性免疫不全，液性免疫不全については，学生時代に免疫学の講義で学んだ記憶のある読者も多いだろう．しかし，「バリア破綻」という言葉は聞いたことがない読者がいるかもしれない．

　本稿では，免疫の最前線であるバリアとは何か，それが破綻することで患者さんはどのような感染症のリスクにさらされるのか，について学ぶ．はじめに，代表的なバリア破綻の症例を2例提示するが，**どのようなバリア破綻によって感染症が起きたのかを意識しながら読んでほしい**．

> **症例1**
> 　60歳代男性，小児期よりアトピー性皮膚炎あり．今回，膵癌に対してゲムシタビンによる化学療法のため入院．化学療法2日目に発熱を認めたため，血液培養2セットを採取し，薬剤熱として経過観察していた．しかし，翌朝，回診時に患者さんから右前腕の痛みの訴えがあり，診察したところ，末梢カテーテル刺入部周囲に発赤，熱感，腫脹，圧痛を認めた．微生物検査室からは血液培養2セットともにブドウ状のグラム陽性球菌を検出したと報告あり．そこで，末梢カテーテル関連血流感染症として末梢カテーテルを抜去し，カテーテル先端部培養を提出すると同時にエンピリック治療としてバンコマイシン静注を開始した．最終的に，血液培養とカテーテル先端部培養の同定結果はともに黄色ブドウ球菌（メチシリン感性）であった．

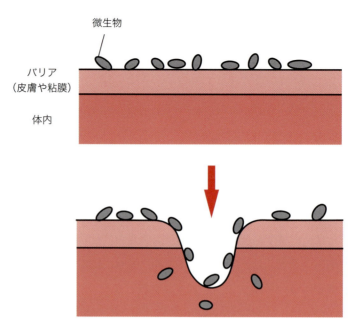

図　バリア破綻による微生物の侵入

症例2

　50歳代男性．今回，食道癌に対してフルオロウラシル，シスプラチン，ドセタキセルによる化学療法2コース目のため入院．前回の化学療法のときのように開始した数日後から口腔内の痛みを自覚しはじめた．化学療法7日目，好中球数が110/μLまで低下を認め，G-CSF製剤の投与開始．化学療法8日目，悪寒を伴う38℃台の発熱を認め，血液培養2セット採取後に発熱性好中球減少症としてセフェピムが開始となった．同日の病歴聴取・診察では，口腔内粘膜炎の症状・所見以外に明らかなものはみられなかった．翌朝，微生物検査室からは血液培養2セットともにレンサ状のグラム陽性球菌を検出したと報告あり．最終的に，血液培養の同定結果は緑色レンサ球菌の一種である *Streptococcus oralis*（ペニシリン感性）であった．

1. バリア破綻とは

　バリアとは，皮膚や粘膜（口腔・消化管・呼吸器・泌尿器など）による防御システムのことである[1, 2]．疾患そのものや，薬剤，手術，医療器具の留置などの医療行為によってバリアが破綻することは，皮膚や粘膜に存在する微生物が体内に侵入するきっかけをもたらす（図）．これをバリア破綻あるいはバリア障害と呼ぶ．

2. 皮膚のバリア破綻

　皮膚では熱傷，アトピーによる皮膚自体の障害，外科的な処置，血管カテーテル留置などが原

因となり，皮膚・軟部組織感染症や血管カテーテル関連血流感染症が起きる．原因微生物は主に皮膚の常在菌であり，黄色ブドウ球菌，レンサ球菌が代表的である．医療関連の感染では，メチシリン耐性黄色ブドウ球菌や緑膿菌など，カテーテル関連の感染では，コアグラーゼ陰性ブドウ球菌，バチルス，カンジダなども原因微生物となりうる．

症例1を振り返ってみると，アトピー性皮膚炎および末梢カテーテル留置という皮膚のバリア破綻をきたす要因が2つそろっている．そして，これらを契機に皮膚の常在菌である黄色ブドウ球菌が血流に侵入したと考えられる．

●ここがポイント
血管カテーテル留置例における発熱では，つねにカテーテル関連血流感染症を鑑別疾患にあげる必要がある．その理由は，血管カテーテル留置が常に皮膚のバリア破綻を伴うためである．発熱時に血管カテーテル留置部に静脈炎所見（発赤・熱感・腫脹・圧痛）を認めたときやほかに明らかな感染巣を認めないとき，発熱時に採取した血液培養から皮膚の常在菌を検出したときは，カテーテル関連血流感染症の可能性が上がる．

●ここがピットフォール
カテーテル関連血流感染症では，カテーテル留置部に静脈炎所見を認めないことの方が多い．静脈炎所見があればカテーテル関連血流感染症の可能性が上がるが，静脈炎所見がなくてもその可能性は下がらない．

3. 粘膜のバリア破綻

粘膜では，癌自体，および化学療法・放射線療法による粘膜障害，外科的な処置，尿道カテーテルの留置などが原因となり，粘膜炎やそれに伴う菌血症，カテーテル関連尿路感染症が起きる．原因微生物は主に粘膜の常在菌であるが，解剖学的な部位によってその種類は大きく異なる[3]．例えば，消化管粘膜の常在菌叢は胃と大腸では異なることが知られている（表）[4]．ただし，抗菌薬やプロトンポンプ阻害薬の使用，腸閉塞，手術による消化管解剖の変更などによりこうした**常在菌の種類は変わることがあるため，注意が必要**である．

症例2を振り返ってみると，化学療法の副作用により口腔内粘膜のバリア破綻が起きている．そして，これを契機に口腔内の常在菌である緑色レンサ球菌が血流に侵入したと考えられる．また，化学療法に伴う好中球減少があることも感染症の発症にかかわっており，免疫不全が複合的に関与している症例である．

●ここがポイント
粘膜炎を起こしやすい抗癌薬には，フルオロウラシル，カペシタビン，シクロホスファミド，イホスファミド，シスプラチン，カルボプラチンがある[5]．また，タキサン（ドセタキセル，パクリタキセル），ビノレルビンも粘膜炎を起こす．こうした薬剤による化学療法中には，日々の診察で口腔内を観察することが重要である．

表　解剖学的部位別の消化管常在菌の構成

解剖学的部位	菌量（CFU/mL）	微生物の種類
胃	0～ほとんどなし	・ラクトバチルス
十二指腸，空腸	$0\sim>10^6$	・ストレプトコッカス ・ラクトバチルス ・腸内細菌科細菌
回腸	$10^5\sim10^7$	・ストレプトコッカス ・ラクトバチルス ・腸内細菌科細菌 ・バクテロイデス
大腸	$10^9\sim10^{11}$	・嫌気性菌（バクテロイデス，プレボテラ，ユーバクテリウム，ビフィズス菌，クロストリジウム，ペプトストレプトコッカス，ポルフィロモナス）
大腸	$10^6\sim10^8$	・腸内細菌科細菌（主に大腸菌） ・ストレプトコッカス ・エンテロコッカス ・ラクトバチルス
大腸	$<10^6$	・腸内細菌科細菌（シトロバクター，クレブシエラ，プロテウス，エンテロバクター） ・シュードモナス ・カンジダ

文献4より引用

おわりに

われわれの表面を覆う皮膚や粘膜はバリアと呼ばれ，免疫の最前線である．そして，これが破綻すると，微生物が体内に侵入する契機となる．発症した感染症の原因微生物を想定する際には，皮膚，口腔内，消化管などの常在菌の知識が役立つ．さらに，常在菌の種類は薬剤の使用や手術などにより変化しうることも知っておく必要がある．

文献・参考文献

1) 「がん患者の感染症診療マニュアル 第2版」（大曲貴夫/監，倉井華子，他/編），南山堂，2012
2) 森 信好：目からウロコ！4つのカテゴリーで考えるがんと感染症［第3回］バリアの破綻．週刊医学界新聞，第3187号，2016
    ↑免疫不全を理解するのに分かりやすい連載．第3回はバリア破綻について解説されている．
3) 「Antibiotics Simplyfied, 4th edition」（Gallagher JC & MacDougall C），Jones & Bartlett Learning，2017
    ↑付録1に解剖学的部位別の常在菌一覧がある．
4) Laterre PF, et al：Antimicrobial therapy for intra-abdominal infections：guidelines from the Infectious Disease Advisory Board（IDAB）．Acta Chir Belg, 106：2-21, 2006
5) Rolston KV：Infections in Cancer Patients with Solid Tumors：A Review．Infect Dis Ther, 6：69-83, 2017

プロフィール

河村一郎（Ichiro Kawamura）
大阪国際がんセンター 感染症内科・感染症センター
専門：医療関連感染症の診断・治療・予防
紹介：がん専門施設で，感染症診療と感染対策に携わる医師として働いています．がん診療科の医師から感染症の診断・治療・予防に関するコンサルテーションを受けたり，感染対策チームの一員として病院内で問題となる微生物の広がりを抑える対策を推進しています．

第2章 患者背景別の発熱・感染症の対応

1. 固形腫瘍患者

大串大輔

● Point ●

- 解剖学的構造の破綻や「流れ」の阻害は感染症のリスクとなる
- 固形患者の感染症診療は比較的長い時間を要することがあるが，治療期間は患者さんごとに個別に検討する必要がある
- 腫瘍熱は除外診断であり，ほかの発熱の原因がないか慎重に検索し，患者さんをフォローすることが重要である

はじめに

　固形腫瘍患者の感染症についても一般的な感染症診療と同様に，患者背景の把握，感染臓器および原因微生物の同定，適切な抗微生物薬選択という基本的な一連の流れは変わらない．ただしその患者背景や関連する感染症のリスクは患者さんごとに多様である．

　感染症のリスクを評価する際には，「どのタイプの免疫不全が存在するか」を考慮する必要がある．免疫不全のタイプは，好中球減少，細胞性免疫不全，液性免疫不全，バリア破綻に大きく分類される．これらの分類が重要な理由は，感染症の初期治療を開始する状況で，免疫不全のタイプによって対象とすべき病原微生物が異なり，抗微生物薬の選択に影響を与えるためである．固形腫瘍に対する治療としてさまざまな化学療法が用いられるが，その結果として生じる好中球減少，細胞性免疫不全，液性免疫不全，バリア破綻については第1章「免疫不全の機序と関連する感染症」の稿をご参照いただきたい．ここでは主に固形腫瘍の存在または治療過程で生じた解剖学的異常を背景とする感染症リスクや，腫瘍熱について述べる．

1. 固形腫瘍患者の考え方

症例1

60歳代　女性

卵巣癌術後再発・腹膜播種に対して，パクリタキセル＋カルボプラチン＋ベバシズマブによる化学療法が行われているが，腫瘍は徐々に増大傾向にある．腹膜播種病変に伴う尿管狭窄のため右水腎症が生じており，右尿管ステントが留置されている．本日からの悪寒戦慄を

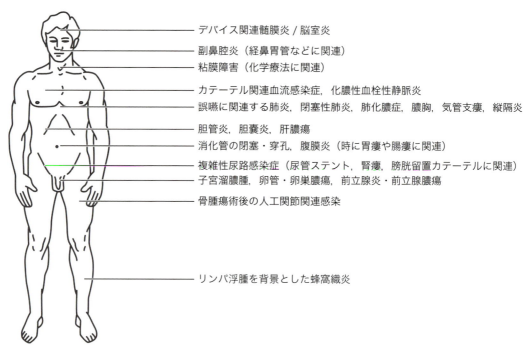

図　固形腫瘍患者で問題となる感染症
文献1を参考に作成

伴う発熱を主訴に緊急入院となった．意識清明，体温39.1℃，血圧104/70 mmHg，脈拍100/分，呼吸数20/分，SpO₂ 98％（室内気），毛布をかけているが全身をガタガタ震わせている．腹部は平坦，軟，圧痛なし．右肋骨脊柱角部の叩打痛を認める．腹部超音波を施行すると，右腎盂が以前よりも拡張していた．血算で白血球11,000/μL（分葉核球80％，桿状核球8％，リンパ球10％，単球2％），血清Cre 1.23 mg/dL，尿沈渣で白血球100以上/HPF，尿グラム染色で多数のグラム陰性桿菌を認める．

症例1のつづき

この症例では，増大する腹腔内播種病変によってもともと留置されていた右尿管ステントが機能不全に陥り，尿流出障害となったことを背景として複雑性腎盂腎炎を生じたものである．血液培養2セットと尿培養を提出したうえで経験的治療としてタゾバクタム・ピペラシリンの点滴静注を開始した．同日中に泌尿器科に依頼をし，右尿管ステントの交換を行ったところ，右尿管ステントの閉塞が確認された．その後は解熱し，血清Creは0.60 mg/dLに改善した．後に血液培養と尿培養の両方から感受性良好な *Escherichia coli* が発育したことを受けてアンピシリンの点滴静注へ変更，合計14日間で治療を終了した．

症例1は，日常的によく遭遇する固形腫瘍患者における感染症の一典型例である．人体には気道，消化管，胆道，尿路などといった**管腔構造，およびその内部の「流れ」が存在**し，腫瘍の存在によって**その正常な「流れ」が阻害された場合，感染症のリスクとなる**．また手術療法などに代表される腫瘍に対する治療介入によって，本来あるべき解剖学的構造が破綻した場合にも感染症のリスクとなる．各臓器や系統で生じうる感染症について，図にまとめる．

2. 通常の「流れ」の障害によって生じる感染症リスク

　固形腫瘍患者においては，腫瘍の拡大によって本来あるべき「流れ」が障害されることが比較的よくみられる．

　気管支/肺を原発とする腫瘍（あるいは転移性肺腫瘍でも）による閉塞性肺炎では，その後に肺化膿症，瘻孔形成，膿胸が続発しうる．腸管の部分的あるいは完全閉塞によってイレウスが生じ，腸管穿孔や腹膜炎に至る場合もある．胆管癌や膵頭部癌，十二指腸癌の存在は，上行性の胆管炎の原因となる．また，婦人科悪性腫瘍や尿路系悪性腫瘍，種々の癌腫の腹膜播種によって尿管閉塞による水腎症を生じ，結果として複雑性尿路感染症を続発することはしばしば経験する（前立腺癌も尿閉に伴う複雑性尿路感染症の原因となりうるほか，前立腺膿瘍を生じうる）．

　そのほかにも，中枢神経腫瘍で咽頭反射が障害されている場合には誤嚥のリスクが高まり，また，神経因性膀胱による排尿障害があれば複雑性尿路感染症のリスクが高まる．その部位に直接腫瘤が存在する場合以外でも，これらは「流れ」の障害によって感染症のリスクとなる状況である．

3. 治療に関連して生じる感染症リスク

1 手術・医療処置によるリスク

　固形腫瘍の治療として行われる手術や医療処置は，感染症の発生としばしば関連する．手術後の感染症では手術部位感染症が生じうるが，ほかにも本来「流れ」が存在していた部位の切除・吻合の実施後に縫合不全が生じた場合，深部や体腔内の手術部位感染症の直接的な原因になる（肺手術後の気管支瘻，肝胆道系手術後の胆汁漏・膵液漏，消化管手術後の腹腔内感染症，泌尿器手術後の尿管縫合不全など）．

　また膵頭十二指腸切除・胆管空腸吻合術を行った場合などでは，ファーター乳頭部のオッディ括約筋の機能が喪失することにより逆行性の胆管炎リスクとなる．このように，手術によってもともと備わっていた機能が失われ，感染症のリスクが高まる場合もある．

　それ以外にも，乳癌や婦人科系悪性腫瘍でリンパ節郭清を行った後，四肢に生じるリンパ浮腫を背景とした蜂窩織炎はしばしば再発し治療に難渋することがある．頭頸部や胸部への放射線照射で繊毛運動が障害されることで生じる誤嚥や肺炎も，悪性腫瘍に対する治療に伴う感染症リスク例の1つである．

2 カテーテルによるリスク

　種々のカテーテルは固形腫瘍患者の治療において非常によく用いられる．血管内カテーテルに起因するカテーテル関連血流感染症については，第1章-4をご参照いただきたい．

　膀胱カテーテルや腎瘻，尿管ステントの機能不全（流出障害や逸脱）が起きた場合は複雑性尿路感染症を生じる．脳腫瘍の患者さんにおいては，脳圧を低下させる目的でシャントチューブが必要となる場合が多い．シャントチューブが感染した場合，中枢神経側では頭痛や意識障害といった髄膜炎症状を呈する一方，遠位側ではそれが留置されている部位の感染症症状を発症する（一般には胸腔や腹腔内が多く，胸膜炎や腹膜炎を呈する）．頭頸部あるいは食道癌患者では胃瘻が必要となることがあり，刺入部感染，腹壁膿瘍，消化管穿孔や腹膜炎，ときに菌血症を伴うこともある．

4. 固形腫瘍患者における感染症のマネジメント

　固形腫瘍患者においてみられる感染症においても，好中球減少，細胞性免疫不全，液性免疫不全といった要素がない場合には，関与する原因微生物については一般的な感染症診療と同様のプロセスで考える．つまり，症状，経過，身体所見，各種検査結果といった情報をもとに感染臓器と原因微生物の想定を行い，必要な培養検体を採取する．発症状況が市中なのか医療関連なのか，抗菌薬の先行投与の有無，耐性菌の検出歴などを参考にして経験的治療としての抗微生物薬を選択し，得られた培養情報をもとに標的治療に移行する．

　固形腫瘍患者における感染症診療の特徴として，しばしば**比較的長い治療期間が必要**になることがあげられる．これは，閉塞部位の存在や正常な解剖学的構造の破綻によるドレナージ不良などが原因となる．例として，十分なドレナージがなされた腹腔内感染症や胆管炎の治療期間は4〜7日が推奨される[2, 3]が，ドレナージが不十分な腹腔内感染症はその限りではなくなり，胆管炎についても「閉塞が解決されない場合は解剖学的にそれが解決されるまで抗菌薬の投与を続ける」ことが推奨されている[3]．また，院内発症肺炎の推奨治療期間は7日間[4]だが，閉塞性肺炎の治療期間として定まったものはなく，多くの場合，より長期間の抗菌薬投与が必要になる[5]．閉塞部位やドレナージ不十分な領域が存在している場合，臨床微生物学的に適切な抗微生物薬が選択されているにもかかわらず臨床症状の改善が得られないこともあり，**関係各科と連携して可及的なドレナージを図ることが重要**になる．治療期間の設定などは画一的にではなく，**患者さんごとの状況に応じて個別に検討する必要がある**．

●ここがポイント
・固形腫瘍患者において，閉塞やドレナージ不十分な領域が残存していると長期の治療期間を要したり，治療に難渋することがある
・関係各科と連携し，閉塞の解除やドレナージの適応がないか模索することが重要

5. 腫瘍熱

症例2
　60歳代　女性
　卵巣癌術後再発・腹膜播種に対して，パクリタキセル＋カルボプラチン＋ベバシズマブによる化学療法が行われていたが，腫瘍が急速に増大傾向にあり，症状緩和治療に移行している．ここ1カ月ほど38〜39℃台の発熱が続いており，主治医が尿路感染症を疑いレボフロキサシンやタゾバクタム・ピペラシリンといった抗菌薬を使用しているが解熱しないため，感染症科にコンサルテーションがあった．意識清明，患者さんは「熱は続いているが，寒気や震えはなく，特に新しく出てきた症状もない」という．体温39.1℃，血圧126/73 mmHg，脈拍80/分，呼吸数15/分，SpO_2 98％（室内気），全身状態は安定しており，身体診察上も感染臓器の存在を示唆する特記すべき所見を認めない．造影CTでは骨盤内の腫瘤（経時的に増大している）が指摘されるが，水腎症やほかの管腔構造の閉塞状態，膿瘍形成などは認めない．

表　腫瘍熱の診断

①	1日に少なくとも1回，37.8℃以上の発熱がみられる
②	発熱が2週間以上遷延する
③	身体診察，検体検査，画像検査によって感染症の証拠がない
④	アレルギーの機序がない
⑤	経験的な抗菌薬を7日以上継続しても反応がみられない
⑥	ナプロキセン（ナイキサン®）の内服により解熱し，内服期間中は解熱が維持される

文献6を参考に作成

　症例2は，腫瘍熱を疑うようなケースである．腫瘍熱の原因として有名なものに，急性白血病，悪性リンパ腫，腎細胞癌などがあるが，実際にはほとんどすべての癌腫で生じうる．

　腫瘍熱の特徴としては，発熱（悪寒戦慄を伴わない場合が多い）が遷延しているにもかかわらず全身状態の悪化や新規の症状出現が乏しく，発熱以外のバイタルサインの変化が少ないこと，NSAIDs（non-steroidal anti-inflammatory drugs：非ステロイド性抗炎症薬）に対する反応が比較的よくみられることがあげられる．特に腫瘍の病勢が進行している際にこのような状態がみられる場合は，腫瘍熱を疑いやすい．

　腫瘍熱の診断方法として，**表**のような提案[6]もある（ただし表中⑤などは，特に必要がなければ筆者は必ずしも満たす必要はないと考える）．ここにあるナプロキセンテストは1984年にはじめて提唱され，1週間以上発熱が続く悪性腫瘍患者20人（腫瘍熱と考えられる15名＋感染症が判明している5名）に対して，ナプロキセン250 mgを1日に2回内服させることで，腫瘍熱をもつ15名中14名は24時間以内に解熱（かつナプロキセンを内服している期間中は解熱を維持）し，腫瘍熱以外の発熱原因がある5名は解熱しなかった，という報告[7]がもとになっている．ただし，腫瘍熱以外の発熱に対してナプロキセンを使用した場合でも解熱がみられたという報告[8]もあり，**ナプロキセン内服後に解熱したからといって腫瘍熱と断定できない場合があることに注意が必要**である．基本的に腫瘍熱は除外診断であり，腫瘍熱と判断する際にはほかの発熱原因がないかを慎重に評価し，患者さんをフォローしていくことが重要である．

●ここがポイント
- 腫瘍熱は，腫瘍が進行しているなかで，発熱が遷延しているにもかかわらずそのほかの所見の変化が乏しいときなどに疑う
- ナプロキセンテストは有用な場合があるが，ナプロキセンで解熱＝腫瘍熱と断定しないこと
- 腫瘍熱は除外診断．ほかの発熱の原因がないか，慎重な検索・フォローを心がける

おわりに

　固形腫瘍患者の感染症リスクは，患者背景によって大きく異なる．特に腫瘍による閉塞部位や解剖学的な構造異常が存在することから，治療方針については患者さんごとに個別に検討する必要がある．さらに状況によっては発熱原因の鑑別に腫瘍熱も加える必要もあり，丁寧な診療を心がけていくことが重要である．

文献・参考文献

1) Rolston KV：Infections in Cancer Patients with Solid Tumors：A Review. Infect Dis Ther, 6：69-83, 2017
2) Solomkin JS, et al：Diagnosis and management of complicated intra-abdominal infection in adults and children：guidelines by the Surgical Infection Society and the Infectious Diseases Society of America. Clin Infect Dis, 50：133-164, 2010
3) Gomi H, et al：TG13 antimicrobial therapy for acute cholangitis and cholecystitis. J Hepatobiliary Pancreat Sci, 20：60-70, 2013
4) Kalil AC, et al：Management of Adults With Hospital-acquired and Ventilator-associated Pneumonia：2016 Clinical Practice Guidelines by the Infectious Diseases Society of America and the American Thoracic Society. Clin Infect Dis, 63：e61-e111, 2016
5) Rolston KVI & Nesher L：Post-Obstructive Pneumonia in Patients with Cancer：A Review. Infect Dis Ther, 7：29-38, 2018
6) Zell JA & Chang JC：Neoplastic fever：a neglected paraneoplastic syndrome. Support Care Cancer, 13：870-877, 2005
7) Chang JC & Gross HM：Utility of naproxen in the differential diagnosis of fever of undetermined origin in patients with cancer. Am J Med, 76：597-603, 1984
8) Vanderschueren S, et al：Lack of value of the naproxen test in the differential diagnosis of prolonged febrile illnesses. Am J Med, 115：572-575, 2003

プロフィール

大串大輔（Daisuke Okushi）
公益財団法人 がん研究会有明病院 感染症科
がん患者さんにおける発熱や感染症の原因は多岐にわたり，背景にある腫瘍の状況や患者さんの身体的・社会的状態などを踏まえ，患者さんごとに適した解決方法を見出していくのが，がん感染症診療の醍醐味であり難しいところです．感染症をなるべくコントロールすることで，腫瘍に対する本来の治療へとスムーズにつなぐお手伝いができればと考えています．

第2章　患者背景別の発熱・感染症の対応

2. 血液悪性腫瘍患者

森本将矢, 森　信好

Point

- 血液腫瘍患者の感染症は「原疾患」と「治療」による免疫不全を意識する
- ほかの免疫不全患者と同様に各疾患の状況を4つのカテゴリーの免疫不全に分類して考える
- 骨髄球の腫瘍は好中球の異常, リンパ球の腫瘍は細胞性免疫の異常を起こしやすい

はじめに

　血液腫瘍患者の感染症は多くの医師にとって難しく感じられることが多い．臨床経過が早く致命的になること，感染の原因の幅が広いことなどが要因だろう．ただし血液腫瘍を含め免疫不全者の感染症診療は，患者さんごとに免疫不全の種類と程度をうまく整理することで適切に診療できるようになる．血液腫瘍患者を診る際は「原疾患による免疫不全」と「治療に伴う免疫不全」の両方を意識することが大切である．症例を通してそれぞれの疾患の免疫不全について理解を深め，実臨床でも自信をもって対応できるようになろう．

症例1

　30歳代男性．急性骨髄性白血病（acute myeloid leukaemia：AML）に対して寛解導入療法（イダルビシン＋シタラビン）を開始後20日目．レボフロキサシン，フルコナゾール，アシクロビルの予防投与中に発熱を認めた．意識清明（GCS：E4V5M6），体温38.4℃，血圧120/64 mmHg，脈拍数96回/分，呼吸数16回/分，酸素飽和度96％（室内気）であり，身体診察では口腔内の著明な粘膜傷害を認めた．治療開始前から考えて1カ月以上好中球減少が持続している．

症例2

　40歳代男性．血管免疫芽球性T細胞リンパ腫（angioimmunoblastic T-cell lymphoma：AITL）に対してCHOP療法（シクロホスファミド，ドキソルビシン，ビンクリスチン，プレドニゾロン）による寛解を得た後に自家末梢血幹細胞移植（前処置：LEED療法）を行い寛解維持していた．約2週間前より全身倦怠感あり38℃台の発熱が1週間持続したため救急外来を受診した．意識清明（GCS：E4V5M6），体温38.3℃，血圧122/84 mmHg，脈拍数100回/分，呼吸数24回/分，酸素飽和度90％（室内気）．身体診察では異常所見を認めないが，胸部単純X線写真で左中肺野に結節影を認めた．

> **症例3**
> 50歳代女性．多発性骨髄腫に対してボルテゾミブ，レナリドミド，デキサメタゾンによる治療（VRD療法）を3コース行い，大量シクロホスファミド療法で末梢血幹細胞採取を実施．その後はさらにVRD療法を継続し，予防的抗ウイルス薬としてアシクロビルを投与していた．原疾患の治療経過は順調であったが，発熱と強い頭痛を認めたため救急外来を受診した．意識レベルGCS：E3V4M5と低下あり，体温39.8℃，血圧90/55 mmHg，脈拍数140回/分，呼吸数24回/分，酸素飽和度98％（室内気）であり，身体診察では項部硬直とKernig徴候を認めた．

1. 免疫不全の4つの分類

免疫は自然免疫と獲得免疫に分けられる．自然免疫で重要なのは「バリア」と「好中球」，獲得免疫で重要なのは「液性免疫」と「細胞性免疫」であり，免疫不全をこの4つのカテゴリーで整理して考えるとよい（第1章-1〜4も参照）．

1 バリア破綻

腫瘍の浸潤，化学療法，放射線照射，カテーテル挿入などにより皮膚や粘膜などのバリアが破綻すると皮膚の常在菌によるカテーテル関連血流感染症（catheter related blood stream infection：CRBSI），腸管内の腸内細菌やカンジダによるbacterial translocation※が起こりうる．特に急性白血病や悪性リンパ腫の治療に用いる化学療法には粘膜傷害の副作用を起こす薬剤が多いため注意が必要である．

> ※bacterial translocation：
> 腸管内の生菌が腸管上皮を通過し，全身や遠隔臓器に至ること

2 好中球減少

免疫不全の感染症に好中球は非常に大きな影響を与えており，米国感染症学会（IDSA）のガイドラインでは"好中球数500/μL未満あるいは48時間以内に500/μL未満になることが予測されるなかで，口腔温38.3℃以上もしくは38℃以上が1時間以上続く状態"を発熱性好中球減少症（febrile neutropenia：FN）の定義としている[1]．FNを診療する際は好中球減少の「程度」と「期間」を意識することが大切であり，米国臨床腫瘍学会（ASCO）ガイドラインではMASCCスコア[2] 21点以上であっても高リスク群のFNとして対応すべき条件として，明確に感染巣や臓器障害がある場合に加えて，**7日以上の重度の好中球減少が予想される場合**を明記している[3]．

固形腫瘍の多くは低リスク群にあてはまるが，血液腫瘍の多くは高リスク群のFNとして対応が必要になる．高リスク群のFNは内科的緊急疾患であり，一般的に抗緑膿菌活性を有する抗菌薬の投与を要し，さらに抗グラム陽性球菌活性をもつ薬剤や抗真菌薬の投与も適宜行う．グラム陽性球菌をカバーするバンコマイシンなどの抗菌薬ははじめからルーチンで投与する必要はない[4]が，IDSAのガイドラインでは以下の場合にははじめから投与してもよいとしている[1]．

表1　莢膜を持つ微生物

S	*Streptococcus pneumoniae*（肺炎球菌）
N	*Neisseria meningitidis*（髄膜炎菌）
K	*Klebsiella pneumoniae*（クレブシエラ）
H	*Haemophilus influenzae*（インフルエンザ桿菌）
S	*Salmonella typhi*（腸チフス菌）
C	*Capnocytophaga canimorsus*（カプノサイトファーガ・カニモルサス） *Cryptococcus neoformans*（クリプトコッカス・ネオフォルマンス）
P	*Pseudomonas aeruginosa*（緑膿菌）
語呂合わせ：「Some Nasty Killers Have Some Capsule Protection」	

表2　液性免疫低下の要因

疾患	治療
慢性リンパ性白血病（CLL） 多発性骨髄腫	脾摘 リツキシマブ 造血幹細胞移植

①全身状態・バイタル不安定
②肺炎がある場合
③皮膚軟部組織感染症がある場合
④カテーテル関連血流感染症を強く疑う場合
⑤すでに血液培養でグラム陽性菌が判明している場合
⑥MRSAの保菌が知られている場合
⑦キノロン系抗菌薬の予防投与下で重症粘膜障害がある場合

　また，βラクタム系抗菌薬への曝露歴はセファロスポリン耐性の口腔内レンサ球菌（viridans group streptococci：VGS）感染症のリスク因子であり[5]，30日以内にβラクタム系抗菌薬の使用歴がある場合[6]もバンコマイシン投与を検討する．ただし本邦の同種造血幹細胞移植患者におけるレボフロキサシン予防内服下での口腔内レンサ球菌菌血症ではセフェピムなど抗緑膿菌活性のあるβラクタム系抗菌薬の治療効果が高いことが報告されており[7]，抗グラム陽性球菌薬を追加する必要性については各症例ごとに判断する必要がある．

3 液性免疫低下

　液性免疫はB細胞から分化した形質細胞から産生された抗体（免疫グロブリン）や補体が中心となる免疫反応であり，主に莢膜を有する微生物の感染防御をしている（**表1**）．
　液性免疫低下を起こす原因を知っておくことは非常に重要であり，その原因は，疾患そのものと治療によるものに分けられる（**表2**）．液性免疫低下を起こす主な「疾患」は**慢性リンパ性白血病**（chronic lymphocytic leukaemia：CLL）[8, 9]と**多発性骨髄腫**[10, 11]であり，CLLは本邦では少ない疾患だが多発性骨髄腫は日常的に遭遇する疾患である．

4 細胞性免疫低下

　細胞性免疫は細胞障害性T細胞やマクロファージが直接細胞を攻撃する免疫反応であり，細胞

表3　細胞性免疫低下の要因

疾患	治療
急性リンパ性白血病（ALL） 悪性リンパ腫（特に下記） ・血管免疫芽球性T細胞リンパ腫（AITL） ・成人T細胞白血病／リンパ腫（ATLL）	ステロイド フルダラビン（プリンアナログ） ベンダムスチン（アルキル化薬） アレムツズマブ（抗CD52モノクローナル抗体） 造血幹細胞移植後のGVHD（移植片対宿主病）の治療

表4　原疾患による免疫不全の比較

疾患		好中球減少	細胞性免疫不全	液性免疫不全	バリア破綻
AML	疾患	+++	−	−	±
	治療	+++	+	+	+++
ALL	疾患	+++	+	−	±
	治療	+++	++	++	+++
CLL	疾患	±	±	+++	±
	治療	++	±	±	±
CML	疾患	±	±	±	±
	治療	±	±	−	±
骨髄腫	疾患	±	±	+++	±
	治療	±〜++	++	++	±〜+
リンパ腫	疾患	−	+++	±	±
	治療	±〜+++	++	++	±〜+++

文献17 pp35より引用

内寄生する微生物に対する感染防御をしている．細胞性免疫低下の際に関与する微生物は「細菌」「ウイルス」「真菌」「寄生虫」と非常に多岐にわたる．細胞性免疫低下を起こす原因も疾患そのものと治療によるものに分けて考える（**表3**）．

プリンアナログの1つである**フルダラビン**はCLLや濾胞性リンパ腫の化学療法や造血幹細胞移植時の前処置としてよく使用されるが，CD4陽性T細胞を減少させる[12, 13]ことで細胞性免疫低下を起こす．また，**ベンダムスチン**はマントル細胞リンパ腫や濾胞性リンパ腫などに有効であるが[14]，この薬剤もCD4陽性T細胞を減少させる[15]ことで細胞性免疫低下を引き起こす．このほか**アレムツズマブ**は再発・難治性CLLに使用されることがあるが，この薬剤の関与するCD52はB細胞やT細胞だけでなくNK細胞やマクロファージにまで発現しており，液性免疫も細胞性免疫も広範囲に障害される[16]．

2. 免疫不全の観点からみた各疾患（表4）

急性白血病や骨髄異形成症候群（myelodysplastic syndromes：MDS）の患者さんは好中球の数や機能の異常がある．リンパ系悪性腫瘍の患者さんは原疾患による細胞性免疫低下に注意し，多発性骨髄腫やCLLの患者さんは液性免疫低下に注意する．このような「原疾患による免疫不全」に加えて「治療に伴う免疫不全」について意識しながら，それぞれの血液腫瘍を整理する．

1 急性骨髄性白血病（acute myeloid leukaemia：AML）

　　AMLは急性前骨髄球性白血病（acute promyelocytic leukaemia：APL）とAPL以外のAMLで予後も治療も大きく異なるが，基本的に治療は寛解導入療法と寛解後療法である．白血病の寛解後療法は地固め療法，維持療法，造血幹細胞移植療法に大別されるが，目の前の患者さんが今どの治療を受けているのかを理解することが重要である．

　　AML非寛解時では好中球の「数」だけでなく「機能」の低下も伴っているため，好中球数減少がなくても functional neutropenia[18]として好中球減少時と同様の対応を要する．AMLの治療ではアントラサイクリン系とシタラビンの化学療法が中心となり，高度の骨髄抑制と粘膜傷害を起こす．つまりAMLでは**「バリア破綻」**と**「好中球減少」**に特に注意する必要があり，ほかの免疫不全の関与は少ないと考えてよい．

2 急性リンパ性白血病（acute lymphoblastic leukaemia：ALL）

　　ALLはフィラデルフィア（Philadelphia：Ph）染色体の有無で治療が異なり，Ph（＋）ALLではチロシンキナーゼ阻害薬（tyrosine kinase inhibitor：TKI）と化学療法を併用し，Ph（－）ALLではTKIを使用せず多くの化学療法を併用した治療を行う[19, 20]．いずれのALLにおいても疾患そのものによる**細胞性免疫低下**があり，治療の際にAMLと比較して非常に多くのステロイド（細胞性免疫低下を起こす薬剤）を使用する．つまり**ALLは「バリア破綻」「好中球減少」に加えて高度な「細胞性免疫低下」を有する**と考える．

3 慢性骨髄性白血病（chronic myeloid leukaemia：CML）

　　Ph染色体が起こすCMLは慢性期（chronic phase：CP），移行期（accelerated phase：AP），急性転化期（blast phase：BP）の3つの時期がある．治療はTKIを使用し，現在CML患者は健常者と寿命があまり変わらないといわれている[21]．急性転化を起こすと急性白血病と同様の対応を要するが，**慢性期（CML-CP）では感染症のリスクはあまり高くない**と考えてよい．

4 慢性リンパ性白血病（chronic lymphocytic leukaemia：CLL）

　　CLLは日本では稀だが欧米ではよくみられるBリンパ球の腫瘍であり，末梢血中のB細胞が5,000/μL以上で3カ月以上続くことを診断基準としている[22]．病期や治療の考え方は低悪性度B細胞リンパ腫として扱い，CLLの疾患そのもので「液性免疫低下」を認めることは重要である[8, 9]．また，CLLの多くは緩徐な経過を示し経過観察するが，B症状（発熱・体重低下・盗汗など）や血球減少など活動性病態を示唆する所見[22]を認めれば治療介入を行う．

　　治療としてはベンダムスチン，フルダラビンやリツキシマブ[23]を，再発難治例にはイブルチニブ[24]やアレムツズマブ[25]を使用する．前述の通りベンダムスチン，フルダラビン，アレムツズマブなどは高度な「細胞性免疫低下」を起こすため，**CLLでは「液性免疫低下」「細胞性免疫低下」を含めて広範囲な免疫不全を起こすため，注意する必要がある**．

5 悪性リンパ腫

　　日本ではホジキンリンパ腫は少なく，多くが非ホジキンリンパ腫（non-Hodgkin lymphoma：NHL）である．NHLはB細胞リンパ腫とNK/T細胞リンパ腫に分かれるが，なかでも**血管免疫芽球性T細胞リンパ腫（angioimmunoblastic T-cell lymphoma：AITL）と成人T細胞白血病/リンパ腫（adult T-cell leukaemia/lymphoma：ATLL）は「細胞性免疫低下」をきたす疾患**として知っ

ておきたい．治療として多くの化学療法が使用されるが，前述の通りさまざまな薬剤で「液性免疫低下」「細胞性免疫低下」が起こり，「好中球減少」や「バリア破綻」もきたすため**広範囲な免疫不全としての対応が必要**である．

6 多発性骨髄腫

多発性骨髄腫は形質細胞を起源とする腫瘍であり，高齢者に多く発症し[26]，さまざまな症状を呈する[27]．先ほど述べた通り骨髄腫は疾患そのもので「液性免疫低下」を起こす[10, 11]．

骨髄腫の治療は約40年にわたりMP療法（メルファラン，プレドニゾロン）が主に使用されてきたがここ十数年で新規薬剤の発展が目覚ましく，病気の予後は大きく変化した[28]．ボルテゾミブ（プロテアソーム阻害薬：PI），レナリドミド（免疫調整薬：IMiDs）を中心としてカルフィルゾミブ（PI），ポマリドミド（IMiDs），ダラツムマブ（モノクローナル抗体）など非常に多くの治療選択肢がある時代となった．

感染症の観点からはボルテゾミブなどPIは帯状疱疹や単純ヘルペスウイルス感染症の発症リスクが高い[29]ためアシクロビルの予防投与が推奨されている[30, 31]．また，骨髄腫のいずれの治療薬を使用しても**高用量のステロイド併用が必要になるため，「細胞性免疫低下」に注意する必要がある**[32]．

3. 症例を振り返って

症例1のつづき

AMLの症例であり，「バリア破綻」と「好中球減少」に注意する．FNとして抗緑膿菌活性のあるセフェピム投与を開始するが，キノロン系抗菌薬予防投与下での口腔内粘膜傷害を認めており，抗グラム陽性球菌活性をもつバンコマイシンの併用も検討する．

●処方例
・セフェピム（CFPM）1回2g 8時間ごと±バンコマイシン（VCM）（25 mg/kg初回投与の後，1回15 mg/kg　12時間ごと）

症例2のつづき

AITLの症例であり「細胞性免疫低下」に注意する．肺の結節影に関してはリンパ腫再発かもしれないし感染症かもしれない．感染症でも細菌・真菌・ウイルス・寄生虫など多くの可能性が考えられるため，最も大切なことは，"Tissue is issue"つまり**組織生検検査**である．本症例では気管支鏡検査による肺生検・培養検査・遺伝子検査にて*Nocardia asteroides*による肺ノカルジア症と診断された．

●処方例
・ST合剤（トリメトプリムとして15 mg/kg/日）6〜8時間ごと

症例3のつづき

多発性骨髄腫の症例であり，疾患による「液性免疫低下」に注意する．液性免疫低下では莢膜を有する微生物が問題となる．本例は細菌性髄膜炎の所見を認め，エンピリック治療としてセフトリアキソン（CTRX）1回2g 12時間ごと＋アンピシリン（ABPC）1回2g 4時間ごと＋バンコマイシン（VCM）1回1g 12時間ごとによる抗菌薬治療に加え，デキサメタゾン10 mg 6時間ごと投与も併用し治療を開始した．その後血液培養・髄液培養からはペニシリン感性肺炎球菌（penicillin-susceptible *S. pneumoniae*：PSSP）が検出された．

●処方例（PSSPの場合）
- ペニシリンG（PCG）1回400万単位 4時間ごと
- アンピシリン（ABPC）1回2g 4時間ごと

おわりに

血液腫瘍患者の治療は原疾患だけでなくその治療に伴う感染症への対応が非常に重要である．そのためには血液内科医のみ，感染症科医のみでは診断・治療が難しい場合が多く，両者がチームとなり協力することで患者さんによい医療を提供することができる．本稿が血液腫瘍患者の感染症診療に携わる方々への一助となれば幸いである．

文献・参考文献

1) Freifeld AG, et al：Clinical practice guideline for the use of antimicrobial agents in neutropenic patients with cancer：2010 Update by the Infectious Diseases Society of America. Clin Infect Dis, 52：e56-e93, 2011
2) Klastersky J, et al：The Multinational Association for Supportive Care in Cancer risk index：A multinational scoring system for identifying low-risk febrile neutropenic cancer patients. J Clin Oncol, 18：3038-3051, 2000
3) Taplitz RA, et al：Outpatient Management of Fever and Neutropenia in Adults Treated for Malignancy：American Society of Clinical Oncology and Infectious Diseases Society of America Clinical Practice Guideline Update. J Clin Oncol, 36：1443-1453, 2018
4) Beyar-Katz O, et al：Empirical antibiotics targeting gram-positive bacteria for the treatment of febrile neutropenic patients with cancer. Cochrane Database Syst Rev, 6：CD003914, 2017
5) Marron A, et al：High rates of resistance to cephalosporins among viridans-group streptococci causing bacteraemia in neutropenic cancer patients. J Antimicrob Chemother, 47：87-91, 2001
6) Shelburne SA 3rd, et al：Development and validation of a clinical model to predict the presence of β-lactam resistance in viridans group streptococci causing bacteremia in neutropenic cancer patients. Clin Infect Dis, 59：223-230, 2014
7) Kimura M, et al：Breakthrough viridans streptococcal bacteremia in allogeneic hematopoietic stem cell transplant recipients receiving levofloxacin prophylaxis in a Japanese hospital. BMC Infect Dis, 16：372, 2016
8) Tsiodras S, et al：Infection and immunity in chronic lymphocytic leukemia. Mayo Clin Proc, 75：1039-1054, 2000
9) Nosari A：Infectious complications in chronic lymphocytic leukemia. Mediterr J Hematol Infect Dis, 4：e2012070, 2012
10) Nucci M & Anaissie E：Infections in patients with multiple myeloma in the era of high-dose therapy and novel agents. Clin Infect Dis, 49：1211-1225, 2009
11) Blimark C, et al：Multiple myeloma and infections：a population-based study on 9253 multiple myeloma patients. Haematologica, 100：107-113, 2015
12) O'Brien S, et al：Results of fludarabine and prednisone therapy in 264 patients with chronic lymphocytic leukemia with multivariate analysis-derived prognostic model for response to treatment. Blood, 82：1695-1700, 1993

13) Anaissie EJ, et al：Infections in patients with chronic lymphocytic leukemia treated with fludarabine. Ann Intern Med, 129：559-566, 1998
14) Rummel MJ, et al：Bendamustine plus rituximab versus CHOP plus rituximab as first-line treatment for patients with indolent and mantle-cell lymphomas：an open-label, multicentre, randomised, phase 3 non-inferiority trial. Lancet, 381：1203-1210, 2013
15) Saito H, et al：Prolonged lymphocytopenia after bendamustine therapy in patients with relapsed or refractory indolent B-cell and mantle cell lymphoma. Blood Cancer J, 5：e362, 2015
16) Lundin J, et al：Cellular immune reconstitution after subcutaneous alemtuzumab (anti-CD52 monoclonal antibody, CAMPATH-1H) treatment as first-line therapy for B-cell chronic lymphocytic leukaemia. Leukemia, 18：484-490, 2004
17) 「Principles and Practice of Cancer Infectious Diseases」(Safdar A, et al, eds), Humana Press, 2011
18) Bogomolski-Yahalom V & Matzner Y：Disorders of neutrophil function. Blood Rev, 9：183-190, 1995
19) Kantarjian HM, et al：Results of treatment with hyper-CVAD, a dose-intensive regimen, in adult acute lymphocytic leukemia. J Clin Oncol, 18：547-561, 2000
20) Sakura T, et al：High-dose methotrexate therapy significantly improved survival of adult acute lymphoblastic leukemia：a phase III study by JALSG. Leukemia, 32：626-632, 2018
21) Bower H, et al：Life Expectancy of Patients With Chronic Myeloid Leukemia Approaches the Life Expectancy of the General Population. J Clin Oncol, 34：2851-2857, 2016
22) Eichhorst B, et al：Chronic lymphocytic leukaemia：ESMO Clinical Practice Guidelines for diagnosis, treatment and follow-up. Ann Oncol, 21 Suppl 5：v162-v164, 2010
23) Hallek M, et al：Addition of rituximab to fludarabine and cyclophosphamide in patients with chronic lymphocytic leukaemia：a randomised, open-label, phase 3 trial. Lancet, 376：1164-1174, 2010
24) Burger JA, et al：Ibrutinib as Initial Therapy for Patients with Chronic Lymphocytic Leukemia. N Engl J Med, 373：2425-2437, 2015
25) Fiegl M, et al：Alemtuzumab in chronic lymphocytic leukemia：final results of a large observational multicenter study in mostly pretreated patients. Ann Hematol, 93：267-277, 2014
26) Kazandjian D：Multiple myeloma epidemiology and survival：A unique malignancy. Semin Oncol, 43：676-681, 2016
27) Kyle RA, et al：Review of 1027 patients with newly diagnosed multiple myeloma. Mayo Clin Proc, 78：21-33, 2003
28) Rajkumar SV & Kyle RA：Progress in Myeloma - A Monoclonal Breakthrough. N Engl J Med, 375：1390-1392, 2016
29) Chanan-Khan A, et al：Analysis of herpes zoster events among bortezomib-treated patients in the phase III APEX study. J Clin Oncol, 26：4784-4790, 2008
30) Glenny AM, et al：Interventions for the prevention and treatment of herpes simplex virus in patients being treated for cancer. Cochrane Database Syst Rev,（1）：CD006706, 2009
31) NCCN Guidelines Prevention and Treatment of Cancer-Related Infections. ver1. 2019
32) Rajkumar SV, et al：Lenalidomide plus high-dose dexamethasone versus lenalidomide plus low-dose dexamethasone as initial therapy for newly diagnosed multiple myeloma：an open-label randomised controlled trial. Lancet Oncol, 11：29-37, 2010

プロフィール

森本将矢（Masaya Morimoto）
聖路加国際病院 血液内科フェロー
和歌山県出身．初期研修終了後2014年より聖路加国際病院内科専攻医，2018年より同血液内科フェロー．血液疾患の患者予後改善のため現在は「血液内科」と「感染症科」の両方でトレーニング中．「がん患者の感染症診療のために診療科をこえたチーム医療を広めていきましょう．」

森　信好（Nobuyoshi Mori）
聖路加国際病院 感染症科医長

3. 関節リウマチ・膠原病患者

村中清春

Point

- 予防できる感染症は予防する（特に肺炎球菌，インフルエンザ）
- 特殊な微生物を想定する（取れる検体は極力採取する）
- リウマチ性疾患のなかで特に免疫抑制状態を意識する疾患：炎症性筋疾患，血管炎．免疫抑制を特に意識する薬剤：シクロホスファミド，中等量以上 and/or 長期のステロイド
- 抗IL-6受容体抗体（トシリズマブ，サリルマブ）はCRPおよび血沈が偽陰性となる
- リウマチ性疾患ではHBV，結核のスクリーニングを！

はじめに

リウマチ性疾患患者の感染症診療でわれわれがすべきことは以下の3つである．
1) 予防する
2) 早く気づいて治療する
3) 特殊な微生物を想起する

1. リウマチ性疾患・免疫抑制薬による免疫抑制程度の「幅」

リウマチ性疾患は疾患ごと，使用する薬剤ごとに免疫抑制の程度に「幅」がある．それがリウマチ性疾患患者の感染症をわかりにくくするが，医療従事者にとっては腕の見せ所ともなる．以下各論的に述べるが，年齢，リウマチ性疾患の種類，使用する薬剤の種類，併存疾患（糖尿病，肺疾患など）が複合的にリスクとなる．

1 疾患ごとの免疫抑制の程度：多発血管炎性肉芽腫症（GPA），皮膚筋炎/多発筋炎の肺感染症に注意

表1はPCP（pneumocystis pneumonia：ニューモシスチス肺炎）の頻度を目安にリウマチ性疾患ごとの免疫抑制の程度を序列化したものである[1]．疾患により使用する薬剤の強度も変わるため，純粋に疾患による免疫抑制とはいえない．また上位に位置する疾患は重篤な肺合併症を伴うこともあり，それが肺感染症の温床となり，重症化の一因となる可能性がある．

表1　疾患ごとの免疫抑制の程度

疾患名	PCP発症頻度
多発血管炎性肉芽腫症	12％（64/529）
皮膚筋炎/多発筋炎	6％（40/688）
全身性エリテマトーデス	5％（40/688）
関節リウマチ	1％（41/4,977）

文献1を参考に作成

❷ 免疫抑制薬ごとの免疫抑制の程度：ステロイド，シクロホスファミドに注意

1）ステロイド

現行用量だけではなく，蓄積用量も影響する

- ある時点での用量が免疫抑制の程度を図る目安となるが，使用蓄積量も問題となる[2]
- イベント発生時に低用量であっても，それまでのステロイド投与歴が長ければそれなりの免疫抑制があると心得たい
- ステロイドの用量のみで，どの程度免疫が低下するかを推測することはできないが，経験的にプレドニゾロン20 mgを2〜3週間以上使用する場合はPCP予防をすべきとの見解がある[3]
- 5 mgのプレドニゾロンを数カ月，数年単位で使用する場合にPCP予防を行うべきかの判断についてのコンセンサスはなく，ステロイド使用以外のリスク因子によるところが大きい
- リウマチ性疾患では**ステロイド以外の免疫抑制薬が使用できる場合には，それら薬剤（steroid-sparing agent）を選択し，できる限りステロイドを減量することが原則である**

2）シクロホスファミド（エンドキサン®）

強い免疫抑制をきたす

- 深い免疫抑制をきたす薬剤と捉えられている[4]
- 皮膚筋炎，血管炎，SLE（systemic lupus erythematosus：全身性エリテマトーデス）などの重症臓器病変で使用されることが多い
- ステロイド同様に蓄積量が問題となる
- 本邦では経口薬よりも静注薬のパルス用法が選択される傾向があり，薬手帳のみでは使用歴が辿れないことがある
- ステロイドと併用されていることも多く，**感染症副作用について最大限に注意を払うべき薬剤**である

3）古典的DMARDs

基本的に感染リスクは上げないが，ステロイド併用に注意

- 国内で一般的に使用される抗リウマチ薬は**表2**のとおりで，診断されて最初に用いるのはメトトレキサートなどの経口薬剤である
- 古典的DMARDs（disease modifying anti-rheumatic drugs：抗リウマチ薬）の免疫抑制程度はそれほど大きくなく，感染症の副作用も増やさないとする研究報告もある[5]
- メトトレキサートは関節リウマチをはじめとしたリウマチ性疾患に広く使用されるが，悪性腫

表2　国内で一般的に使用される抗リウマチ薬

古典的DMARDs	生物学的製剤	低分子DMARDs
・メトトレキサート ・サラゾスルファピリジン ・ブシラミン ・レフルノミド ・タクロリムス※	・インフリキシマブ ・エタネルセプト ・アダリムマブ ・ゴリムマブ ・セルトリズマブ ・アバタセプト ・トシリズマブ ・サリルマブ	・トファシチニブ ・バリシチニブ

DMARDs：disease modifying anti-rheumatic drugs
※タクロリムスは米国リウマチ学会のガイドラインにおいて古典的DMARDsには分類されていないが，ときに経口抗リウマチ薬として使用される．感染を考慮した場合はDMARDsとは異なる「免疫抑制薬」と捉えるべきである

瘍治療時と比べて用量は少ない
・肺異常影出現時には感染症のみではなく，①リウマチ性疾患そのものに合併した間質性肺炎，②メトトレキサートによる薬剤性肺障害（メトトレキサート肺）のほかに，③一般細菌による肺炎，④PCP（特にステロイド使用時）など広く鑑別にあげる必要がある
・アザルフィジンはPCPに保護的に働くとする研究もある[6]

コラム：

タクロリムスは関節リウマチ，肺病変のある皮膚筋炎，SLEに使用され，関節リウマチでの使用用量は3 mg/日以下で，ほかのリウマチ性疾患や移植で使用される量よりも少ない．リウマチ性疾患領域のデータは少なく副作用の多寡を語ることはできないが，ほかの経口抗リウマチ薬よりはやや警戒しておいたほうがよいだろう．

4）生物学的製剤（biologic DMARDs：bDMARDs）

・結核，HBVのスクリーニングは必須
・より非典型的な結核になりうる
・トシリズマブなど抗IL-6受容体抗体の使用者では，「CRPが高くない」，「熱がない」に騙されない

・関節リウマチに日本で認可されている生物学的製剤は8種類あり，大きくTNF阻害薬，抗IL-6受容体抗体，T細胞選択的共刺激調節薬にわかれる
・生物学的製剤とヤヌスキナーゼ（JAK）阻害薬の感染リスクについてはsystematic reviewがなされ[7]，米国リウマチ学会/欧州リウマチ学会および日本リウマチ学会ともに横並びの推奨である．有用性・副作用ともに使用優先度に影響するほどの違いはない[8]
・結核，HBVのスクリーニングは必須で，共通認識として活動性感染症（抗菌薬治療を要する感染症，活動性結核，帯状疱疹，急性Bおよび C型肝炎，致死的真菌感染症）や未治療の潜在性結核を合併している患者さんへの投与は**禁忌**である．また，生物学的製剤を使用中の生ワクチン投与も**禁忌**である
・TNF阻害薬が導入された当初は結核が大きな問題となったが，副作用のプロファイルが広く認知されるようになってからは，対策〔結核スクリーニング検査：結核の病歴，生物学的製剤使

用前にはツベルクリン反応検査またはIGRA（Interferon-gamma release assay）もしくはその両方を行い，総合的に潜在結核の治療適応を検討する．詳細は第3章-6を参照〕がしっかりとられるようになり，市販後調査での結核の発生は減少した[9]．TNFαは肉芽腫形成の過程に関与するサイトカインのため，結核のリスクを上げると推測できる
- TNF阻害薬をはじめとした生物学的製剤使用下の結核は肺外病変が多く，肉芽腫形成不全となるため，結核の診断をより困難にする
- TNF阻害薬使用中のPCPは海外の報告に比べて多いが，一律に薬物予防の推奨はされていない．TNF阻害薬使用中の関節リウマチ患者におけるPCPリスク因子として，年齢65歳以上，プレドニゾロン6 mg/日以上，既存の肺病変がある[10]
- IL-6は免疫反応調整に関与するサイトカインで，抗IL-6受容体抗体（トシリズマブ，サリルマブ）使用中は，発熱，倦怠感などの全身症状やCRP上昇が抑制されることがある．発熱時に病態を過小評価し，診断が遅れることのないようにしたい
- アバタセプトはいくつかの研究で感染症リスクを上げないとの報告があり，TNF阻害薬やリツキシマブに比べて感染症副作用は少ない可能性がある[11]

5）リツキシマブ

長い効果に注意，キーワードはB（B細胞枯渇，HBV再活性化）

- 欧米では関節リウマチに対しても使用されているが，本邦でリウマチ性疾患への適応は現時点で血管炎（顕微鏡的多発血管炎，多発生血管炎性肉芽腫症）のみである
- HBV再活性化のリスクとなることは有名である．**数カ月にわたり末梢血のB細胞を枯渇させるため，ワクチン接種タイミングに注意**する
- B細胞の正常化まで6〜9カ月を要する．抗原特異的な免疫グロブリンは形質細胞から産生され，それはCD20をもたないため本薬剤のターゲットとはならない
- ANCA関連血管炎で使用する場合は，関節リウマチやそのほかのリウマチ性疾患と比べてB細胞枯渇が長引く傾向がある[12]
- まれな感染症ではあるが，PML（progressive multifocal leukoencephalopathy：進行性多巣性白質脳症）とリツキシマブの関与（特にシクロホスファミド使用歴がある場合）が示唆されている[13]

6）ヤヌスキナーゼ（JAK）阻害薬

JAK阻害薬といえば帯状疱疹

- 現在国内で認可されているJAK阻害薬は2種類あり，JAK/STAT経路のなかで主にJAK1〜3を広く阻害するトファシチニブ，JAK1/2を阻害するバリシチニブがある
- 関節リウマチ自体に帯状疱疹頻度が高く，JAK阻害薬は有意にその頻度を上げる[14]．ステロイド使用があればさらにリスクは増す．またアジア人ではヨーロッパ人に比べてハザード率が2.52倍で，日本人であることも独立したリスクとなる[15]
- 帯状疱疹サブユニットワクチンが国内でも2018年に認可されたが，リウマチ性疾患患者を含めた免疫抑制者の使用については，強く推奨するほどのコンセンサスを得ていない（詳細については第3章-7を参照）

7）ミコフェノール酸モフェチル（MMF）

サイトメガロウイルス（CMV）とJCウイルス（JCV）を意識

- 本邦での適応はループス腎炎のみ．リウマチ性疾患での使用経験は比較的浅いため，副作用については移植領域でのデータを援用している
- MMF使用中は特殊な微生物としてサイトメガロウイルス（CMV）やJCウイルス（JCV）を意識する必要がある[16]
- SLEはさまざまな臓器病変を呈することがある
- ループス腸炎のときはCMVが重要な鑑別となり，中枢神経ループスのときはCMVとJCV（PMLの原因ウイルス）を想起する
- 米国食品医薬品局（FDA）は**MMFがPMLリスクとなると警告している**[13]
- 骨髄同種移植のスタディではPCP発症がなく，PCP抑制的に作用している可能性もある[17]

●ここがポイント
免疫抑制の分類−細胞性免疫不全を意識する

古典的に感染症の教科書では免疫抑制を好中球減少，細胞性免疫不全，液性免疫不全，バリア破綻に分類している．リウマチ性疾患に使用する薬剤はそれらの免疫抑制を複数併せもっており，明確に区別できないことが多い．
臨床的に有用なのは細胞性免疫不全による微生物を意識することである．好中球減少は血液検査である程度モニターでき，液性免疫不全をもたらすような微生物（肺炎球菌，インフルエンザ桿菌，髄膜炎菌）は標準的初期治療薬でカバーできている．

●ここがポイント
ヒドロキシクロロキン−抗マラリア薬からはじまったSLE治療薬

ヒドロキシクロロキンは欧米では古くからSLEに使用されていたが，国内ではクロロキンの網膜症の副作用を懸念し認可が遅れた．もともと抗マラリア薬として開発された薬剤であり，免疫抑制薬ではない．感染症とは関連がないが，特殊な副作用として網膜症（数年以上使用してからの発症）とCK上昇がある．

2. 状況別各論

- リウマチ性疾患の感染症を考えるときに注意するべき臓器は「肺」
- 注目すべき微生物は結核菌，非結核性抗酸菌，*Pneumocystis jirovecii*，HBV

1 リウマチ性疾患診断時にすでに肺病変を認める場合

リウマチ性疾患診断初期には肺の評価を行うべきである．関節リウマチや血管炎，皮膚筋炎など疾患自体が肺病変を合併しやすく，結核や非結核性抗酸菌感染症が免疫抑制薬投与により顕在化することがあるからである．原則として肺病変がある場合，メトトレキサートを避ける．

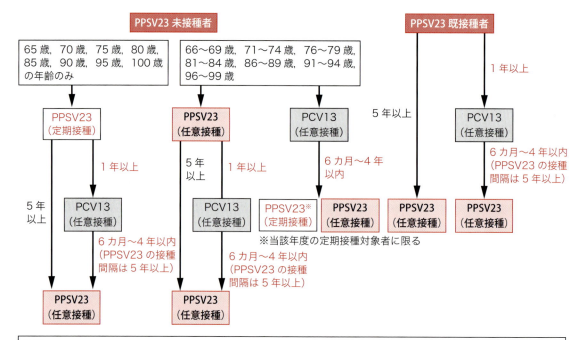

図1 肺炎球菌ワクチン接種の考え方（日本感染症学会／日本呼吸器学会　合同委員会）
文献18より転載

2 肺を守るためにできること

1) 予防接種：特に肺炎球菌ワクチンとインフルエンザワクチン

　リウマチ性疾患患者では複数の問題を抱えている場合が多い．そのなかでroutine vaccineをすべて接種しようとすると，結局どれも達成できないことになりかねない．**頻度・重症度をふまえ特に優先したいワクチンに肺炎球菌ワクチンとインフルエンザワクチンがあり**，それらのワクチン接種を徹底したい．肺炎球菌ワクチンにはプレベナー13®（pneumococcal conjugated vaccine 13：PCV13）とニューモバックス®（pneumococcal polysaccharide vaccine 23：PPSV23）がある．接種方法を図1に示す（第4章-3も参照）．

2) PCP予防：PCP予防はST合剤だけではない

　HIV/AIDS患者においてはCD4＜200/μLの場合にPCPの薬物予防の適応となっているが，リウマチ性疾患ではそのような免疫指標がない．表3のような項目を総合的に勘案して適応を決定する（第3章-5も参照）．免疫抑制度の高い疾患（多発血管炎性肉芽腫症や皮膚筋炎／多発筋炎）

表3 PCP予防内服のために検討すべき項目

リウマチ性疾患の種類（血管炎，皮膚筋炎はリスク高い）
基礎疾患の有無（COPDなどの肺基礎疾患）
免疫抑制薬の有無とその種類（特にステロイドとシクロホスファミド）
PCPを発症した場合にどの程度のインパクトを与えるか
発症した場合に患者が適切に医療機関を受診できるか
治療をすみやかに開始すれば回復は容易か

および薬剤（ステロイド，シクロホスファミド）使用者で適応とすることが多いが，それら疾患は肺合併症の多いことも注目に値する．

大切なことはST合剤を使用するかしないかだけではなく，「ST合剤を使用するほどではないが，リスクのある患者」をマネージメントすることである．定期外来で微熱，倦怠感，食欲不振などの非特異的な全身症状を確認し，それらについて注意して観察していることを患者さんに理解してもらい，**兆候があったらすみやかに臨時受診するよう教育することも大事な予防策**である．

また，呼吸困難を訴えなくても，歩行させることで症状が顕在化することがある．緩徐に進行する症状のため患者自らが運動を制限することで症状が出ていないだけのこともある．同様に「SpO_2が本当に正常か」という視点も大事である．患者さんは呼吸困難を漠然と全身倦怠感と捉えていることもあり，疑う場合は外来で歩かせてSpO_2低下がないか確認するべきである．

3) 結核，非結核性抗酸菌：生物学的製剤使用前には結核スクリーニング

結核予防会の指針によると，ステロイド使用で結核リスクは2.8〜7.7倍，生物学的製剤で4倍になる[19]．日本リウマチ学会は生物学的製剤導入前の結核スクリーニングを推奨している．これにより関節リウマチ患者の新規結核患者数は減少しているが，近年非結核性抗酸菌感染症が増加している[20]．リウマチ性疾患患者では肺外病変が多く，より症状が非典型的であることをくり返し述べる（詳細は第3章-6を参照）．

3 HBV

- 関節炎の原因となる
- リウマチ性疾患治療前にはスクリーニング

リウマチ性疾患と肝炎ウイルスは「双方向的に」関与する．急性B型肝炎感染症で血清病様の関節症状が出たり，HBV感染が結節性多発性動脈炎のリスクになったりする．逆に免疫抑制薬使用がHBVの再活性化を引き起こすことがある．リウマチ性疾患ではその両方の理由（症状の原因，免疫抑制による再活性化のリスク）のため初診時にスクリーニング検査を行う（詳細は第3章-9を参照）．

4 検体採取が診断への近道

- 早期診断のために細胞性免疫低下時の微生物を想起する
- "刺せばわかる"．採取できる検体は採取する努力をする

疾患・薬剤による免疫抑制の程度を推し量ることも大事だが，**診断への近道は検体をとること**

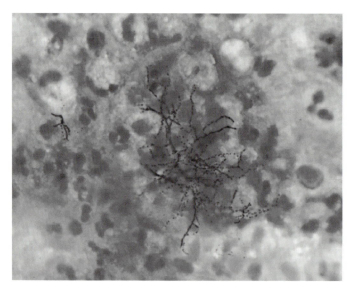

図2 膝関節穿刺液グラム染色所見（症例2）
後に Nocardia mexicana と判明した．（Color Atlas②参照）

である．関節症状を伴うリウマチ性疾患は多い．それらの疾患を併存する患者さんが関節症状の増悪・再燃で来院した場合，以下のことが大きな鑑別となる．

・原疾患の再燃
・結晶性関節炎
・感染症

症状出現初期には鑑別が難しい例もしばしば経験するが，以下の例のように初診で穿刺により簡単に診断がついてしまうことも意外に多い．

症例1

SLEで他院通院中に左足関節痛が出現した70歳代女性．NSAIDsを追加し，プレドニゾロンを増量したが改善せず当院紹介受診となった．初診医が関節超音波検査を行い少量の液体貯留があったため，関節穿刺したところ抗酸菌染色陽性であった．後に Mycobacterium intracellulare と判明した．

症例2

皮膚筋炎および間質性肺炎でプレドニゾロンとタクロリムスで治療中の70歳代男性．2カ月前から右膝関節痛を認め，皮膚筋炎の増悪としてステロイド増量したが症状改善せず当院紹介受診した．右膝関節穿刺を行い図2のようなフィラメント様グラム陽性桿菌が検出され，後に Nocardia mexicana と判明した．

3. よくであう situation

Q 関節リウマチでメトトレキサート14 mg/週で治療中の60歳代女性．肺炎で入院しましたがメトトレキサートは中止すべきでしょうか？

A いったん中止し，かかりつけ医と今後の治療方針について相談してください．

基本的には感染急性期は抗リウマチ薬を休薬します．長期にステロイドを使用している場合は急にステロイドを中止しないでください．

抗リウマチ薬は治療効果の立ち上がりは緩やかですが，治療中断による効果の減弱も比較的緩やかです．数日間の中断による病状への影響は小さいと考えます．感染症治療が長期にわたる場合は代替治療を考慮することもありますので，かかりつけ医に相談してください．

また，ステロイドの急な中止は副腎不全を起こすことがあります．感染そのものがストレスになり，むしろステロイド需要が増えていることもあるため，短期的にステロイドを増量することもあります．

文献・参考文献

1) Falagas ME, et al：Infection-related morbidity and mortality in patients with connective tissue diseases：a systematic review. Clin Rheumatol, 26：663-670, 2007
2) Dixon WG, et al：Immediate and delayed impact of oral glucocorticoid therapy on risk of serious infection in older patients with rheumatoid arthritis：a nested case-control analysis. Ann Rheum Dis, 71：1128-1133, 2012
3) Fishman JA：Prevention of infection caused by Pneumocystis carinii in transplant recipients. Clin Infect Dis, 33：1397-1405, 2001
4) Fauci AS, et al：Cyclophosphamide and lymphocyte subpopulations in Wegener's granulomatosis. Arthritis Rheum, 17：355-361, 1974
5) Wolfe F, et al：Treatment for rheumatoid arthritis and the risk of hospitalization for pneumonia：associations with prednisone, disease-modifying antirheumatic drugs, and anti-tumor necrosis factor therapy. Arthritis Rheum, 54：628-634, 2006
6) Mizushina K, et al：Possible preventive effect of salazosulfapyridine against development of Pneumocystis pneumonia in methotrexate-receiving patients with rheumatoid arthritis. Mod Rheumatol, 26：976-978, 2016
7) Singh JA, et al：Risk of serious infection in biological treatment of patients with rheumatoid arthritis：a systematic review and meta-analysis. Lancet, 386：258-265, 2015
8) Singh JA, et al：2015 American College of Rheumatology Guideline for the Treatment of Rheumatoid Arthritis. Arthritis Rheumatol, 68：1-26, 2016
9) 渡辺 彰：生物学的製剤使用時の肺炎および結核の合併頻度とその対策．医学のあゆみ, 221：405-409, 2007.
10) Harigai M, et al：Pneumocystis pneumonia associated with infliximab in Japan. N Engl J Med, 357：1874-1876, 2007
11) Yun H, et al：Comparative Risk of Hospitalized Infection Associated With Biologic Agents in Rheumatoid Arthritis Patients Enrolled in Medicare. Arthritis Rheumatol, 68：56-66, 2016
12) Curtis JR, et al：Real-world comparative risks of herpes virus infections in tofacitinib and biologic-treated patients with rheumatoid arthritis. Ann Rheum Dis, 75：1843-1847, 2016
13) Winthrop KL, et al：Herpes Zoster and Tofacitinib：Clinical Outcomes and the Risk of Concomitant Therapy. Arthritis Rheumatol, 69：1960-1968, 2017
14) Thiel J, et al：B cell repopulation kinetics after rituximab treatment in ANCA-associated vasculitides compared to rheumatoid arthritis, and connective tissue diseases：a longitudinal observational study on 120 patients. Arthritis Res Ther, 19：101, 2017
15) Molloy ES & Calabrese LH：Progressive multifocal leukoencephalopathy associated with immunosuppressive therapy in rheumatic diseases：evolving role of biologic therapies. Arthritis Rheum, 64：3043-3051, 2012
16) Halloran PF：Immunosuppressive drugs for kidney transplantation. N Engl J Med, 351：2715-2729, 2004
17) Husain S & Singh N：The impact of novel immunosuppressive agents on infections in organ transplant recipients and the interactions of these agents with antimicrobials. Clin Infect Dis, 35：53-61, 2002

18) 日本呼吸器学会呼吸器ワクチン検討WG委員会/日本感染症学会ワクチン委員会合同委員会：65歳以上の成人に対する肺炎球菌ワクチン接種に関する考え方（第2版 2017-10-23），2017
19) 日本結核病学会：結核, Vol.88 No.5, 2013
20) Winthrop KL & Iseman M：Bedfellows：mycobacteria and rheumatoid arthritis in the era of biologic therapy. Nat Rev Rheumatol, 9：524-531, 2013

プロフィール

村中清春（Kiyoharu Muranaka）
諏訪中央病院 総合診療科/リウマチ膠原病内科/感染症科
当院は八ヶ岳南麓に位置する300床の総合病院です．八ヶ岳は名前の通り，八つの2,000 m級の山々が連なり，富士山のような単独峰とは違った魅力があります．当院の臨床研修は「八ヶ岳の裾野のように幅広い臨床力を持つ医師を育てる」ことを目標としています．私はリウマチ膠原病や感染症を中心に，それら疾患群の裾野として広がる部分や重なる部分に興味をもって診療に取り組んでいます．

第2章　患者背景別の発熱・感染症の対応

4. 糖尿病患者

鈴木　純

Point

- 糖尿病患者に起こる感染症には，頻度の高い関連性のある疾患と頻度の低い関連性の高い疾患がある
- 前者のうち糖尿病足感染症では，重症度や虚血・骨髄炎の評価，外科的治療適応（特に緊急），適切な抗菌薬治療といった系統的マネジメントが重要である
- 後者のうちムーコル症はまれであるが，死亡率が高く，早期の診断・治療が望ましい（が難しい）

1. 糖尿病と感染症

1 糖尿病は免疫不全である

　私が研修医であったころは，**感染症診療に難渋するのは糖尿病**，肝硬変，関節リウマチの患者さんであると教わったものだ（もちろんほかにもあるだろうが）．

　糖尿病患者は感染症に弱い．高血糖に伴う好中球機能や細胞性免疫の低下に加えて，末梢血管障害による虚血状態や末梢神経障害による発見の遅れ，自律神経障害による神経因性膀胱（尿路感染症のリスク）などが加担する故である[1]．また，糖尿病患者は重症な感染症を抱えながらも，全身状態やバイタルサインからはそれが医療者に伝わってこないことがある．「DM hides（糖尿病は隠す）」という言葉を肝に銘じておくべきである．

2 頻度の高い関連性のある疾患と頻度の低い関連性の高い疾患

　糖尿病がどのくらい感染症に関与するかということについてはさまざまなデータがある．その詳細は割愛するが，肺炎，尿路感染症，皮膚軟部組織感染症といった出会う頻度の高い感染症も，糖尿病患者では増加する[2]．その一方で，**ムーコル症**や**悪性外耳道炎**（主に緑膿菌による）といった，まれであるが，糖尿病との関連性（疾患特異性）が高い感染症も存在する（表1）．次項からは，前者における糖尿病足感染症，後者におけるムーコル症を解説する．なお，後者には気腫性病態（**気腫性腎盂腎炎，気腫性膀胱炎，気腫性胆嚢炎**）が含まれるが，気腫性腎盂腎炎は進展に応じて経皮ドレナージまたは外科的治療[3]の，気腫性胆嚢炎はすみやかな胆嚢摘出術の適応となる点に注意を要する（気腫性膀胱炎は約90％が抗菌薬のみで治療可能）[1]．

表1　糖尿病患者に生じる感染症

糖尿病と関連する可能性のある感染症（頻度は高い）
・皮膚軟部組織感染症（壊死性筋膜炎，フルニエ壊疽を含む） ・尿路感染症　　　　・肺炎　　　　　　　・結核 ・黄色ブドウ球菌感染症　・真菌感染症　など
糖尿病と強く関連する感染症（頻度は低い）
・ムーコル症　　　　・悪性外耳道炎 ・気腫性腎盂腎炎/膀胱炎　・気腫性胆嚢炎
糖尿病の治療に関連する感染症
・ペースメーカー/除細動器（リード感染，ポケット感染） ・腹膜透析/血液透析（腹膜炎，ブラッドアクセス関連感染）

文献1のBox 1を参考に作成

表2　成人（非妊婦）のB群レンサ球菌感染症の臨床表現

疾患	中央値%（四分位範囲）
原発性菌血症（感染臓器不明の菌血症）	24（4〜40）
皮膚軟部組織感染症	20（12〜36）
呼吸器感染症	12（3〜19）
生殖泌尿器系感染症	10（0〜20）
骨関節感染症	8（4〜19）
腹腔内感染症	5（0〜10）
感染性心内膜炎	4（0〜13）
中枢神経系感染症	4（0〜7）
そのほか※	<1（0〜12）

※血管内デバイス感染，耳鼻咽喉領域の感染，眼内炎，医原性（内視鏡後）など
文献5より引用

メモ① B群レンサ球菌感染症

B群レンサ球菌（*Streptococcus agalactiae*）は新生児敗血症や妊婦の感染症の主な原因菌として有名であるが，基礎疾患のある高齢者の感染症の原因菌としても認知されてきている．基礎疾患のなかでも糖尿病は最も頻度が高く，成人（非妊婦）のB群レンサ球菌感染症例の20〜25％に糖尿病があるとされている．主な臨床表現には原発性菌血症，皮膚軟部組織感染症，骨関節感染症，肺炎，尿路感染症があるが，髄膜炎や心内膜炎を起こすこともある（表2）[4, 5]．

2. 糖尿病足病変

1 定義

糖尿病足病変は，糖尿病患者の下肢における神経障害や末梢動脈疾患に関連した感染，潰瘍，組織破壊と定義される[6]．糖尿病足感染症には，爪周囲炎，蜂窩織炎，筋炎，膿瘍，壊死性筋膜炎，化膿性関節炎，腱炎，骨髄炎が含まれるが，感染した足潰瘍が最も一般的である[7]．

2 重症度分類

糖尿病足感染症の重症度はIDSA（米国感染症学会）が次のように分類している（局所感染とは腫脹・硬結，紅斑，圧痛・自発痛，熱感，膿性排液の5項目のうち少なくとも2つが存在すること，SIRSは全身性炎症反応症候群のことをいう）[8]．

① 非感染（uninfected）：感染の症候がないもの
② 軽症（mild）：局所感染は皮膚や皮下組織にとどまり，紅斑は潰瘍の周囲2cm以内であり，他の炎症の原因（非感染性）が除外されている
③ 中等症（moderate）：紅斑が2cmを越える，あるいは皮下組織よりも深部を侵す局所感染（例：膿瘍，骨髄炎，化膿性関節炎，筋膜炎）でSIRSを伴わない
④ 重症（severe）：SIRSを伴う

3 虚血と骨髄炎の評価

糖尿病足感染症の治療上，**虚血の評価と骨髄炎の評価が非常に重要**である．血行再建を行うことは創治癒や抗菌薬移行の改善につながるうえ，骨髄炎の有無は外科的治療の適応や抗菌薬の治療期間を左右する．虚血の評価は**ABI**（ankle-brachial-index：足関節上腕血圧比）が簡易であるが，動脈石灰化による偽高値がありうるため，**SPP**（skin perfusion pressure：皮膚灌流圧，40 mmHg未満で血行再建を検討）が普及してきている．骨髄炎の評価には，**probe-to-bone（PTB）テスト**と**MRI**を組合わせる．滅菌ゾンデを開放創に入れて探索するPTBテスト（骨に「コツコツ」と当たれば陽性）の特異度は90％と高いが，感度は65％と低い．一方でMRIは感度90％，特異度83％と優れる[9]が，肉眼的に感染骨が露出している場合など骨髄炎の診断が明らかな場合には不要である[8]．

4 外科的治療

外科的治療には，minorな処置（ドレナージ，感染・壊死した組織の切除）からmajorな手術（軟部組織や骨欠損の再建，下肢の血行再建，下肢切断）まで幅がある．**非外科医が中等症から重症の糖尿病足感染症を診るとき**には，先に外科医へ外科的治療の適応を相談しておいたほうがよい（心血管リスクの評価も忘れないこと）．特に壊死性筋膜炎や重症下肢虚血のような生命や下肢の脅威となる感染症の兆候がある場合には早期の外科的介入が必要である[8]．

● 切断の適応（表3）
糖尿病足感染症の患者さんは下肢切断が必要となることも多い（足潰瘍の7〜20％とされる）[10]が，患者さんにとって足を失うということがいかに大きなことかを医療者は忘れてはいけない．その適応について十分な検討がなされるべきであり，患者さんには十分な説明を尽くすべきである．

5 抗菌薬治療

1）まず培養

抗菌薬治療の前に局所培養と血液培養は必ず採取しておきたい．局所検体は，創を洗浄・デブリードマンした後に**深部組織の生検やキュレットで採取**し，好気・嫌気培養する．洗浄・デブリードマンなしのスワブ検体は偽陽性・偽陰性が多いため（感度49％，特異度62％）避けるべきである[8]．

2）抗菌薬

抗菌薬は感染創の**臨床状況**（表4）や**グラム染色**による原因菌の推定と，**重症度の勘案**により

表3 外科的切断の適応

緊急切断（urgent amputation）
広範な壊死または生命の脅威となる感染症のみ適応
待機切断（elective amputation）
・最大限の予防手段を講じても再発する潰瘍 ・足の機能の不可逆的欠損 ・容認しがたい長期または集中的なケアが必要
【ポイント】 1. できるだけ残すべきだが，治癒しそうにない，または将来潰瘍になりそうな足を残すよりは高位で切断したほうが機能的によい． 2. 乾性壊疽なら（とくに外科手術の適応が乏しいなら）壊死部位を自然に切離させるのが望ましいかもしれない．

文献8を参考に作成

表4 原因菌の推定

足病変の分類	想定される原因菌
蜂窩織炎（皮膚開放創なし）	βレンサ球菌，黄色ブドウ球菌
感染潰瘍，抗菌薬未投与	βレンサ球菌，黄色ブドウ球菌
慢性の感染潰瘍，抗菌薬投与歴	黄色ブドウ球菌，βレンサ球菌，腸内細菌科GNR
湿潤環境にある浸軟潰瘍	緑膿菌（ほかの多菌腫も含む）
長期・広域の抗菌薬投与で治癒しない創	上記に加えて，コアグラーゼ陰性ブドウ球菌，腸球菌，コリネバクテリウム，ブドウ糖非発酵GNR，真菌といった低病原性菌※
悪臭を放つ壊死，壊疽	多菌腫：上記に加えて，嫌気性菌

※創表面の定着も多く，「培養陽性＝原因菌」ではない．深部組織の培養が重要であり，これらが原因菌の際には異物（人工物や腐骨）や免疫不全が関連していることが多い
GNR：gram-negative rods（グラム陰性桿菌）
文献7を参考に作成

決定する．頻度の高いβレンサ球菌とMSSA（methicillin-susceptible Staphylococcus aureus：メチシリン感受性黄色ブドウ球菌）に加えて，腸内細菌科，緑膿菌，MRSA（methicillin-resistant Staphylococcus aureus：メチシリン耐性黄色ブドウ球菌），嫌気性菌をカバーするかどうかに着目するとよい（表5）．軽症例では狭域な抗菌薬で開始し，経過不良の場合に培養結果に基づいて抗菌薬をescalationする方針も選択肢の1つである．

3）治療期間

最適な治療期間は明確ではないが，**重症度と感染組織（軟部組織・骨）の残存の程度**に基づいた推奨がなされている（表6）．治療するのは感染症なので，創治癒まで抗菌薬を継続する必要はない（局所処置は継続する）．なお，①上昇していた赤沈の低下，②軟部組織感染の消退や創部の改善傾向，③X線所見の改善傾向（骨形成）は骨髄炎の治療反応を示しているとされる[8]．

表5 抗菌薬のスペクトラム

	βレンサ球菌	MSSA	腸内細菌科	緑膿菌	嫌気性菌	MRSA
CEZ or **CEX**	○	○	△	×	×	×
A/S or **A/C**	○	○	△	×	○	×
CTX or CTRX	○	○	○	×	×	×
PIPC/TAZ	○	○	○	○	○	×
CLDM	△	△	×	×	○	△
MINO	○	○	△	×	×	△
ST	×	△	○	×	×	△
VCM	○	○	×	×	×	○

○：通常有効，△：感受性があれば有効，×：無効，**太字の抗菌薬**：経口薬あり or のみ
CEZ：セファゾリン，CEX：セファレキシン，A/S：アンピシリン・スルバクタム，A/C：アモキシシリン・クラブラン酸，CTX：セフォタキシム，CTRX：セフトリアキソン，PIPC/TAZ：ピペラシリン・タゾバクタム，CLDM：クリンダマイシン，MINO：ミノサイクリン，ST：ST合剤，VCM：バンコマイシン

表6 糖尿病足感染症の治療期間

軟部組織のみ	投与経路	環境	期間
軽症	経口	外来	1～2週；改善が緩徐なら4週まで延長
中等症	経口（±初期経静脈）	外来/入院	1～3週
重症	経静脈→経口	入院，後に外来	2～4週
骨・関節	**投与経路**	**環境**	**期間**
感染組織の残存なし（切断後など）	経静脈 or 経口	―	2～5日
感染軟部組織の残存（感染骨なし）	経静脈 or 経口	―	1～3週
感染骨の残存（腐骨なし）	経静脈→経口	―	4～6週
腐骨の残存（または外科処置なし）	経静脈→経口	―	≧3カ月

文献8より引用

メモ② 足趾壊疽のautoamputation（自然切離）

乾性壊疽なら（特に外科手術の適応が乏しいなら）壊死部位を自然に切離させるのが望ましいかもしれない．そのような判断を下した患者さんの経過はどうなのだろう．
Fikri Rらの後ろ向きコホート研究では，初回の抗菌薬治療で境界明瞭な乾性壊疽となった足趾にautoamputationを図った11例のうち，autoamputationが成功したのは6例（55%）で，autoamputationまでの期間の中央値は5カ月であった．9例が後の感染のためさらなる抗菌薬が必要となり，4例が外科的切断が必要となった（図）[11]．

3. ムーコル症

1 ムーコル症とは

ムーコル目に属する糸状真菌による感染症である．ムーコルは腐敗した有機基質（土壌，堆肥，動物の糞尿，パン，果物，野菜）のなかに含まれており，環境中に浮遊する胞子の吸入による**経**

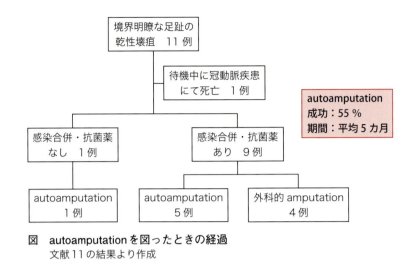

図　autoamputationを図ったときの経過
文献11の結果より作成

気道感染が主たる感染経路である（経気道以外に経皮や経消化管もある）[12]．

2 リスク因子

健常者には強固な自然免疫があり感染はまれである．コントロール不良（特にケトアシドーシス）の糖尿病がリスク因子として有名で，最多の病型である鼻脳型ムーコル症の50〜81％に糖尿病の合併がある[1, 13]．ほかに悪性腫瘍，造血幹細胞移植，固形臓器移植，デフェロキサミン治療などもリスクとなる[12]．

3 症状

鼻脳型，肺型，皮膚型，消化管型，播種性といった病型がある[12]．糖尿病に多い鼻脳型では，初期の症状に顔面痛や眼痛，鼻閉があり，その後，眼球突出，結膜浮腫，口蓋や鼻粘膜の壊死病変（黒色の痂皮が特徴）がみられる．発熱のような全身症状がみられる場合もある．また脳神経障害（視力障害や外眼筋麻痺）を合併することもある[13]．

4 診断

診断は壊死組織の病理診断と培養による[12, 13]．病理診断では，幅が広く，薄壁で，ほとんど隔壁のない，不規則に分枝（ときに直角）する菌糸の浸潤を確認する．培養はしばしば陰性であり，陽性でもコンタミネーションの可能性があるが，免疫不全患者での陽性は重要な診断の手がかりである．CTやMRIの所見は鼻脳型ムーコル症の診断に特異的ではないが，病変の確認に有用で，副鼻腔の粘膜肥厚，液面形成，骨びらんが典型的である．

5 治療

治療にはリスク因子のコントロール，早期の外科的デブリードマン，早期・高用量の抗真菌薬投与の3つが重要である[12]．リスク因子のコントロールとは，糖尿病の血糖コントロールやケトアシドーシスの解除，移植患者のステロイド・免疫抑制薬の減量などをいう．感染組織のデブリードマンは抗真菌薬単独よりも有意な生存率の改善が示されている．抗真菌薬はリポソーマル・アムホテリシンBが第一選択である．ムーコル症の死亡率は15〜34％と高く[1]，診断目的の生検

より前に抗真菌薬を開始しなくてはならないときもある．代替薬に位置付けられ，経口薬もあるposaconazoleはまだ国内では利用できない．

文献・参考文献

1) Gupta S, et al：Infections in diabetes mellitus and hyperglycemia. Infect Dis Clin North Am, 21：617-638, vii, 2007
2) Muller LM, et al：Increased risk of common infections in patients with type 1 and type 2 diabetes mellitus. Clin Infect Dis, 41：281-288, 2005
3) Huang JJ & Tseng CC：Emphysematous pyelonephritis：clinicoradiological classification, management, prognosis, and pathogenesis. Arch Intern Med, 160：797-805, 2000
4) Farley MM：Group B streptococcal disease in nonpregnant adults. Clin Infect Dis, 33：556-561, 2001
5) Sendi P, et al：Invasive group B Streptococcal disease in non-pregnant adults：a review with emphasis on skin and soft-tissue infections. Infection, 36：100-111, 2008
6) 「Definition & criteria 2015」（2015 International Working Group on the Diabetic Foot), 2015
 http://iwgdf.org/guidelines/definitions-criteria-2015/
7) Lipsky BA, et al：Diagnosis and treatment of diabetic foot infections. Clin Infect Dis, 39：885-910, 2004
8) Lipsky BA, et al：2012 Infectious Diseases Society of America clinical practice guideline for the diagnosis and treatment of diabetic foot infections. Clin Infect Dis, 54：e132-e173, 2012
9) Butalia S, et al：Does this patient with diabetes have osteomyelitis of the lower extremity? JAMA, 299：806-813, 2008
10) Frykberg RG, et al：Diabetic foot disorders. A clinical practice guideline (2006 revision). J Foot Ankle Surg, 45：S1-66, 2006
11) Fikri R, et al：Awaiting autoamputation：a primary management strategy for toe gangrene in diabetic foot disease. Diabetes Care, 34：e134, 2011
12) Kontoyiannis DP & Lewis RE：Agents of Mucormycosis and Entomophthoramycosis.「Mandell, Douglas, and Bennett's Principles and Practice of Infectious Diseases：8e」(Bennett JE, et al, eds), pp2909-2919, CHURCHILL LIVINGSTONE, INC, 2015
13) Joshi N, et al：Infections in patients with diabetes mellitus. N Engl J Med, 341：1906-1912, 1999

プロフィール

鈴木　純（Jun Suzuki）
岐阜県総合医療センター 感染症内科
専門：感染症診療，院内感染対策
なかなか教科書通りいくケースばかりとは限りません．しかし，あきらめず，悩み，よく考え，考え，考え続けることが大事です．その先にきっと見えてくるものがあると思っています（あっ，あと岐阜で感染症がやりたいという方がいれば，教えてください）．

第2章 患者背景別の発熱・感染症の対応

5. 腎不全・透析患者

上原由紀

Point

- 透析患者では細胞性免疫が主に障害され,加えて液性免疫や皮膚バリアも障害される
- 血液培養は2セットを積極的に採取すべきである
- 抗微生物薬は必要十分な量を投与し,トラフ濃度測定を行い腎障害をきちんとモニタリングする

はじめに

日本透析医学会が毎年発表している統計によると,2016年末時点で33万人近くの方が何らかの血液浄化療法を受けている.特に感染症は心不全に次ぎ,透析患者の死因の2位となっている[1].このことから感染症診療の成否は患者さんの予後やQOLを直接左右するといえる.

1. 腎不全・透析患者における感染症のリスクと免疫不全のメカニズム

細菌感染症を含むすべての感染症による入院は,腎機能低下に伴ってしだいに増加することが報告されている[2].

日本の新規透析導入患者における慢性腎不全の原疾患は糖尿病腎症が多くを占めており,原発性あるいは二次性の慢性糸球体腎炎,腎硬化症(多くは加齢による動脈硬化が原因である)と続く[1].透析導入以前の免疫不全はこれらの原疾患に関連する部分が大きいと考えられる.例えば糖尿病腎症の場合は好中球の機能低下のほか,神経症のために感染症に気づくのが遅れる,血管病変による臓器の虚血が加わる,といったことから感染症の診療が難しい.また,腎硬化症に伴う高齢者の慢性腎不全においては免疫加齢が問題となる.慢性糸球体腎炎の治療に免疫抑制薬を使用している場合もある.

その後腎不全が進行して維持透析が導入されると,生体にはさまざまな変化が起こる.免疫系においては主に**細胞性免疫**が障害され,結果として**液性免疫**も低下する.加えて血液透析のたびに血管穿刺をしたり,血管内留置カテーテルや腹膜透析用カテーテルが留置することで,**皮膚バリアの損傷**も生じる.表1に透析患者の免疫不全のまとめを示す.

表1　透析患者の免疫不全

細胞性免疫の低下
・NK細胞，マクロファージの機能低下←サイトカインの産生低下
・白血球の遊走能・貪食能低下
・リンパ球数の減少←サイトカインの産生低下
・CD4/8比の低下
液性免疫の低下
・特異的抗体産生能の低下
皮膚バリアの損傷
・頻繁な血管穿刺
・透析用中心静脈カテーテルの留置（一時型，皮下植え込み型）
・透析用腹腔内カテーテルの留置（腹膜透析の場合）

●ここがポイント

透析患者は免疫不全状態にある！

2. 腎不全・透析患者における発熱時の対応

　透析開始前の感染症については，先に述べたように原疾患や使用している免疫抑制薬によるところも大きいため他稿に譲り，ここでは主に維持透析導入後の患者さんについて述べる．

　透析患者は免疫不全状態にあるため，感染症を考える閾値は下げておいたほうがよい．維持透析に通っている患者さんを診ているのであれば，意識状態やADLの普段との違いから感染症に気づくこともある．だが，細胞性免疫の障害やサイトカイン産生能力の低下により，自覚症状が出にくい，他覚所見も出にくい，思いがけないところに思いがけない微生物が感染する，といったこともしばしば経験する．

　とはいえ，**まず感染臓器・器官を特定するよう努めることは，腎不全の有無にかかわらず共通することである**．感染臓器・器官が特定できない場合は，次いで全身性の感染症，細胞内寄生菌の関与を考える．体温，白血球数，CRP値を都合よく解釈し，やみくもに何らかの抗菌薬を解熱薬のように投与していては，診断・治療ともに成功させることはできないであろう．

●ここがポイント

透析患者は自覚・他覚所見の異常が出にくい！

3. 腎不全・透析患者における感染症の各論

1 血流感染症

●気をつけるべき感染症

・シャント感染症（人工血管シャントを含む）

- 透析カテーテル関連血流感染症（一時型，皮下植込み恒久型）
- 感染性心内膜炎（右心系も多い）
- 消化器系感染症の原因微生物による血流感染症

　まず，透析患者においては血液培養を積極的に採取すべきである．透析患者で**最も頻繁に遭遇する感染症は，シャントや透析用カテーテルといったブラッドアクセスに関連した血流感染症**で，穿刺部に感染徴候が認められなくても全く否定できない．**血液培養は異なる部位から2セット採取することが基本**であるが，筆者は血液透析に際して血管を2カ所穿刺することを利用し，常に2セット採取している．消化管感染症から血管親和性の高い微生物が菌血症をきたして重症化することもあるが，この場合にも血液培養は原因微生物特定に多いに威力を発揮する．

●ここがポイント
血液培養はシャント穿刺時に2セット採取する！

2 呼吸器系感染症

●気をつけるべき感染症
- インフルエンザ
- 肺炎球菌（ワクチン）
- 結核
- アスペルギルス，ムーコルなどの真菌感染症

　米国のガイドラインでは，すべての腎不全患者に毎年のインフルエンザワクチン接種が推奨されている[3]．しかし十分な抗体上昇が得られない可能性があるため，インフルエンザの流行期間には，感染症の鑑別診断に必ずインフルエンザを含めて対応する．**臨床診断であっても，迅速検査で確定された場合でも，インフルエンザと診断された透析患者は抗ウイルス薬投与の適応**である．なお同ガイドラインでは，ステージ4あるいは5の慢性腎不全患者に対し，23価肺炎球菌ワクチンの接種も強く推奨されている[3]．

　透析患者は**結核**のハイリスク群であり，透析患者を12年間追跡したところ，22％が結核に感染したという報告もある[4]．肺外結核が多く診断が難しいことが問題で，既出の研究でも30％が肺外結核であった[4]．**慢性の発熱や血液検査上の炎症反応高値，体重減少などをみたら，結核を鑑別診断のリストに加える**必要がある．診断には抗酸菌血液培養のほか，各種画像診断，体液穿刺や組織生検も必要となる．なお Interferon-gamma release assay（IGRA）で陽性であれば「結核菌が体内に入ったことがある」といえるが，その活動性は判断できず，また陰性でも結核感染を否定できない．腹水や胸水，心嚢水のADA値から肺外結核を臨床診断し，治療開始もやむをえないというときもある．それでも，できるだけ結核菌を検出する努力を怠らないようにする．

　腎不全患者では細胞性免疫低下のわりに呼吸器系の**真菌感染症**は少ないが，肺に基礎疾患がある患者さんや糖尿病のコントロールが困難な患者さんでは注意する．血中β-D-グルカンは，透析膜素材の改良により以前のように驚くような高値を示すことは少なくなったが，それでも血中β-D-グルカン上昇＝真菌感染，とするのではなく，培養や病理で真菌そのものを検出する努力は必須である．

❸ 消化器系（消化管）由来の感染症

> ●気をつけるべき感染症
> ・サルモネラ，キャンピロバクター，リステリア，ヘリコバクターなど

　免疫不全がない若年者においては自然軽快する**消化管感染症**でも，慢性腎不全患者では抗菌薬治療を要するため，的確な原因微生物の特定が求められる．

　診断の鍵になるのはやはり病歴である．過去1週間に何を喫食したか，生肉や加熱が不十分と思われる肉，生卵，生魚や貝といったように，**具体例をあげて病歴聴取を行うとよい**．同様の症状をもつ人が周囲にいないかも確認する．便培養を依頼する際は，微生物検査室にも上記の菌を疑っていることを伝える．キャンピロバクターの診断には便のグラム染色が有用で，グラム陰性らせん状桿菌として観察される．また血流感染症の項にも記載したが，上記の菌は透析患者において菌血症をきたし重篤となることがある．単なる腸炎と侮らず，血液培養も積極的に採取する．

❹ 腹膜透析カテーテル関連の感染症

> ●気をつけるべき感染症
> ・腹膜炎
> ・皮下トンネル感染

　腹膜透析カテーテルの自己操作時にカテーテルの先端を不潔にしてしまった結果，腹膜炎に至ることがある．また，腹腔内のトラブルから，複数の腸管内細菌が原因で腹膜炎をきたすこともある．発熱や腹痛のほか，透析廃液の混濁やフィブリン塊，さらに透析廃液の一般検査や塗抹培養検査によって診断される．緑膿菌，黄色ブドウ球菌，真菌，そして結核などの抗酸菌による腹膜炎が起これば腹膜透析カテーテルの抜去は避けられない．時には腹膜透析自体の中止を余儀なくされ，予後も悪いとされる．また，皮下トンネルの感染は局所の発赤や圧痛，浸出液や膿の増加などから診断できることが多い．診断と治療には，やはり**局所検体の塗抹培養検査が必要**である．

4. 腎不全時の抗微生物薬の投与計画

　腎不全患者に対する抗微生物薬の投与量や投与間隔の設定は困難に感じるかもしれないが，**最大限の効果を得て，かつ腎機能を悪化させないためには，薬物動態/薬力学（PK/PD）理論に基づいた考え方が必要**である．特に長年使用されている抗菌薬ほど，添付文書に従った投与量や投与間隔だと不十分となる可能性が高い．例えばアミノグリコシド系抗菌薬やバンコマイシンは，腎不全を悪化させるなどとして過度に減量されていることがある．これらの薬剤も体重あたりの投与量設定と投与直前のトラフ濃度測定を行い，ほかの腎障害をきたす要素（脱水，NSAID，造影剤など）を避け，腎障害をモニタリングすることにより，有効性と安全性を両立させることができる．

　腎不全患者に対する抗微生物薬の投与法については，国内外のガイドラインを参照しながら，腎臓の専門家，感染症の専門家，薬剤部，臨床検査部などが協力して院内のマニュアルを施設ごとに整備しておくとよいだろう．特に日々の診療においては薬剤部からの助けが欠かせない．**表2**に参考になるマニュアルを示す．

表2 腎機能障害時の抗微生物薬投与設計に関するガイドラインなど

日本
CKD診療ガイド
・日本腎臓学会編，2012 ・https://cdn.jsn.or.jp/guideline/pdf/CKDguide2012.pdf
欧米
The Sanford Guide to Antimicrobial Therapy 2018（48th edition）
・Editors：David N. Gilbert, et al, 2018 ・Antimicrobial Therapy, Inc.（USA）
Johns Hopkins ABX Guide
・Editor in Chief：Paul G. Auwaerter 2017 ・Johns Hopkins University（USA） ・https://www.hopkinsguides.com/hopkins/index/Johns_Hopkins_ABX_Guide/All_Topics/A
Mayo Clinic Antimicrobial Therapy：Quick Guide（Mayo Clinic Scientific Press）3rd Edition
・John W. Wilson, Lynn L. Estes 2018 ・Oxford University Press（USA）

● ここがポイント

抗微生物薬の投与量決定は大胆かつ繊細に！

おわりに

　腎不全患者の感染症の診断・治療に対して抵抗感をもつ人も多いと思われる．各感染症の治療の各論は誌面に限りがあり述べていないが，原因微生物を特定し，抗菌薬を選択していくことにつきる．本稿が腎不全患者自体の理解と特徴的な感染症の理解を深め，苦手意識を払拭するきっかけとなれば幸いである．

文献・参考文献

1) 日本透析医学会　統計調査委員会：2016年末の慢性透析患者に関する集計「図説　我が国の慢性透析療法の現況」，2017
   http://docs.jsdt.or.jp/overview/pdf2017/2016all.pdf
2) Dalrymple LS, et al：The risk of infection-related hospitalization with decreased kidney function. Am J Kidney Dis, 59：356-363, 2012
3) Kidney Disease：Improving Global Outcomes（KDIGO）CKD Work Group：KDIGO 2012 Clinical Practice Guideline for the Evaluation and Management of Chronic Kidney Disease. Kidney Inter Suppl 3, 1-150, 2013
4) Cengiz K：Increased incidence of tuberculosis in patients undergoing hemodialysis. Nephron, 73：421-424, 1996

プロフィール

上原由紀（Yuki Uehara）
順天堂大学大学院医学研究科 感染制御科学/総合診療科
感染症の仕事をはじめる前は，血液透析を専門にしていました．この2つを結びつける内容を執筆できて光栄でした．

第2章 患者背景別の発熱・感染症の対応

6. 消化管疾患・肝疾患患者

大路 剛

> **Point**
> - 感染症診療では物理バリアの破綻による感染臓器候補と免疫バリア破綻による病原微生物候補に注目するとわかりやすい
> - 慢性肝疾患では感染臓器候補は①呼吸器，②尿路，③胆道系，④軟部組織，⑤腸管壁関連の基本5点セットに加え，⑥腹水がある場合はSBPを候補にあげる（免疫バリア破綻は原疾患に伴う液性免疫不全に注目する）
> - 自己免疫性肝疾患でステロイドを使用する場合は細胞性免疫不全に注目する
> - 炎症性腸疾患患者の発熱では感染臓器候補は上記の基本5点セットに加え，⑥腸管粘膜破綻からの菌血症に注意する（免疫バリア破綻は，ステロイド，TNF-α阻害薬の使用による細胞性免疫不全に注目する）

はじめに

　消化器疾患全体を見渡すと感染症が少なからず含まれていることに気づくだろう．具体的には胆道系感染症や各種原虫感染症，消化管感染症など枚挙にいとまがない．そのなかで免疫不全というキーワードがからむ感染症という点に絞って考えてみると**肝硬変と炎症性腸疾患が2トップ**である．慢性肝疾患は徐々にその患者数は減少してきているものの，極東アジアの一角を占める日本ではいまだプライマリケアの現場でも目にすることがある．特に台湾，中国などと異なり，2014年までB型肝炎の予防接種を導入してこなかった日本では，いまだ30代～40代の働き盛りのB型慢性肝炎患者を診察することがある．また，炎症性腸疾患は日本では比較的欧州諸国に比べて頻度が少ないとされてきたが，ほかのアジア諸国と同様，増加し続けてきている[1]．ここでは消化器疾患のなかでは慢性肝疾患，物理バリアの障害を伴う硬化性胆管炎を，自己免疫疾患のなかでは治療薬による感染症が問題となる炎症性腸疾患を中心に概説する．

■ 物理バリアと免疫バリア

　発熱診療の原則として筆者かならず，物理バリアの破綻が起こっている感染臓器を探し，免疫バリアの破綻でリスクの上がる微生物を鑑別にあげる．

● **ここがポイント**

物理バリア破綻
粘膜などのバリア破綻が起きている臓器が重要となり，基本5点セット（①呼吸器感染症，②尿路感染症，③胆道感染症，④軟部組織感染症，⑤腸管壁からみの憩室炎や虫垂炎）を鑑別にあげる

免疫バリア破綻
免疫機能の低下（①好中球減少，②体細胞免疫不全，③液性免疫不全）に伴い，注意が必要な微生物を考える

さらに追加でバリアが破綻した臓器を追加感染臓器候補にあげる．例えば，胸骨正中切開で僧帽弁置換手術を行った場合は①切開創のSSI（surgical site infection：手術部位感染），②胸骨のSSI，③縦郭炎，④人工弁IE（infective endocarditis：感染性心内膜炎）を追加であげるといった感じである．

では，免疫バリアでは何をみるのか．個人期には好中球減少においては長期かつ，かなり低値の場合のみ播種性緑膿菌属感染症と呼吸器への侵襲性アスペルギルス症とムーコル症をあげる．細胞性免疫不全では古典的免疫抑制薬のステロイドとTNF-α阻害薬の影響を考える．細菌ではリステリア，抗酸菌では結核の再活性化，播種性迅速発育菌の再活性化，真菌では*Pneumocystis jirovecii*，*Histoplasma*属，*Coccidioides*属，ウイルスではヘルペスウイルス属の再活性化，HBVの再活性化に注意している．新しい抗体製剤は追加でここに病原微生物を想定すべきである．液性免疫不全の原因としては脾臓摘出，補体への抗体製剤，肝硬変末期などを考え，この場合は播種性*Streptococcus pneumoniae*感染症，播種性髄膜炎菌感染症を候補にあげる．ここで1つ症例を紹介したい．

症例

主　訴：吐血
年　齢：50歳代　男性
病　歴：もともと水平感染したB型肝炎を指摘されていたが，かかりつけの内科クリニックでは採血のみ行われて，基礎疾患の高血圧に対し，バルサルタンを投与されていた．職場での健康診断では肝機能障害を指摘されていたが「脂肪肝でしょう」とのことで特に精査されていなかった．昼，オフィスで勤務中に突然大量に血を吐き出し，倒れたため救急要請され，救急受診．
既往歴：肝障害を健康診断で指摘
高血圧：バルサルタン内服中
社会歴：職業：事務職，妻と子ども2人と同居，ペットはなし

ROS（review of system）

陽性所見：なし
陰性所見：吐き気，嘔吐，腹痛，下痢，頭痛
身体所見：意識状態：やや朦朧としているが意思疎通可能，血圧：80/60 mmHg，脈拍：120/分，呼吸回数：40/分，体温：36.2℃，肺音：左右とも清，心雑音：過剰心音なし

検査所見：WBC：10,300，RBC：380万，Hb：5.2 g/dL，Ht：45.2％，Plt：12万，AST：320 IU/L，ALT：600 IU/L，ALP：400 IU/L，GGTP：334IU/L，TP：6.5 g/dL，Alb：2.3 g/dL，Na：135 mEq/dL，K：3.2 mEq/dL，Cl：101 mEq/dL，Ca：8.1 mg/dL，P：2.3 mg/dL，BUN：22 mg/dL，Cr：0.6 mg/dL，FBS：101 mg/mL，CRP：2.3 mg/dL

経　過：喀血でなく吐血と診断され，消化器内科コンサルト．末梢点滴から細胞外液を補液し，緊急上部消化管内視鏡を施行．胃食道接合部から2条の食道静脈瘤〔JRSPH（Japanese Research Society for Portal Hypertension）classificationでCB，F3：RCB〕の1本からの出血を認めた．直ちにEVL（endoscopic vascular ligation）を施行し，止血に成功し，ICU入院となった．入院後，赤血球輸血を行った．入院後，深夜に突然発熱し，悪寒戦慄をきたした．直ちに血液培養を行い，抗菌薬を開始した．翌日血液培養陽性となり，質量分析で大腸菌と判明した．

　自分自身が消化器内科医をメインとして止血を行っていた際には，このようなことを一度ならず経験している．反省もこめて，ここに記した．要するに「食道静脈瘤破裂時は菌血症をきたしやすいため，抗菌薬を開始する」というプラクティスをしておけばよかったのだろう．言い訳だが，診断がつく前の吐血処置の段階では，内視鏡医は静脈瘤破裂以外にも当然出血性潰瘍，食道裂傷など複数の疾患を示唆し，それに合わせたDeviceの準備，止血できなかった場合のコンサルト，転院など様々な可能性で頭がぐるぐるしていて余裕がなかったのである．普段からこのようなときに備えて通常の感染症診療に加え，予防投与が必要なセッティングがあることを意識しておくべきである．

1. 慢性肝疾患における感染症診療

■1 肝疾患を有する患者さんの感染症の特徴

　慢性肝疾患の終末像は肝硬変である．**肝硬変に近づくにしたがって，いわゆる液性免疫不全が前面に出てくる**と考えれば理解しやすい．

■2 肝疾患における物理バリアの破綻の追加

1）特発性細菌性腹膜炎（spontaneous bacterial peritonitis：SBP）

　解剖学的にバリアが破綻した部分が生じると，そこは感染臓器候補としてあげなければならない．肝硬変患者特有のものとしては腹水貯留があげられる．ここでは消化管穿孔や手術手技に伴わない狭義のSBPについて述べる．

　肝硬変患者では稀ではなく，入院した患者さんの12％程度でSBPを合併していたという報告もある[2]．**発熱時の対応で鑑別にあげるだけでなく，無症状であることにも注意が必要**である．

　SBPの診断は腹水穿刺で250 cells/mm³以上の好中球数を認めることによる．しかし，腹水培養陰性で細胞数増加のみを認める場合もあることに注意が必要である．その場合は培養陰性であってもSBPと同様に治療すべきである[3]．腹水培養陽性かつ細胞数上昇を認めない症例であるmonomicrobial nonneutrocytic bacterascitesもSBPに進行するため，同様に治療すべきである[4]．SBPの原因微生物としては*Escherichia coli*，*Klebsiella pneumoniae*，*Streptococcus pneumonia*がある[5]．腹腔内感染症にもかかわらず，*S. pneumoniae*が原因微生物にあがるのは液性免疫不全

であるからと考えると理解しやすい．そのため，第三世代セフェムのセフォタキシムがempriric therapyとして使用されることが多い[6]．最も全身状態が悪い場合はときにESBL産生菌やカルバペネム耐性腸内細菌属も考慮すべきでありその場合は院内のAntibiogramに従い，カルバペネム系抗菌薬やST合剤などを使用する必要もある．当然，血液培養2セットは必須であり，腹水培養も極力採取すべきである．

静脈出血，腹水中タンパク濃度＜1.0 g/dL，SBPの既往などのハイリスク患者においては，フルオロキノロンの予防投与によってSBP発症予防ができることがさまざまなrandomized controlled trialによって証明されている[7〜13]．しかし，キノロン予防投与は当然キノロン耐性菌につながるためデメリットとメリットを考え施行すべきである．**最も予防投与の効果が期待できるのは静脈出血を起こした患者さんであり，予防投与によって生存予後を改善できるので考慮は必須である**[12]．SBP既往の患者さんにおいても長期の外来でのノルフロキサシンまたはST合剤の予防投与で生存予後が改善される可能性があり，耐性菌の問題を覚悟しつつ考慮してもよいだろう[14, 15]．

2）静脈点滴ラインの挿入による血流感染症

何らかの原因で入院している患者さんでは点滴ラインが挿入されていることが多い．感染臓器候補として基本5セット以外にCRBSI（catheter related bloodstream infection）をかならず加えるべきである．原因微生物は肝疾患患者においても黄色ブドウ球菌を含むグラム陽性球菌，グラム陰性桿菌，カンジダ属の真菌である．診断には挿入部が発赤していることは比較的稀であり，血液培養のみによってなされることも同様である．

3 免疫バリアの破綻による微生物

1）補体価低下による増加する微生物リスク

補体は非特異的な生体防御機構の代表であり，直接細菌を攻撃するだけでなく抗原抗体反応，サイトカインの産生や好中球遊走にも働いている[16]．肝硬変患者では補体価が低下することは知られており補体関連の免疫不全がまず特徴となる．先天性補体欠損または後天性の補体無効化では播種性*Neisseria*属の感染症が問題となることが知られている[17]．最も有名なものとしてはC5欠損またはC5を標的とした**エクリズマブ**の投与による播種性髄膜炎菌感染症である．また，同様にC5欠損やC8欠損による播種性淋菌感染症や難治性淋菌関節炎が知られている．しかし，**肝硬変ではこれらの微生物より肺炎球菌が問題となる**．実際，腹水を伴う肝硬変が問題となる特発性細菌性腹膜炎では，肺炎球菌が原因微生物の上位に入っている．

2）鉄の血中への貯留も微生物のリスクを増加させる

鉄の血中への貯留は*Vibrio vulnificus*感染症の代表的な危険因子として有名である．特に鉄/フェリチンの飽和度（鉄飽和度）の高値は重症化の危険因子とされている[18]．したがって肝硬変患者，特にヘモクロマトーシスやアルコール性肝硬変患者の壊死性軟部組織感染症では海産物接触や海水曝露歴を特に注意する必要がある．

また，*V. vulnificus*は明らかな壊死性軟部組織感染症を有さない敗血症として発症することもある．

3）消化管出血に伴う菌血症

消化管出血を伴った肝硬変例では高率に菌血症を合併する．その詳細なメカニズムは解明されていないが，腸内細菌を標的とした抗菌薬の予防投与の有効性が示されている[19]．

4) 原因は不明であるが，肝疾患においてリスクの上がる病原微生物

Campylobacter fetus subsp. *fetus* は健常人においても菌血症を起こす細菌であるが，*C. fetus* の菌血症の後ろ向き検討では肝疾患が最多とする報告もある[20]．予防として生肉などを食べないことに注意が必要であり，これも特定の感染臓器を有さず菌血症で発症することもあると知っておく必要がある．

4 肝疾患のまとめ

1）物理バリアの脆弱性または破綻による感染症候補

①呼吸器感染症
②尿路感染症
③胆道系感染症
④軟部組織感染症
⑤腸管壁の感染症＋⑥特発性細菌性腹膜炎
⑦出血による腸内細菌属の菌血症

これらを考え，必要な病歴，身体所見をおさえる．臨床検査はいずれの場合でも血液培養2セットを採取することはもちろん，⑥については腹水培養，腹水細胞数，腹水アルブミン，血清アルブミン（腹水性状の鑑別のため）を必要に応じて提出する．

また，追加の物理バリアの破綻として点滴ラインが入っていれば⑧CRBSIなどを鑑別に加える．

2）免疫バリアの破綻によるべき病原微生物

①肺炎球菌，② *Vibrio vulnificus*，③ *Campylobacter fetus*

上記3つを意識する．②では海水曝露，③では生の肉の摂食などがカギとなる．また，いずれも血液培養が決め手となる．

3）予防

①吐血処置時の抗菌薬予防投与，②ハイリスク患者におけるSBP予防投与，③生肉，生海産物摂取の禁止，④HAVとHBVワクチン

またほかの予防接種についても季節性インフルエンザ，13価肺炎球菌ワクチンと23価肺炎球菌ワクチンの接種，破傷風ワクチンのブースター接種などは考慮すべきである．

2. 硬化性胆管炎

硬化性胆管炎にはIgG4関連，原発性硬化性胆管炎，薬剤性などの原因があるが，一般の慢性肝疾患と異なり，**胆道狭窄を伴っている場合，胆管炎をくり返すことに注意が必要である**．胆管炎診断の鍵は採血ではAST/ALT，T-BiL/D-BiLは必須である．もちろん，胆石のパッシングなどであればビリルビン上昇は軽度の事も多く，血液培養が鍵となるのはいうまでもない．予防についてはほかの慢性肝疾患と同様である．

3. 自己免疫性肝炎と原発性胆汁性胆管炎

予防については，ほかの肝疾患と異なり自己免疫性肝炎ではステロイドを使用するため，ほかの臓器疾患と同様，前述の細胞性免疫不全の病原微生物，特にPCPと結核の再燃に注意する．

4. 炎症性腸疾患

1 炎症性腸疾患における発熱

炎症性腸疾患では免疫バリアの破綻が問題となる．

2 炎症性腸疾患における物理バリアの破綻からみる感染臓器

健常人でも感染症を起こしやすい臓器5点セット（呼吸器感染症，尿路感染症，胆道感染症，蜂窩織炎，虫垂炎・憩室炎）に加え，粘膜炎症がひどい時期のbacterial translocationが起こりうる．実際の頻度を詳細に検討した臨床研究はないが，case report[21]は複数報告されている．ほかの疾患と同様特に，血液培養が診断の鍵となることはいうまでもない．

3 免疫バリアの破綻に伴う病原微生物と治療

炎症性腸疾患では消化器疾患と同様さまざまな免疫抑制薬が使用されている．炎症性腸疾患自体よりも治療薬により免疫バリアが破綻するのである．ここで炎症性腸疾患の治療の詳細については各学会のガイドラインなどを参照していただきたいが，簡単に述べる．

●炎症性腸疾患の治療

クローン病では軽症の場合は腸管での徐放薬の**ブデソニド内服**（ゼンタコート®）が第一選択薬として使用される．全身性の副作用が少ないとされる．また日本では緩解導入に同じく，5-ASAも使用される．経腸栄養療法も小児では好まれる．これらによっての緩解導入が行えない場合はTNF阻害薬である**アダリムマブ**（ヒュミラ®），**インフリキシマブ**（レミケード®）を使用する．またこれらでの緩解導入が困難な場合や無効例に対してはIL-12/23p40サブユニットに対する抗体製剤である**ウステキヌマブ**（ステラーラ®）などを使用する[22]．米国で使用されているペグ化TNF-α阻害薬である**セルトリズマブペゴル**（シムジア®）は2018年7月現在，日本ではクローン病には未承認である．また，ヒト化抗ヒトα4β7インテグリンモノクローナル抗体である**ベドリズマブ**（エンタイビオ®）は日本ではクローン病には未承認である．

潰瘍性大腸炎では直腸炎型では緩解導入には局所への5-ASA製剤やステロイドの注腸を行う．左側型では内服の5-ASA製剤やステロイドを使用する．また重症例ではシクロスポリン静注，血球成分除去療法，**タクロリムス**（プログラフ®）経口投与など以外にTNF-α阻害薬である**インフリキシマブ**（レミケード®），**アダリムマブ**（ヒュミラ®），**ゴリムマブ**（シンポニー®）を使用する．これらの無効例やステロイド内服例には**ベドリズマブ**（エンタイビオ®）やJanus kinase阻害薬の**トファシチニブ**（ゼルヤンツ®）を使用する．

1）結核：TNF-α阻害薬，ステロイド

いうまでもなく，内服ステロイド，TNF-α阻害薬の使用では，肺内結核，肺外結核とも再活性化のリスクが上がる．治療導入時にはInterferon-gamma release assay（T-SPOT，QFTなど）

を施行し，陽性であれば潜在結核として6〜9カ月の治療を行うことを考慮する．高蔓延国であれば，当初陰性であっても定期的にチェックすることを勧める意見もある．

2）抗酸菌：TNF阻害薬？

Mycobacterium abscessus や *M. chelonae* などの迅速発育菌の播種感染症は特にTNF-α阻害薬で認められたcase reportはある．結核と同様播種感染症を疑うのは非常に難しいが，ほかの播種感染症と同様肉芽腫性肝炎の所見（AST/ALTに比較してALPが上昇してくるなど）に注目するのがカギかもしれない．

3）*Pneumocystis jirovecii*：ステロイド使用，TNF-α阻害薬？

炎症性腸疾患の治療薬で最もこの微生物による肺炎（pneumocystis pneumoniae：PCP）を注意すべきはプレドニゾロンである．

ほかの膠原病血管炎症候群での検討ではPCP発症における投与量の中央値はプレドニゾンで30 mgだが，25％は16 mg程度と比較的低用量でも発症している．また投与期間の中心値は12週間ほどであったが，8週間以下の投与期間で25％は発症している[23]．緩解導入までに使用する期間にばらつきはあるが，予防薬としてST合剤，アトバコンのいずれかを使用することを場合によって考慮すべきである．個人的にはペンタミジン吸入は医療従事者の曝露リスク（曝露によりβ細胞が破壊される）があるため，好まない．

TNF-α阻害薬使用のみで発症しうるとする意見はあるが，リスクをあげるかどうかはまだ不明である[24]．

4）Varicella-Zoster-Virus（VSV）：TNF-α阻害薬＋ステロイド，トファシティニブ

抗TNF-α阻害薬使用においてVZVの再活性化は米国では増加しなかったが，欧州での報告では有意に増加している．これはステロイドを併用の有無などが関係しているのではと考えられている[25]．また，関節リウマチ，潰瘍性大腸炎いずれにおいてもトファシティニブ（ゼルヤンツ®）の使用はVZV感染症の増加と関連していることが知られている．

5）CMVとEBV：インフリキシマブ

TNF-α阻害薬使用，特にクローン病におけるインフリキシマブ使用はCMV血症，陽性化が報告されている[26]．臨床症状の悪化や肺炎などと強く関係しているかは不明である．

6）HBV：TNF-α阻害薬，ステロイド

ステロイド，すべてのTNF-α阻害薬，さらに5-アザチオプリン，6-メルカプトプリン使用時にはHBV再活性化を引き起こすことが知られている．治療開始前にHBcAbを測定しておき，陽性であれば，定期的にHBV-DNAをフォローする必要がある．陽性化した場合にはエンテカビルなどで治療を開始するが，専門医に相談すべきである．

7）重篤な細菌感染症全般：TNF-α阻害薬＋ステロイド

アダリムマブ（ヒュミュラ®）使用時，特にステロイド併用症例のクローン病でこの傾向が強く認められているとされる[27]．

4 予防

ほかのステロイド使用疾患，TNF-α阻害薬使用疾患と同様，PCPの予防，HBVの再活性化のモニターに加え，前述のVZV再活性化リスクが高い抗体製剤を使用する場合は，VZV不活化ワクチンの接種を考慮してもよいかもしれない．ほかの予防接種についても季節性インフルエンザ，13価肺炎球菌ワクチンと23価肺炎球菌ワクチンの接種，破傷風ワクチンのブースター接種，HBV未感染者への接種などは考慮すべきである．

文献・参考文献

1) Ng SC, et al：Worldwide incidence and prevalence of inflammatory bowel disease in the 21st century：a systematic review of population-based studies. Lancet, 390：2769-2778, 2018
2) Borzio M, et al：Bacterial infection in patients with advanced cirrhosis：a multicentre prospective study. Dig Liver Dis, 33：41-48, 2001
3) Runyon BA & Hoefs JC：Culture-negative neutrocytic ascites：a variant of spontaneous bacterial peritonitis. Hepatology, 4：1209-1211, 1984
4) Runyon BA：Monomicrobial nonneutrocytic bacterascites：a variant of spontaneous bacterial peritonitis. Hepatology, 12：710-715, 1990
5) Felisart J, et al：Cefotaxime is more effective than is ampicillin-tobramycin in cirrhotics with severe infections. Hepatology, 5：457-462, 1985
6) Runyon BA, et al：Ascitic fluid and serum cefotaxime and desacetyl cefotaxime levels in patients treated for bacterial peritonitis. Dig Dis Sci, 36：1782-1786, 1991
7) Soriano G, et al：Selective intestinal decontamination prevents spontaneous bacterial peritonitis. Gastroenterology, 100：477-481, 1991
8) Ginés P, et al：Norfloxacin prevents spontaneous bacterial peritonitis recurrence in cirrhosis：results of a double-blind, placebo-controlled trial. Hepatology, 12：716-724, 1990
9) Soriano G, et al：Norfloxacin prevents bacterial infection in cirrhotics with gastrointestinal hemorrhage. Gastroenterology, 103：1267-1272, 1992
10) Fernández J, et al：Norfloxacin vs ceftriaxone in the prophylaxis of infections in patients with advanced cirrhosis and hemorrhage. Gastroenterology, 131：1049-1056；quiz 1285, 2006
11) Singh N, et al：Trimethoprim-sulfamethoxazole for the prevention of spontaneous bacterial peritonitis in cirrhosis：a randomized trial. Ann Intern Med, 122：595-598, 1995
12) Bernard B, et al：Antibiotic prophylaxis for the prevention of bacterial infections in cirrhotic patients with gastrointestinal bleeding：a meta-analysis. Hepatology, 29：1655-1661, 1999
13) Fernández J, et al：Primary prophylaxis of spontaneous bacterial peritonitis delays hepatorenal syndrome and improves survival in cirrhosis. Gastroenterology, 133：818-824, 2007
14) Runyon BA：Management of adult patients with ascites due to cirrhosis：an update. Hepatology, 49：2087-2107, 2009
15) Fernández J, et al：Antibiotic prophylaxis in cirrhosis：Good and bad. Hepatology, 63：2019-2031, 2016
16) Walport MJ：Complement. First of two parts. N Engl J Med, 344：1058-1066, 2001
17) Figueroa JE & Densen P：Infectious diseases associated with complement deficiencies. Clin Microbiol Rev, 4：359-395, 1991
18) Hor LI, et al：Survival of Vibrio vulnificus in whole blood from patients with chronic liver diseases：association with phagocytosis by neutrophils and serum ferritin levels. J Infect Dis, 179：275-278, 1999
19) Soares-Weiser K, et al：Antibiotic prophylaxis for cirrhotic patients with gastrointestinal bleeding. Cochrane Database Syst Rev, (2)：CD002907, 2002
20) Pigrau C, et al：Bacteremia due to Campylobacter species：clinical findings and antimicrobial susceptibility patterns. Clin Infect Dis, 25：1414-1420, 1997
21) Mellman RL, et al：Enterococcus avium bacteremia in association with ulcerative colitis. Am J Gastroenterol, 87：375-378, 1992
22) Feagan BG, et al：Ustekinumab as Induction and Maintenance Therapy for Crohn's Disease. N Engl J Med, 375：1946-1960, 2016
23) Yale SH & Limper AH：Pneumocystis carinii pneumonia in patients without acquired immunodeficiency syndrome：associated illness and prior corticosteroid therapy. Mayo Clin Proc, 71：5-13, 1996
24) Bruce ES, et al：Risk of Pneumocystis jirovecii pneumonia in patients with rheumatoid arthritis treated with inhibitors of tumour necrosis factor α：results from the British Society for Rheumatology Biologics Register for Rheumatoid Arthritis. Rheumatology (Oxford), 55：1336-1337, 2016
25) Novosad SA & Winthrop KL：Beyond tumor necrosis factor inhibition：the expanding pipeline of biologic therapies for inflammatory diseases and their associated infectious sequelae. Clin Infect Dis, 58：1587-1598, 2014
26) Lavagna A, et al：Infliximab and the risk of latent viruses reactivation in active Crohn's disease. Inflamm Bowel Dis, 13：896-902, 2007
27) Osterman MT, et al：Crohn's Disease Activity and Concomitant Immunosuppressants Affect the Risk of Serious and Opportunistic Infections in Patients Treated With Adalimumab. Am J Gastroenterol, 111：1806-1815, 2016

プロフィール

大路　剛（Goh Ohji）
神戸大学大学院医学研究科 微生物感染症学講座 感染治療学分野
免疫不全をひとくくりにするのではなく，1つ1つひもといていくと思いがけない面白さを臨床医学に見出せます．同じように微生物でもNTM（非結核性抗酸菌）とひとまとめにせずに1つ1つ区別して理解すると同定方法だけでなく，臨床像も全く異なるので面白いです．

第2章 患者背景別の発熱・感染症の対応

7. 固形臓器移植患者

小林竜也,岡本　耕

Point

- 固形臓器移植患者は終生にわたって免疫抑制薬を要し,感染症の高リスクである
- 通常の感染症診療と比較して鑑別となる疾患が幅広く,症状が明らかでない場合も多い
- 臓器移植後の期間や患者背景により,頻度の高い感染症が異なり迅速かつ的確な対応を要する

はじめに

　固形臓器移植患者の感染症はほかの感染症と比較して症例数は少ない.そもそも,固形臓器移植が実施されている施設は限られている.それでも,移植後患者の数は着実に増加しており,そのフォローアップは臓器移植の実施施設に限らず行われていることから,移植後患者が臓器移植の実施施設でない医療機関を受診する機会も今後さらに増加することが予想される.移植後患者においては,一般的な市中感染症に加えて特殊な感染症も鑑別として考慮する必要があり,本稿では固形臓器移植患者における感染症の特徴や治療について概説する.

1. 日本における固形臓器移植の疫学

　1997年に臓器移植法が施行され,脳死後の臓器提供(心臓,肺,肝臓,腎臓,膵臓,小腸)が可能となった.さらに,2010年に改正臓器移植法が施行され,本人の意思が不明な場合は家族の承諾による臓器提供および15歳未満の脳死後の臓器提供が可能となった.

　日本における脳死ドナー・心停止ドナーの推移および臓器ごとの移植件数をそれぞれ図,表1に示した.改正臓器移植法の施行後,脳死下での臓器提供数は増加傾向だが,心停止下での臓器提供数は減少傾向であり,合計のドナー数は年間80〜110例で推移している[1].心臓移植は脳死後の臓器移植のみで行われるが,それ以外の臓器移植に関しては,生体移植の割合が高い.移植件数を上回る移植待機患者(2018年7月末時点で13,624人,うち腎臓が12,044人)[2]がおり,今後も臓器移植はわが国において広く行われることが予想され,それに伴い**臓器移植後患者の総数は増加していくことが見込まれる**.

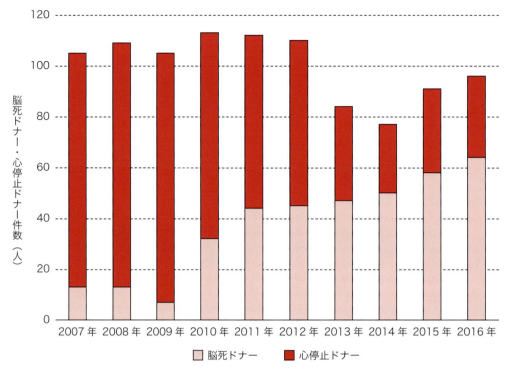

図　日本における脳死ドナー・心停止ドナー件数の推移
文献1を参考に作成

表1　2016年の臓器別の移植件数

	脳死	心停止	生体	計
腎臓	116	61	1,471	1,648
肝臓	57	0	381	438
心臓	51	0	0	51
肺	49	0	17	66
膵臓	38	0	0	38
小腸	1	0	0	1
計	312	61	1,869	2,242

文献1を参考に作成

2. 固形臓器移植患者における感染症の特徴

1 免疫抑制薬の使用のため症状が明らかでない場合がある

　固形臓器移植患者では，臓器移植により他人の臓器が移植される．そのため，移植後の拒絶反応を防ぐために生涯にわたって免疫抑制薬の使用が必要となるうえに，移植後に拒絶反応を認めた場合は免疫抑制の強化を要する．免疫抑制薬によって感染症のリスクは増加し，感染症が移植臓器の生着や患者さんの予後に直結することも多い[3〜5]．

　また，免疫抑制薬の使用により，感染症をきたした際の症状がはっきりしない場合がある．
　発熱や全身倦怠感，食思不振といった臓器特異的でない症状が主訴である場合や，そもそも主

表2 固形臓器移植の際の感染リスクの評価

<患者さんの免疫抑制状態の評価>
- 免疫力低下に寄与する要因の有無（低栄養，糖尿病，臓器不全など）
- 耐性微生物の定着
- 長期入院
- 免疫抑制治療の有無
- ウイルス感染症の有無（CMV，EBV，HCV，HBV，HIVなど）
- 皮膚粘膜バリアの状態（カテーテル，ドレーン留置など）
- 好中球，リンパ球減少の有無
- 移植前の治療の有無（抗微生物薬や化学療法）

<感染リスクを上げる要因>
- 移植前の重症疾患
- 耐性微生物の定着
- 導入療法（induction therapy）に伴うリンパ球減少
- 高用量ステロイドの使用
- 早期の拒絶反応
- 手術合併症（出血，創部感染・治癒遅延，縫合不全，挿管期間・ICU滞在期間の延長など）

<感染リスクを下げる要因>
- 免疫寛容
- HLAの一致
- 良好な手術経過/グラフトの良好な機能
- 適切な周術期抗微生物薬の投与
- 有効な抗ウイルス薬の予防投与
- ニューモシスチス肺炎の予防
- 有効なワクチン接種

CMV：サイトメガロウイルス，EBV：Epstein-Barrウイルス，HCV：C型肝炎ウイルス，HBV：B型肝炎ウイルス，HIV：ヒト免疫不全ウイルス，HLA：ヒト白血球抗原
文献6を参考に作成

訴に乏しいこともあり，**固形臓器移植患者においては常に感染症を鑑別のひとつとして考えておくことが重要である**．

2 症例ごとに免疫抑制状態や感染リスクの評価が必要である

患者さんの全身状態，免疫抑制状態や移植臓器に応じて感染症の発生リスクは異なるため，症例ごとに感染リスクの評価を行うことが重要である．固形臓器移植患者の感染リスクに関連する要因を表2にまとめた[6]．

3 感染時期によって想定する感染症が異なる

固形臓器移植患者における感染症では，移植後の経過時間により頻度が高い原因微生物・感染症がそれぞれ異なり，大きく分けて初期（移植後1カ月以内），中期（移植後1～6カ月），後期（移植後6カ月以降）に分類される[5～8]（表3）．それぞれの時期で免疫不全の内容（バリアの破綻，細胞性免疫・液性免疫の低下など）が異なり，**移植後に新たに原因微生物に曝露することによって起こる感染症に加えて，ドナー由来の感染症，移植前から潜在的に感染しているものの再活性化によって起こる感染症を考慮する必要がある**．

1）移植後初期（1カ月以内）

手術合併症に伴う感染症，カテーテル関連血流感染症や *Clostridioides difficile*（*Clostridium*

表3 移植後時期による感染症の違い

主な感染の メカニズム	移植からの時期		
	1カ月以内	1〜6カ月	6カ月以上
	医療関連感染症 ドナー・レシピエント由来の感染症	不顕性感染の顕在化 日和見感染症の再燃	市中感染症
主な感染症	<周術期感染症> ・創部感染症 ・カテーテル関連血流感染症 ・院内肺炎 ・尿路感染症など ※しばしば耐性菌（MRSA，多剤耐性グラム陰性桿菌など） <レシピエント由来（保菌による）> ・アスペルギルスや *Pseudomonas aeruginosa* など <ドナー由来感染症（頻度は低い）> ・リンパ球性脈絡髄膜炎ウイルス ・シャーガス病など	<予防投与ありの場合> ・*C. difficile* 関連腸炎 ・カンジダ，クリプトコッカス ・結核を含めた非結核性抗酸菌 ・EBV，アデノウイルス ・BKウイルス（腎移植の場合） <予防投与なしの場合> ・ニューモシスチス肺炎 ・ノカルジア ・リステリア ・トキソプラズマ ・HSV，VZV，CMV ・HBV	・市中感染症（肺炎や尿路感染症など） ・肺真菌症（アスペルギルス，ムーコル） ・ノカルジア ・リステリア ・CMV，HBV，HCV ・HSV ・インフルエンザ，RSウイルスなど ・JCウイルス（PML） ・移植後リンパ増殖性疾患

MRSA：メチシリン感性黄色ブドウ球菌，HSV：単純ヘルペスウイルス，VSV：水痘帯状疱疹ウイルス
文献3，4を参考に作成

difficile より名称変更）関連腸炎，人工呼吸器関連肺炎といった院内感染症，ドナー由来の感染症やレシピエント自身の保菌に伴う感染症の頻度が高く，薬剤耐性菌を含めた細菌や真菌（カンジダ属）が主要な原因微生物となる[8]．日本国内で行われる固形臓器移植において，未知のドナー由来の感染症が発生するリスクは低いものと考えられるが，地域によっては検査で検出することが容易でないドナー由来感染症（リンパ球性脈絡髄膜炎ウイルス，シャーガス病など）を念頭においておく必要がある場合がある[9]．

2）移植後中期（移植後1〜6カ月）

免疫抑制薬の使用に伴う細胞性免疫の抑制による日和見感染症に注意が必要であり，これらを防ぐために，抗微生物薬の投与や先制治療が行われる．予防的な抗微生物薬の投与が行われていない場合は，ニューモシスチス肺炎やリステリア，ノカルジアなどの細胞内寄生菌，トキソプラズマ，サイトメガロウイルス（CMV）や水痘帯状疱疹ウイルス（VZV），単純ヘルペスウイルス（HSV）などのヘルペスウイルス属による感染症を発症する可能性がある．**予防的な抗微生物薬が投与されていた場合，これらでの予防が困難あるいは不可能な微生物による感染症に注意する**必要がある．ウイルス感染症ではEpstein-Barrウイルス（EBV）やC型肝炎ウイルス（HCV），アデノウイルスや腎移植後のBKウイルスによる腎症などがあげられる．このほかに，結核を含めた抗酸菌やクリプトコッカス，流行地域では糞線虫症やリーシュマニア症などの再活性化も鑑別となる[8, 10]．

3）移植後後期（移植後6カ月以降）

レシピエントは多くの場合退院しており，市中肺炎や尿路感染症といった市中細菌感染症の発症が多くなる．また，症例によっては予防的抗微生物薬の投与が終了されることにより，さまざまな日和見感染症が発症しうるため，ノカルジア，リステリアなどの細胞内寄生菌，肺真菌症（アスペルギルス，ムーコルなど）に注意が必要である．ウイルス感染症では，市中流行性感染症の原因となるウイルス（インフルエンザウイルス，RSウイルス，ライノウイルスなど）やウイルス性肝炎，CMV，EBV，HSVなどのヘルペスウイルス属による感染症に加えて，JCウイルス感染

症〔進行性多巣性白質脳症（progressive multifocal leukoencephalopathy：PML）〕や移植後リンパ増殖性疾患（post-transplant lymphoproliferative disorders：PTLD）にも注意が必要である．

4 移植臓器によって感染症に違いがある

感染時期だけでなく，移植臓器によっても感染症の発生率は異なる．固形臓器移植患者のなかで，肺移植患者が最も感染症の発生率が高く，心臓移植患者の約2倍の発生率と報告されている（肺，肝臓，心臓，腎臓の順に低くなる）[11, 12]．移植臓器に関連する感染症が多く，肺移植では肺感染症，肝臓移植では肝胆道系感染症，腎臓移植では尿路感染症が多い．肝移植患者は，真菌感染（主にカンジダ属）のリスクが高く，症例によっては抗真菌薬の予防投与が推奨される[13]．

5 治療は抗微生物薬の投与だけとは限らない

固形臓器移植患者においても，一般的な感染症診療と同様に，感染臓器や原因微生物を特定し，原因微生物に対応した抗微生物薬による治療を行うことが原則だが，これに加えて免疫抑制薬の減量や，病変部位の外科的切除・ドレナージが治療の選択肢となる場合もある．

●ここがピットフォール

薬剤性，腫瘍性（PTLDを含む），GVHD（graft-versus-host disease：移植片対宿主病）など，非感染性の病態も多い！

3. 固形臓器移植患者で感染症を疑ったら

固形臓器移植患者の場合，**鑑別が通常より多岐にわたることや自覚症状に乏しい場合がある**ことを念頭においておく必要がある．適切な治療介入を行うために，感染症の有無の判断および関与している微生物を特定するための努力を最大限に行う．

微生物の関与の証明には，適切に採取された検体からの培養検査や組織学的検査，血清学的検査などが用いられる．感度・特異度はそれぞれの検査によって異なり，これらの検査を組合わせて診断を絞り込む．

感染部位の特定やスクリーニングのためには，画像検査も有用と考えられる．画像所見のみでは診断確定には至らないが，自覚症状に乏しい症例を見落とさずに拾い上げるために重要な役割を果たす．また，全身状態によっては，これらの検査結果を待たずに経験的治療を開始し，検査結果の判明とともに治療の最適化を図る必要がある場合がある．

Advanced Lecture

■ 移植前の感染症スクリーニングや予防戦略

固形臓器移植が施行される前には，ドナー由来の感染症の発症の防止や再活性化リスクがある疾患に対する感染状態の把握のため，ドナーおよびレシピエントの感染症スクリーニング検査が行われる．米国移植学会ガイドラインが推奨する感染症スクリーニング検査の例を**表4**にまとめた[14]．

表4 ドナー・レシピエントに対する臓器移植前の感染症スクリーニング検査の例（米国移植学会・米国移植外科学会ガイドライン）

微生物	検査
CMV	CMV Ab（IgG）
EBV	EBV VCA Ab（IgG, IgM）
HSV	HSV Ab（IgG）
VZV	VZV Ab（IgG）
HBV	HBs Ag, HBs Ab, HBc Ab（IgG, IgM）
HCV	HCV Ab
HIV	HIV Ab
HTLV-1	HTLV-1 Ab
結核	IGRA法
梅毒	STS法・RPR法
トキソプラズマ	トキソプラズマ Ab（IgG）

Ab：antibody，Ag：antigen，HTLV-1：ヒトT細胞白血病ウイルス
文献14を参考に作成

また，固形臓器の移植後は生ワクチン接種が行えなくなるため，患者さんの予防接種歴を確認し，麻疹，風疹，ムンプスといった生ワクチン接種を要する疾患の抗体が陰性であった場合は，移植前に予防接種を行っておくことが推奨される．

おわりに

臓器移植が行われていない施設でも，固形臓器移植後の患者さんの診療に携わる機会はあり，その機会は今後増加していくことが予想される．固形臓器移植後患者ではより感染症のリスクが高く，鑑別も多岐にわたる．適切な感染症の評価および時期を逸さず治療介入を行うことが重要であると考えられる．

文献・参考文献

1) 吉田克法：わが国における臓器移植の現状と各臓器移植実績．「臓器移植ファクトブック2017」（日本移植学会/編），2017
2) 日本臓器移植ネットワーク：移植希望登録者数（2018年7月31日現在）
   https://www.jotnw.or.jp/datafile/index.html
3) Fishman JA：Infection in solid-organ transplant recipients. N Engl J Med, 357：2601-2614, 2007
4) Fishman JA：Introduction：infection in solid organ transplant recipients. Am J Transplant, 9 Suppl 4：S3-S6, 2009
5) Green M：Introduction：Infections in solid organ transplantation. Am J Transplant, 13 Suppl 4：3-8, 2013
6) Fishman JA：Infection in Organ Transplantation. Am J Transplant, 17：856-879, 2017
7) Grim SA & Clark NM：Management of infectious complications in solid-organ transplant recipients. Clin Pharmacol Ther, 90：333-342, 2011
8) Fishman JA：From the classic concepts to modern practice. Clin Microbiol Infect, 20 Suppl 7：4-9, 2014
9) Waggoner JJ, et al：Rare and emerging viral infections in transplant recipients. Clin Infect Dis, 57：1182-1188, 2013
10) O'Shea DT & Humar A：Life-threatening infection in transplant recipients. Crit Care Clin, 29：953-973, 2013

11) Speich R & van der Bij W：Epidemiology and management of infections after lung transplantation. Clin Infect Dis, 33 Suppl 1：S58-S65, 2001
12) Mattner F, et al：Post-operative nosocomial infections after lung and heart transplantation. J Heart Lung Transplant, 26：241-249, 2007
13) Person AK, et al：Fungal infections in transplant and oncology patients. Infect Dis Clin North Am, 24：439-459, 2010
14) Fischer SA & Lu K：Screening of donor and recipient in solid organ transplantation. Am J Transplant, 13 Suppl 4：9-21, 2013

プロフィール

小林竜也（Tatsuya Kobayashi）
東京大学医学部附属病院 感染症内科
一口に感染症といっても，common diseaseから稀な疾患までさまざまで，非常に奥が深いです．日常の診療で新しい発見やclinical questionが多くあり，興味や疑問は尽きません．日々勉強の毎日です．

岡本　耕（Koh Okamoto）
東京大学医学部附属病院 感染症内科
特に免疫不全患者の感染症をはじめとする臨床感染症，医療疫学に興味があります．臨床感染症の守備範囲は広い一方まだまだ担い手は少ないです．ご興味がある方はぜひ．

第2章 患者背景別の発熱・感染症の対応

8. 造血幹細胞移植後患者

大澤良介

> **Point**
> ・造血幹細胞移植後の感染症にあたっては，どのような微生物による感染症が起こりやすいのかを症例ごとに理解することが重要である
> ・そのために移植後の時期（特に生着前か後か），GVHD合併の有無，投与されている免疫抑制薬の機序を把握し，患者さんの免疫状態（免疫機能の回復の程度）を的確に評価する

はじめに

　造血幹細胞移植（hematopoietic stem cell transplantation：HSCT）とは，大量の抗癌薬投与と全身放射線治療（移植前処置）により腫瘍細胞の壊滅をめざし，それによって回復ができないほど破壊された骨髄機能を補うために，自分もしくは他人の造血幹細胞を輸注する治療法である[1]．
　自分の造血幹細胞を利用する自家移植（autologous HSCT：auto-HSCT）と，他人の造血幹細胞を利用する同種移植（allogeneic HSCT：allo-HSCT）に分けられる．allo-HSCTは，移植片対宿主病（graft-versus-host disease：GVHD）を予防するために免疫抑制薬の投与が行われるため[2]，auto-HSCTに比べて長期にわたって易感染状態におかれる．

1. HSCT後の免疫機能の回復過程

　移植前処置では，強力な化学療法および放射線療法が行われるため，重度の好中球減少が起こる．生着（好中球数が500/μLを2日続けて超えることが目安）までの期間は，幹細胞の種類やドナーなどの要因によって若干異なるものの，2〜4週間である．その後，細胞性免疫や液性免疫を担うリンパ球の機能の回復には，1〜2年はかかるとされている[3]．
　生着後初期には，GVHD予防のための免疫抑制薬による高度の細胞性免疫低下が起こる．この時期にGVHDを合併しなければ，免疫抑制薬の減量もしくは中止を考慮する生着後100日前後から，細胞性免疫の回復が徐々にみられ，その後，ゆるやかに液性免疫の回復へと続く．
　一方，合併が起きた場合，免疫再構築の過程において重大な障害となるのが，GVHDである．粘膜傷害をはじめとする臓器機能や脾機能の低下に加え，治療のための強力な免疫抑制薬（高用量のステロイドやモノクローナル抗体製剤など）により，細胞性免疫と液性免疫がさらに抑制される．

2. HSCT後の感染症を理解するには…

このように，HSCT（特にallo-HSCT）の感染症診療では，移植後の時期（特に生着前か後か），GVHD合併の有無，投与されている免疫抑制薬の機序を把握し，患者さんの免疫状態（免疫機能の回復の程度）を的確に評価する必要がある．患者さんの免疫状態が把握できれば，第一章で前述されているように，どの病原体（細菌，真菌，ウイルス，寄生虫）による感染症を起こしやすいかの理解が深まり，鑑別診断をあげ，診断や治療につなげることが可能になる．

一般に，HSCT後の感染症の評価においては，好中球減少がみられる**生着前**，細胞性免疫の高度な低下がみられる**生着後前期**，細胞性免疫に回復の兆しがみられるが，液性免疫は回復しきれていない**生着後後期**にわけて考えると理解しやすい．

●ここがポイント

生着前（好中球が回復するまで）
1. 強力な移植前処置により，好中球減少と口腔内や腸管の粘膜傷害が起きる
2. 細菌やカンジダによる感染症が多い
3. 原則として，好中球減少時の発熱の対応と類似する

生着後前期（好中球が回復してから移植後100日前後まで）
1. 好中球は回復したものの，高度な細胞性免疫低下がみられる
2. 糸状菌（主にアスペルギルス）による真菌症や，サイトメガロウイルス（CMV）感染症が多い
3. GVHDを発症すると，さらなる細胞性免疫の低下がみられる

生着後後期（移植後100日前後から）
1. 細胞性免疫に回復の兆しがみられるが，液性免疫の回復にはさらなる時間がかかる
2. 市中感染症（肺炎球菌による肺炎や帯状疱疹など）が増えてくる
3. GVHDを発症すると，細胞性免疫の回復が遅れ，この時期でも生着後前期にみられた糸状菌による真菌症やCMV感染症を発症する

注）auto-HSCTでは，生着前の好中球減少も短期間であり，免疫抑制薬も不要なので生着後の細胞性免疫や液性免疫の回復も早い

以下，移植後の各時期における感染症について，概略を述べたい．

3. 移植後の各時期における感染症

1 生着前にみられる感染症

移植前処置による好中球減少や口腔内や腸管の粘膜傷害，中心静脈カテーテルの存在が主な感染症のリスクとなる．細胞性免疫や液性免疫の低下の影響はこの時期では少ないために，原則として，好中球減少時の発熱と診断や治療方針は類似する[4]．

1）細菌感染症

好中球減少時の発熱と同様に，細菌性肺炎，好中球減少性腸炎（neutropenic enterocolitis），尿路感染症，中心静脈カテーテル感染などが主である．

2）真菌感染症

腸管の粘膜傷害やカテーテルによる皮膚のバリア破綻による，カンジダ感染症の頻度が高い．移植前から細胞性免疫が低下していたり生着が遅延した場合には，アスペルギルス症などの糸状菌感染症もみられる．生着前には，カンジダ感染症の予防のために原則としてフルコナゾールの投与が推奨される[5]．

3）ウイルス感染症

単純ヘルペスウイルス（herpes simplex virus：HSV）の再活性化予防目的に，アシクロビルが投与される[5]．移植前に一時的に退院していた患者さんでは，インフルエンザ，アデノウイルスなどによる市中における呼吸器感染症を移植後に発症することもある．

生着前にみられるウイルス性感染症の特殊なものとして，ヒトヘルペスウイルス6型（human herpes virus-6：HHV-6）の再活性化があり，骨髄抑制による生着遅延や脳炎を起こす．

2 生着後前期にみられる感染症

好中球数の回復に伴い細菌感染症のリスクは減少するものの，免疫抑制薬による高度の細胞性免疫低下により，真菌やウイルス感染症の頻度は増加する．特にGVHDを発症した患者さんでは，粘膜傷害による易感染状態，その治療に使われる高用量のステロイドや各種免疫抑制薬，CMV再活性化による免疫抑制など，さまざまな要因が重なりあって，患者さんの総合的な免疫抑制状態（Net state of immunosuppression と称される）が強く進み，重篤な感染症を発症しやすい．

1）細菌感染症

通常の入院患者と同様に，グラム陰性桿菌などによる肺炎，尿路感染症，カテーテル感染などが多い．細胞性免疫抑制によるノカルジア症（肺炎や脳膿瘍），結核，非結核性抗酸菌症なども稀に経験する．

2）真菌感染症

真菌感染症のなかでは，侵襲性アスペルギルス症による肺炎が多い．腸管（特にGVHD合併患者）やカテーテル由来のカンジダ血症，肺炎や副鼻腔炎を起こすムーコル症，肺炎や皮膚病変などの全身播種を特徴とするフサリウム症などが続く[6]．GVHDやCMV感染を合併した患者さんでは，さらにリスクが高まる．GVHDを発症していない場合はフルコナゾール，GVHDを発症し高用量のステロイドを投与されている場合は，糸状菌を目的とした抗真菌薬の予防投与が推奨されている[5]．

細菌感染症に比べて発症が緩徐なことが多く，肺炎，副鼻腔炎を疑う場合，早期のCT検査が有用である．血清ガラクトマンナンやβ-D-グルカン，血液培養などの非侵襲的検査で診断がつかない場合は，気管支肺胞洗浄や病変部の生検を行う．糸状菌による感染症を疑ったら，患者さんの重症度や病変部位，予防抗真菌薬の種類，真菌感染の既往などを把握し，すみやかに（原則として予防薬とは異なる機序の）抗真菌薬を投与する．また，抗真菌薬予防投与中の糸状菌感染症（ブレイクスルー感染）疑い例では，抗真菌薬のスペクトラムが合っていない，血中濃度が低い（ボリコナゾールやイトラコナゾールなど），スペクトラムは正しくても患者さんの免疫抑制が高度である，真菌の複合感染や真菌以外の疾患（ノカルジア症，移植後リンパ増殖性疾患など）の可能性を考慮する．

副作用などでST合剤の予防投与がされていなければ，ニューモシスチス肺炎もこの時期から発症する．呼吸器症状を訴える患者さんで，胸部CTで両側びまん性のスリガラス様陰影をみたときには，ニューモシスチス肺炎か，CMVなどのウイルス性肺炎を鑑別にあげる．

3）ウイルス感染症
① CMV
　CMVの感染は**生着後前期において最も重要なウイルス感染症**であり，潜伏感染しているウイルスの再活性化によるものがほとんどを占める．再活性化後は無症状のウイルス血症の時期が続き（無症状だが，ウイルスが血液中から同定される状態をCMV infectionと呼ぶ），細胞性免疫が高度に低下している場合に，肺炎や腸炎などの臓器障害を引き起こすことがある（CMV diseaseと呼ぶ）．ただし，CMV diseaseまで進展せずに，CMV infectionの状態からウイルス血症が消失することもある．

　CMV infection自体は無症状であるにもかかわらず，真菌感染症やGVHDのリスクであることが知られており，CMV予防はHSCTにかかわる医療従事者の再優先課題であった．CMVの診断，治療薬，予防方法（予防投与：universal prophylaxis vs 先制治療：preemptive therapy）についての詳細は第3章-8に譲る．

② 水痘帯状疱疹ウイルス
　生着後前期から後期にかけて，長期にわたって再活性化による帯状疱疹のリスクが持続するため，IgG抗体陽性の患者さんには移植後1年間のアシクロビルの予防投与が推奨される．

③ EBウイルス（Epstein-Barr virus：EBV）
　移植後のEBVによる感染症は，CMVと同様に多くは再活性化による．伝染性単核球症様の軽度なものから，重篤な移植後リンパ増殖性疾患（post-transplant lymphoproliferative disorders：PTLD）まで，発症形式は多岐にわたる．生着後前期から後期にかけて，細胞性免疫が高度に低下した患者さん（臍帯血移植，T細胞除去移植，抗ヒト胸腺細胞グロブリン製剤の使用など）で，熱源が不明の発熱や，CT検査でリンパ節腫脹，肺，腹腔内臓器，脳実質内の病変がみられたときに積極的に疑う．

④ そのほかのウイルス
　市中呼吸器ウイルス（インフルエンザウイルス，アデノウイルス，RSウイルス，パラインフルエンザウイルスなど）による肺炎や，アデノウイルス，BKウイルスによる出血性膀胱炎がある．

4）寄生虫感染症
　トキソプラズマ症は，ノカルジア症，糸状菌感染症とともに，造血幹細胞移植後の脳膿瘍の鑑別診断として重要である．多くは潜在感染の再活性化による．ニューモシスチス肺炎予防としてST合剤を服用している患者さんでは，発症のリスクは低い．

3 生着後後期にみられる感染症

　GVHDの合併がない患者さんでは，免疫抑制薬の減量を考慮する時期である．前述の通り細胞性免疫や液性免疫が本来のレベルまで回復するには，1～2年は必要であるとされる．

　退院後には市中感染が占める割合が多くなる．米国のガイドラインでは，生着後後期は，肺炎球菌感染症，水痘帯状疱疹ウイルス感染症，ニューモシスチス肺炎に対して，ペニシリン，アシクロビルやST合剤の予防的投与が推奨される[5]．また，移植後半年から1年を目安として，不活性ワクチンの再投与が考慮される．

　しかしながら，GVHDを合併し免疫抑制薬を中止できない患者さんでは，感染症のリスクは高いままである．生着後前期にみられた感染症（侵襲性アスペルギルス症，CMV感染症，ニューモシスチス肺炎など）に加えて，慢性GVHDを原因とした液性免疫と脾機能の低下によって，莢膜をもつ細菌（肺炎球菌など）の感染症が多くなる．このような患者さんでは，ペニシリン，アシ

クロビル，ST合剤の長期投与のほかに，アゾール系抗真菌薬の投与とCHVのモニタリングの継続が推奨されている．

Advanced Lecture

移植後には，感染症と同様な症状を呈する非感染症疾患も多い．詳細は成書に譲るが，生着前の肺炎の鑑別診断として，肺胞出血や生着症候群がある．肺のGVHDと，CMVやニューモシスチス肺炎のCT所見は類似する．また，GVHDによる下痢と思っていたら，生検でCMV腸炎の合併が診断されたという例も散見される．診断確定の前に経験的治療に踏み切ったときには，代替診断の可能性がないかを常に念頭におく．

おわりに

HSCT後の感染症は，**患者さんの免疫機能の回復過程を理解する**ことからはじまる．**移植後の時期，GVHDの有無，投与されている免疫抑制薬の種類，予防抗菌薬の有無**を把握し，鑑別診断をあげ，迅速な診断と適切な治療につなげていきたい．

文献・参考文献

1) Copelan EA：Hematopoietic stem-cell transplantation. N Engl J Med, 354：1813-1826, 2006
2) Ferrara JL, et al：Graft-versus-host disease. Lancet, 373：1550-1561, 2009
3) Tomblyn M, et al：Guidelines for preventing infectious complications among hematopoietic cell transplantation recipients：a global perspective. Biol Blood Marrow Transplant, 15：1143-1238, 2009
4) Freifeld AG, et al：Clinical practice guideline for the use of antimicrobial agents in neutropenic patients with cancer：2010 Update by the Infectious Diseases Society of America. Clin Infect Dis, 52：427-431, 2011
5) NCCN Guidelines Prevention and Treatment of Cancer-Related Infections. ver1. 2019
6) Kontoyiannis DP, et al：Prospective surveillance for invasive fungal infections in hematopoietic stem cell transplant recipients, 2001-2006：overview of the Transplant-Associated Infection Surveillance Network (TRANSNET) Database. Clin Infect Dis, 50：1091-1100, 2010

プロフィール

大澤良介（Ryosuke Osawa）
亀田総合病院 感染症科
専門は移植感染症（造血幹細胞と固形臓器ともに）ですが，一般感染症，結核も得意としています．米国で感染症/移植感染症の研修終了後に，感染症診療とフェローの教育を続けてきましたが，昨年日本に戻ってきました．亀田には，多様な診療経験をもつ感染症の指導医が4人います．感染症を勉強したい研修医の先生方，ぜひ見学にいらしてください．

第2章 患者背景別の発熱・感染症の対応

9. HIV感染症患者

三須恵太, 塚田訓久

Point

- HIV感染症の患者さんでは免疫不全・臓器障害が進行していない限り, 日和見合併症の評価を優先して行う
- CD4陽性細胞数に応じて, リスクがある疾患を積極的に検索する

はじめに

HIV感染症は① 急性感染期, ② 無症候期, ③ AIDS期の3つの病期に分けられる.

HIVは感染後, 数年〜数十年かけて細胞性免疫能の核であるCD4陽性リンパ球数(以下CD4数)(基準値700〜1,300/μL)を低下させ, 無症候期を経て, さまざまな日和見疾患を合併するAIDS期に至る. 抗HIV療法を行えなかった時代はAIDS発症から死亡に至るまでの期間は2年程度とされていたが[1], 抗HIV療法の進歩により, 現在では治療を行えば長期生存可能な疾患となった. すべてのHIV感染症患者が抗HIV療法の適応とされているが, **新たにHIV感染症と診断した場合, 抗HIV療法に先んじて免疫状態に応じた日和見合併症の評価が必要**である.

本稿では, どのような場面でHIV感染症を疑うかを述べ, 加えて高度免疫不全を有する低CD4数患者さんによくみられる症候と鑑別についても臨床医の視点から鑑別を加える.

1. 未診断のHIV感染症患者への対応

症例

40歳代男性. 1年前より1日に7〜8回の下痢があり, 1カ月前より嚥下時に胸部に違和感・疼痛があるため食事がとれず, 体重が減少傾向であった. 1週間前より呼吸困難が出現したため来院した.

バイタルサイン BT:37.7℃, BP:124/70 mmHg, HR:92/分, RR:24/分, SpO$_2$:92%(労作時86%まで低下).

身体所見上は舌に白苔が付着している以外は特記事項なし. 精査加療目的で入院となった.

その後, 医療面接で過去2回の帯状疱疹の既往, 梅毒の治療歴に加えて, 同性間性交渉歴(不特定多数の男性とコンドームなしの性交渉機会)が聴取された.

● **症例のポイント**

40歳代と比較的若年者であることに加え①嚥下時違和感・嚥下時痛，②呼吸困難，低酸素血症，③慢性下痢症と，一元的に説明することが難しい複数の事象が混在している．また，口腔，食道カンジダ症が疑われ，HIV感染症を考慮すべき状況である．医療面接でも同性間性交渉歴が聴取され，HIVスクリーニングを行ったところ陽性となり，確認検査のウエスタンブロット法は陽性，HIV-RNA量は7.25×10^4 copies/mLと陽性であった．CD4数は42/μLと低値であった．

1 HIV感染症を疑う病歴，身体所見を見落とさない

病歴のなかでも口腔カンジダ症，帯状疱疹など**易感染性を示唆するエピソード，性感染症の既往は見逃さない**ようにする．口腔カンジダ症では，硬口蓋，軟口蓋，咽頭後壁のみ白苔が付着している場合があるため，注意が必要である．性感染症の既往，現症は性的活動性が高いことを示唆するため，診断されたらHIVスクリーニング検査の良い適応である．

日本ではHIV感染者の大半が男性であり，MSM（men who have sex with men）が多い．性交渉による感染リスクが最も高いのは肛門性交の受け手（被挿入）側であり，1回の性交渉での感染リスクは1.38％と推定されている[2]．一般的な性感染症（梅毒・淋菌・クラミジア・性器ヘルペス）に加え，HIV感染者ではB型肝炎ウイルス（HBV），C型肝炎ウイルス（HCV）などの重複感染も多い．また，糞口感染により感染するA型肝炎ウイルスや赤痢アメーバ症は，MSMの性感染症として重要であり，直近では2018年に東京を中心としてMSMの間でA型肝炎が大流行を起こしている．A型肝炎は，主に汚染された水の摂取やA型肝炎ウイルスが濃縮された貝類などを生食することにより感染する疾患だが，今回の流行の原因はMSMにおける性的接触が多かった．

AIDS期の患者さんでは，細胞性免疫不全の進行に伴い，複数の事象が同時多発的に起こることがある．特に基礎疾患のない若年者でこのような状態がみられた場合，HIV感染症は鑑別の筆頭にあがるだろう．

2 HIVスクリーニング検査が陽性だった場合に行うべきこと

HIVスクリーニング検査はHIV-1抗原（p24）とHIV-1/HIV-2抗体（IgG/IgM）の同時測定系（第4世代）が推奨されており，HIV感染から15～17日で検出可能になる[3]．また，HIVスクリーニング陽性時には，**ウエスタンブロット（WB）法とHIV-1 RNA検査（RT-PCR法）の2つで確認検査を行う**．WB法はHIVの複数の抗原に対する抗体を検出する検査方法であり，陽性基準を満たすまでに感染後6～8週間以上を要する．HIV1-1 RNA検査はHIV遺伝子を検出するRT-PCR法であり，感染後10～12日で陽性となる．

つまり，順番的にはHIV1-RNA検査 → スクリーニング検査 → WB法の順で陽転化していく．急性感染期の患者さんはWB法が陰性や判定保留（一部の抗体のみ陽性）となるため，急性HIV感染症の診断の一助となる．

3 HIV感染症と確定診断された後の追加検査

HIV感染症の確定後に追加で行う検査項目を**表1**にまとめた．

なぜトキソプラズマIgG抗体やサイトメガロウイルス（CMV）IgG抗体を検査するかわかるだろうか．低CD4数などの細胞性免疫不全状態においては，**表2**のようにもともと体内で抑制されていた病原体が再活性化する場合があり，感染既往の判断が必要となる．CD4数200/μL未満

表1　HIV確定後に行う検査項目

追加項目
・CD4数
・HBs抗原，HBs抗体，HCV抗体
・梅毒定性
・トキソプラズマ IgG抗体
・サイトメガロウイルス（CMV）IgG抗体
場合に応じて追加する項目
・CMV抗原　※CMVに関連した臓器障害を疑う場合
・血清クリプトコッカス抗原　※陽性なら必ず髄液検査を
・β-D-グルカン　※ニューモシスチス肺炎を疑った場合

表2　細胞性免疫不全時に再活性化する病原体

再活性化グループ	それ以外
結核	ニューモシスチス肺炎
播種性非結核性抗酸菌症	クリプトコッカス髄膜炎
サイトメガロウイルス感染	クリプトスポリジウム腸炎
ヘルペス髄膜炎	サルモネラ菌血症など
カポジ肉腫	
帯状疱疹	
進行性多巣性白質脳症（PML）	
トキソプラズマ脳炎	

NTM：non-tuberculous mycobacteria，PML：progressive multifocal leukoencephalopathy
太字の疾患は一次予防の必要あり
ニューモシスチス肺炎…CD4数＜200/μL
トキソプラズマ脳炎…トキソプラズマIgG陽性かつ，CD4数＜100/μL
播種性NTM症…検査により本症除外かつ，CD4数＜50/μL
結核…潜在性結核の検査が陽性かつ，活動性結核が否定的，結核の治療歴なし，など

は一次予防投与の適応となる疾患があるため（表2），「CD4数200/μL」という数字は覚えておこう．

　例えばトキソプラズマIgG抗体陽性かつCD4数＜100μLの患者さんでは，トキソプラズマ脳炎の発症率が33％/年と高率であるというデータもあり[4]，抗HIV療法によりCD4数が回復するまでの間，再活性化を防ぐため抗菌薬の予防投与を行わなければならない．

　CMV IgG抗体陽性者に対する予防投与は推奨されていないが，CMVに関係した臓器病変の検索が必要となる．

4　実際のwork upの進め方

　HIV感染患者においても，work upの原則は**一般的な感染症の場合と同様であり，感染臓器の推定 → 微生物の推定と進めていく**．CD4数に応じて，今かかりやすい疾患を積極的に検索しよう（図）．CD4数42/μLということは，CD4数＜50/μLのエリアに含まれている疾患に加えてCD4数＞50/μLのエリアの疾患全てを鑑別に含める必要がある．臓器ごとに想定すべき合併症（表3）とあわせ，鑑別の参考にしていただきたい．

　提示症例ではすでに多くの臓器障害がおもてに現れているが，**CD4値が低値の場合には，眼底など，症状がなくてもwork upしなければならない臓器がある**．当院ではCD4数＜200/μLの

```
                           CD4 数（/μL）

              200              100              50
               ↓                ↓                ↓
・活動性結核      ・ニューモシスチス肺炎   ・クリプトコッカス症   ・CMV 感染症
・カポジ肉腫      ・サルモネラ菌血症     ・イソスポラ症       ・NTM 症
・反復性肺炎      ・ヒストプラズマ症     ・クリプトスポリジウム症 ・トキソプラズマ脳炎
・リンパ性間質性肺炎 ・カンジタ症         ・単純ヘルペス感染症   ・進行性多巣性白質脳症
・化膿性細菌感染症  ・HIV 消耗症候群                        ・非ホジキンリンパ腫
・コクシジオイデス症                                        ・原発性脳リンパ腫
                                                          ・浸潤性子宮頸癌
                                                          ・HIV 脳症
```

図　CD4数とかかりやすい疾患
文献1を参考に作成

表3　臓器ごとに想定すべき合併症

1）脳・脊髄の異常	
MRIで，頭蓋内腫瘤（＋）	
トキソプラズマ脳炎腫	2 cm以下の腫瘤影が多発することが多い
原発性脳リンパ	腫瘤影が単発，または少数であることが多い
（上記2つは画像診断で判別困難，抗菌薬投与に対する反応により診断）	
脳結核腫	所見は症例によってさまざま
MRIで，脳実質の脱髄・変性所見（＋）	
エイズ脳症	対称性＋T2：high-density T1：iso-density
進行性多巣性白質脳症	非対称性＋T2：high-density T1：low-density
MRIで，所見なし，または髄膜炎所見（＋）	
クリプトコッカス髄膜炎	髄液所見が重要
ヘルペスなどの髄膜炎※	
そのほか	
CMVによる中枢神経病変	所見はさまざまだが脳室周囲炎が有名
神経梅毒※	ー
2）口腔内の異常	
ヘルペス潰瘍※	咽頭や喉頭に及びうる強い疼痛．ヘルペスの検査・治療を行い，改善しなければCMV・HIV潰瘍としてARTを待つことが多い
CMV潰瘍※	
HIV潰瘍※	
梅毒による潰瘍（下疳）※	通常は無痛性だが，咽頭梅毒は時に有痛性
3）肺の異常	
ニューモシスチス肺炎	CTで末梢がスペアされたすりガラス影が有名
肺結核	さまざまな陰影をとるが，縦郭リンパ節が腫大することが多い
肺NTM症※	MAC以外のNTM症もあり
クリプトコッカス肺炎	結節影が多い，血清抗原（＋）は必ず髄膜炎除外を
肺カポジ肉腫	辺縁不正な腫瘤陰影，病変より伸びる間質影あり
細菌性肺炎（ノカルジアなど稀な病原体を含む）※	ー

4）食道の異常	
CMV食道炎	診断は生検＋CMVに対する診断的治療．CMV・ヘルペス・HIV食道炎は嚥下時痛，カンジダ食道炎は嚥下困難・違和感が多い
カンジダ食道炎	
ヘルペス食道炎※	
HIV食道炎※	
5）腸管の異常	
下部消化管内視鏡検査で所見（＋）	
腸結核	内視鏡で潰瘍（＋），腹部CTで腹部リンパ節腫脹（＋）
播種性NTM症	内視鏡で潰瘍（−），腹部CTでリンパ節腫脹（＋）
CMV腸炎	内視鏡で潰瘍（＋），腹部CTでリンパ節腫脹目立たず
腸管アメーバ症※	内視鏡で大腸のみ潰瘍（＋），CTでリンパ節腫脹目立たず
便培養もしくは寄生虫検査で診断	
イソスポーラ症	−
クリプトスポリジウム症	−
ジアルジア症※	−
サルモネラ感染症などの細菌性腸炎※	−
6）リンパ節の異常	
結核性リンパ節炎	病変部位の生検を検討
播種性NTM症	
リンパ節カポジ肉腫	
悪性リンパ腫	
梅毒による全身性リンパ節腫脹※	−
HIVによる非特異的リンパ節腫脹※	−
7）皮膚の異常	
カポジ肉腫	判断に迷ったら，皮膚科医による生検を含めた診察を検討
梅毒による皮疹※	
好酸球性毛嚢炎，掻痒性丘疹など※	
伝染性軟属腫※	
8）眼の異常	
CMV網膜炎	自覚症状のないことが多いため，低CD4数の患者さんは必ず眼底検査を受ける
HIV網膜症※	

※はAIDS指標疾患に含まれないもの

場合やAIDSを発症している場合，必ず眼底スクリーニングを行う．これは，CMV網膜炎はときに**不可逆的**で，診断が遅れると失明につながりうるためである．幸い，本症例では網膜に異常は認められなかった．

本症例のプロブレムリストは①嚥下時違和感・嚥下時痛，②呼吸困難，低酸素血症，③慢性下痢症であり，想定される感染臓器はそれぞれ食道，肺，下部消化管となる．図，表3を参照して原因微生物を推定し，診断プランと治療プランをつくっていこう．

5 診断プラン

1）嚥下時違和感・嚥下時痛
・上部消化管内視鏡検査…CMV食道炎，カンジダ食道炎，ヘルペス食道炎，HIV食道炎

● **ここがポイント**

嚥下時痛はCMV食道炎やヘルペス・HIV食道炎を，嚥下時違和感はカンジダ食道炎を示唆する．カンジダ食道炎は食道内をカーテンのように覆っていることがあり，CMV食道炎を併発していても内視鏡検査で潰瘍が確認できないことがある．そのため，両者の併発が想定されるときは，フルコナゾールなどの抗真菌薬で治療を行った後で内視鏡検査を行う．

2）呼吸困難，低酸素血症

- 胸部単純X線，胸部CT
- 血液ガス・LDH，β-D-グルカン，誘発喀痰 P. jirovecii 染色，唾液 P. jirovecii-PCR…ニューモシスチス肺炎
- 喀痰培養検査…肺炎球菌を含む一般細菌
- 抗酸菌塗抹，培養，PCR検査…結核，NTM症
- 血清クリプトコッカス抗原…クリプトコッカス肺炎
- 診断困難例は気管支鏡検査

● **ここがポイント**

AIDS指標疾患で最も多い疾患は日本ではニューモシスチス肺炎である．HIV感染者における典型的な経過（緩徐に進行する労作時呼吸困難）はおさえておきたい．LDH，KL-6，β-D-グルカン上昇はよい指標となる．確定診断は P. jirovecii の染色であり，気管支鏡によるBAL（bronchoalveolar lavage：気管支肺洗浄）検体では感度95％以上，誘発喀痰では感度56％以上とされる[5]．唾液の P. jirovecii-PCRも感度70～90％とされ[6]，臨床的に疑っている場合には参考となる．また，ニューモシスチス肺炎に結核を合併している可能性も忘れないようにする．
HIV感染症はCD4数にかかわらず結核のリスクを上げる．QFT（クォンティフェロンTB）やT-SPOTなどのIGRA（Interferon-gamma release assay）は提出してもよいが，CD4数が低いほど偽陰性率が高くなる．そのため積極的に塗抹，培養検査を出すことが重要である．塗抹検査の感度は30～50％であるため，喀痰を出す場合は早朝喀痰を用いて3日間検査することが推奨される．

3）慢性下痢症

- 便の抗酸菌塗抹，培養，TB（tuberculosis）・MAC（mycobacterium avium complex）-PCR検査…腸結核，播種性NTM症
- 便の鏡検，便虫卵検査…腸管アメーバ症，イソスポラ症，クリプトスポリジウム症，ジアルジア症
- 下部消化管内視鏡検査…腸結核，播種性NTM症，腸管アメーバ症，CMV腸炎
- CMV抗原…CMV腸炎
- 腹部造影CT

●ここがポイント

腹部症状は腹痛・下痢・血便などオーバーラップすることが多いが，CMV腸炎，腸管アメーバ症は潰瘍を形成するため，便潜血が陽性になることが多い．逆にNTM症は便潜血が陰性のことが多い．診断は主にCSが有効なもの，検査値が有効なものに分けられる．CSが有効なものはTB，播種性NTM症，腸管アメーバ症，CMV腸炎であり，病変の生検が必須である．
TB，播種性NTM症では腹部リンパ節腫脹が目立つが，腸管アメーバ症，CMV腸炎は異常を認めないことが多い．赤痢アメーバの虫卵検査は病原体検出感度が低いため，複数回提出することが重要である．

6 治療プラン

細胞性免疫不全の患者さんの日和見合併症の診療においては，**臓器障害が進行していない限り，診断を優先することが多い**．これは，（好中球減少症や液性免疫不全と異なり）分〜時間単位で生命にかかわる疾患が多くないことに加え，治療に長期間を要する疾患が多く，治療薬の副作用が生じた場合などに治療方針に迷いを生じさせないためである．

本症例では，前述のような検索によりCMV食道炎，ニューモシスチス肺炎，赤痢アメーバ症が同定されたため，各原因微生物に対する治療を開始した．また，HIV感染症に対する抗HIV療法導入について，専門医にコンサルトする方針となった．脳・脊髄の異常などは，文字数の関係上記載できなかったが，背景因子・臓器診断名・病原体診断名のトライアングルを意識し，**表3，4**を参考にwork upを行っていただきたい．

7 どのような場合に専門医にコンサルトするべきか？

新規にHIV感染症を診断したときは，**自身がHIV診療に慣れていなければ，専門医にコンサルトするべき**である．慣れた目をとおすことで，日和見疾患の見逃しのリスクを下げ，検査・治療方針について有意義な助言を得ることができるだろう．くれぐれも「ニューモシスチス肺炎は治療したが，その間にCMV網膜症が進行していた」といったことがないようにする．

2. すでに診断されているHIV感染症患者の発熱への対応

専門医療機関に通院して抗HIV療法を受けているHIV感染症患者が発熱で受診した場合の対応は，未治療例とは大きく異なる．抗HIV療法により**血中HIV-RNA量が検出感度未満など低値で安定している場合には，日和見疾患が問題となることはほとんどない**．結核や性感染症を鑑別に含めつつ，HIV感染症のない場合と同様の熱源精査を行う．処方の際には，**抗HIV薬との間に問題となるような相互作用がないかを添付文書で確認する**．

抗HIV薬は，薬によってはCYP代謝に影響し，強い薬物相互作用があるため，"HIV Drug Interactions"や"Medscape"などのWebサイトでチェックを行い，薬剤師との連携をはかることが重要である．

文献・参考文献

1) 「抗HIV治療ガイドライン」（研究分担者：鯉渕智彦，研究代表者：白阪琢磨），平成29年度厚生労働行政推進調査事業費補助金エイズ対策政策研究事業 HIV感染症及びその合併症の課題を克服する研究班，2018
https://www.haart-support.jp/pdf/guideline2018r2.pdf
2) Centers for Disease Control and Prevention, U.S. Department of Health and Human Services：Updated Guidelines for Antiretroviral Postexposure Prophylaxis After Sexual, Injection Drug Use, or Other Nonoccupational Exposure to HIV—United States, 2016
3) Chu C & Selwyn PA：Diagnosis and initial management of acute HIV infection. Am Fam Physician, 81：1239-1244, 2010
4) U. S. Department of Health and Human Services：HIV/AIDS Treatment Guidelines
5) Cruciani M, et al：Meta-analysis of diagnostic procedures for Pneumocystis carinii pneumonia in HIV-1-infected patients. Eur Respir J, 20：982-989, 2002
6) Larsen HH, et al：A prospective, blinded study of quantitative touch-down polymerase chain reaction using oral-wash samples for diagnosis of Pneumocystis pneumonia in HIV-infected patients. J Infect Dis, 189：1679-1683, 2004

プロフィール

三須恵太（Keita Misu）
国立国際医療研究センター エイズ治療・研究開発センター 医師
いざHIV感染症の患者さんと向き合ったとき，この数ページが少しでも役に立てたら幸いです．

塚田訓久（Kunihisa Tsukada）
国立国際医療研究センター エイズ治療・研究開発センター 医療情報室長

第2章 患者背景別の発熱・感染症の対応

10. ICU患者

根井貴仁

Point

- ICUにおける発熱は"ノリ"で判断せずにロジカルに考える
- CRBSI，人工呼吸器関連感染症，尿路感染症，CDIは常に念頭に入れて対応する
- 原因不明の発熱に関して常に結核を忘れないようにする

はじめに

　集中治療室の発熱は難しい．なぜなら，たいていの患者さんが集中治療室に入室してから発熱を呈するためである．しかもほとんどすべての患者さんが何らかの重篤な背景疾患をもっていて，複数の輸液やら薬液やら，輸注ポンプがつながっている．さらには人工呼吸器や人工透析の機械，昨今ではECMO（extracorporeal membrane oxygenation：体外式膜型人工肺）といったような機械がつながっていることもある．

　このようななかで的確に患者さんの発熱や状態の悪化をどこまで認識できるかは非常に難しい命題であり，はじめからできる人はいないのである．本稿ではこういった状況のなかでどのように発熱や感染症をICU患者から汲みとってゆくか，いくつかのポイントから述べてみたい．

1. ICUの発熱

1 メカニズム

　発熱は2つのメカニズムがある．1つはLPSやサイトカイン（IL-1，TNF-α）がプロスタグランジンE2の産生を促進させることによるもので，シバリングや代謝亢進とともに末梢血管が収縮して体温が上昇する．そしてもう1つは悪性高熱や熱中症などの体温調節機構の破綻によるものである．感染症における発熱はおそらく前者のLPSによる刺激や，細菌から由来した毒素による免疫系の刺激で各種のサイトカインの産生が増加した結果と考えられるが，**サイトカイン産生の増加は，そもそも感染症だけが原因ではない**ことに注意する．

　ICU患者の発熱の頻度は定義や対象にもよるが約30〜70％とされる[1〜5]．また感染性発熱と非感染性発熱はほぼ同率で認められる．発熱を惹起しやすい因子としては若年，男性，敗血症性ショック，外傷，緊急手術，中枢神経疾患などがあげられる[2, 3, 6]．

● **ここがピットフォール**
ICUにおける発熱は感染症だけではない！

2 定義

　また発熱の定義もICUと一般病棟のそれとでは異なることにも注目すべきである．さまざまな定義があるが一般的に平熱とは36～37℃程度である．しかしACCMとIDSAの合同タスクフォースによる定義では**38.3℃以上をICUにおける発熱と定義している**[7]．一様に37℃以上を越えたら発熱と考えるのではなく，患者さんの状態を考えて患者さんごとに考えたほうがよさそうだ．
　体温測定のやり方も重要である．一般的には口腔温や腋窩温はICUの患者さんでは信頼できないことが多く，**深部体温を測定することが大事**である．一番正確な深部温は肺動脈カテーテルから測定したものであるが[6]，それができない場合は直腸温や膀胱温がよいであろう．また同一患者の体温を比較する場合は，同じ部位・同じ機器・同じ測定方法で体温を測定することはいうまでもない．

3 解熱薬

　ところで，たいていの医師はICU（でなくとも）の患者さんの発熱に対して解熱薬を使用することが多い．2012年に日韓合同でICU患者の発熱に対する解熱療法の是非に関して2カ国多施設共同研究，FACE（fever and antipyretic in critically ill evaluation）studyが発表された[8]．その結果，非敗血症患者に対する解熱薬の投与は予後に影響を及ぼさないが，敗血症の患者さんに解熱薬を使用すると28日間死亡率が有意に上昇するとされた．ところが，2015年にICUの感染症疑いの患者さんに対する解熱薬の使用は使っても使わなくてもアウトカムが変わらないとする報告もあった[9]．
　少なくとも現時点で**ICUの患者さんに対する解熱薬の投与はアウトカムをよくするということはなさそうだ**．

● **ここがピットフォール**
発熱に対して解熱薬を使うかどうかは十分検討を．

2. 鑑別診断（感染症/非感染症）（表1）

　ICUの患者さんの約半分が何らかの原因により発熱を呈するとされている[3]．そのようなICUでの発熱の鑑別は非常に多岐にわたる．たいていの場合は感染症を考えるが，この場合，必要な培養（血液2セット以上，喀痰，尿）を提出し，患者さんごとに必要な検査（超音波やCT検査）を実施して抗菌薬の投与を開始する．
　ところで常日頃から感染症の原因となるリスクは最小限に抑えるべきである．ICUに入室しているほぼすべての患者さんは何らかのカテーテルが挿入されており，**カテーテルの必要性の検討は毎日行うようにする．不必要なカテーテルは積極的に抜去をする**．これだけでも感染症を減らすことができるであろう．

表1 ICUの発熱の鑑別（感染症 vs 非感染症）

部位	感染症	非感染症
頭頸部	・髄膜炎 ・中耳炎 ・副鼻腔炎 ・中心静脈カテーテル感染症	・脳血管外傷 ・けいれん性疾患 ・外傷性脳損傷
胸部	・感染性心内膜炎 ・人工呼吸器関連感染症（気管気管支炎/肺炎） ・膿胸	・心筋梗塞 ・心外膜炎 ・肺塞栓症 ・ARDS
腹部・骨盤臓器	・腹腔内感染症（特発性細菌性腹膜炎，膿瘍など） ・C. difficile 腸炎 ・腎盂腎炎 ・カテーテル関連尿路感染症 ・会陰・肛門周囲膿瘍	・膵炎 ・無石胆嚢炎 ・虚血性腸炎
四肢	・中心静脈カテーテル感染症（大腿静脈/PICC） ・化膿性（敗血症性）関節炎	・結晶性関節炎（痛風/偽痛風） ・深部静脈血栓
皮膚・背部	・蜂窩織炎 ・感染性褥瘡 ・SSI（手術部位感染症）	・薬剤性発疹
そのほか	・結核症（粟粒結核） ・サイトメガロウイルス感染症	・薬剤 ・輸血反応 ・内分泌関連疾患（甲状腺中毒/副腎不全） ・悪性腫瘍 ・炎症性疾患（膠原病・自己炎症症候群など）

ARDS：acute respiratory distress syndrome（急性呼吸窮迫症候群），PICC：peripherally inserted central catheter，（末梢挿入中心静脈カテーテル），SSI：surgical site infection（手術部位感染症）
文献1を参考に作成

1 CRBSI（catheter related bloodstream infection：カテーテル関連血流感染症）

発熱の評価をする際には刺入部位の局所感染徴候を探す．血液培養2セットのほかにカテーテル周囲に浸出液があれば，これもグラム染色と培養に提出する．血液培養はできればDTP（differential time to positivity），すなわちカテーテルと末梢から同時に採取された血液培養が陽性になるまでの時間差を測定できるようにすることが望ましい．カテーテルから採取した血液培養が末梢より2時間以上先立って陽性となればDTP陽性となり，CRBSIを考える大きなカギとなろう．

また，カテーテルのみ培養に出す（"記念培養"と一部で呼称される）のは慎む．必ずCRBSIを考えに入れ，血液培養も同時に出す．なお，真にCRBSIというためにはカテーテル採血だけでなく，末梢静脈からも同じ菌が検出される必要がある．

2 人工呼吸器関連感染症

人工呼吸によって気道感染の確率は6〜20倍になる[10]．人工呼吸器を装着している患者さんで，発熱，白血球増多のほかに呼吸器症状，すなわち膿性痰，酸素化悪化がある場合は人工呼吸器関連感染症を考え対応する．ただし，"ICU患者の発熱だからすぐに人工呼吸器関連感染症"と

いった短絡的な思考は控える．

　培養検査はなるべく血液培養（2セット）と喀痰は提出したいが，下気道検体の採取方法はいつも悩むところである．気管支鏡採痰などが行われる施設もあるが，2014年に報告されたメタアナリシスではどの方法でも予後には影響がないとされている[11]．

> ●ここがピットフォール
> ICU患者の発熱をすぐに呼吸器感染症に帰着させない！

3 尿路感染症（urinary tract infection：UTI）

　尿道カテーテルに関連したUTIは多いが，菌血症は1〜5％と少ない[12]．一般診療などでよくある排尿障害やCVA（costovertebral angle：肋骨脊柱角）叩打痛などの典型的な症状はICUではまれである[13]．尿培養はほかに感染源がない尿道カテーテルのある患者さんに限って行うことが推奨されている（尿道カテーテルなどのデバイスは細菌尿を惹起しやすい）．また尿路感染症という大雑把な診断ですまさず，解剖学的に尿路のどこに感染症があるのかを考える．**特に前立腺炎・膿瘍，精巣上体に関連する感染症はしばしば見逃されることが多い**．

> ●ここがポイント
> 前立腺や精巣上体に関連する感染症は見逃されやすい！

4 *Clostridioides difficile*（*Clostridium difficile*より名称変更）感染症（CDI）

　抗菌薬，プロトンポンプ阻害薬などの薬剤が投与されているICU患者では発熱を呈した場合，CDIの鑑別を必ず入れるようにする．また，発熱，白血球増多があり，下痢のある患者さんはCDIの検査を行う．各種迅速診断キットが国内で使用できるが，すべてのキットでCD毒素，の分離感度はせいぜい甘く見積もって60〜70％くらいでしかないことを念頭におく．つまり陰性であっても除外はけっしてできない．重症CDI患者では白血球数が数万を越えることがあるため，原因不明の発熱に加え白血球数万といった類白血病反応がある患者さんに対しては常にCDIを鑑別する．ICUにおいてもCDIの第一選択薬はメトロニダゾールである．なお，ICUにおいて白血球数が50,000〜60,000/μLと著明に増加する（類白血病反応を伴う）感染症は，重症CDI，血球貪食症候群を伴う感染症（粟粒結核，EBVやCMV，VZVなどの播種性DNAウイルス感染症），そして乳児の百日咳くらいである．白血球数の著明な増加の際にはぜひCDIの鑑別を．

> ●ここがポイント
> 類白血病反応を呈する感染症として重症CDI，血球貪食症候群（結核，DNAウイルス），百日咳の3つをおさえる．

5 副鼻腔炎

　経鼻胃管などのデバイスがリスク因子となる．過去の観察研究に，48時間以降の新規発熱の16％が副鼻腔炎単独で説明できる発熱であったというものもある[14]．

表2 各種患者背景における活動性結核発病リスク要因

患者背景	リスク要因のない人との相対危険度
HIV/AIDS	50〜170
臓器移植（免疫抑制薬使用）	20〜74
珪肺	30
血液透析患者	10〜25
生物学的製剤使用	4
ステロイド（経口）使用	2.8〜7.7
ステロイド（吸入）使用	2
免疫抑制薬使用（臓器移植外）	2〜3
コントロール不良の糖尿病	1.5〜3.6
医療従事者	3〜4

文献15を参考に作成

6 結核症

それでも原因がわからないICUの発熱患者に対して結核を考えることはきわめて大事である．表2のように活動性結核の発病のリスク要因としてICUに関連するものが非常に多いことがわかる．集中治療を行うほどの重症な結核患者の予後は，通常の結核患者よりも病院死亡のリスクが高いことが示されており[16]，粟粒結核などで結核菌による敗血症性ショックを惹起した患者さんの予後はきわめて悪いことも明らかになっている[17]．結核は基本的には緩徐に進行する感染症であるが，ICUに入室している患者さんで2〜3週間の経過で肺浸潤影から空洞性病変と変化した肺結核事例（自験例）もあり，例外的な症例も発生しうることを常に考える．少なくとも因果関係のはっきりしないICU患者の空洞性病変に対して結核除外のための検査（3連続喀痰検査，喀痰結核菌PCR）は必要不可欠と考えておくべきであろう．

●ここがピットフォール
ICUであっても絶対に結核を忘れない！

おわりに

国内における感染症診療の泰斗である青木眞先生は"感染症診療の原則の重要性は，集中治療の（≒より重篤な病態を扱う）世界でも全く変わらない．唯一，異なるとすれば原則の重要性が増すことだけである．病態が重篤になるほど原則を徹底させる必要があり，これをおろそかにすれば失敗は目に見えている"と述べている[18]．ICUは複雑で奇妙奇天烈な世界であるが，まずは目の前にいる患者さんを十分に整理し，感染症の原則を考えて対応していきたい．

文献・参考文献

1) Circiumaru B, et al：A prospective study of fever in the intensive care unit. Intensive Care Med, 25：668-673, 1999

2) Barie PS, et al : Causes and consequences of fever complicating critical surgical illness. Surg Infect (Larchmt), 5 : 145-159, 2004
3) Laupland KB, et al : Occurrence and outcome of fever in critically ill adults. Crit Care Med, 36 : 1531-1535, 2008
4) Georges H, et al : Predisposing factors for nosocomial pneumonia in patients receiving mechanical ventilation and requiring tracheotomy. Chest, 118 : 767-774, 2000
5) Rotman-Pikielny P, et al : Serum cortisol levels in patients admitted to the department of medicine : Prognostic correlations and effects of age, infection, and comorbidity. Am J Med Sci, 332 : 61-67, 2006
6) Peres Bota D, et al : Body temperature alterations in the critically ill. Intensive Care Med, 30 : 811-816, 2004
7) O'Grady NP, et al : Guidelines for evaluation of new fever in critically ill adult patients : 2008 update from the American College of Critical Care Medicine and the Infectious Diseases Society of America. Crit Care Med, 36 : 1330-1349, 2008
8) Lee BH, et al : Association of body temperature and antipyretic treatments with mortality of critically ill patients with and without sepsis : multi-centered prospective observational study. Crit Care, 16 : R33, 2012
9) Young P, et al : Acetaminophen for Fever in Critically Ill Patients with Suspected Infection. N Engl J Med, 373 : 2215-2224, 2015
10) Chastre J & Fagon JY : Diagnosis of ventilator-associated pneumonia. N Engl J Med, 356 : 1469 ; author reply 1470-1469 ; author reply 1471, 2007
11) Berton DC, et al : Quantitative versus qualitative cultures of respiratory secretions for clinical outcomes in patients with ventilator-associated pneumonia. Cochrane Database Syst Rev, (10) : CD006482, 2014
12) Laupland KB, et al : Intensive care unit-acquired urinary tract infections in a regional critical care system. Crit Care, 9 : R60-R65, 2005
13) Tambyah PA & Maki DG : Catheter-associated urinary tract infection is rarely symptomatic : a prospective study of 1, 497 catheterized patients. Arch Intern Med, 160 : 678-682, 2000
14) van Zanten AR, et al : Hospital-acquired sinusitis is a common cause of fever of unknown origin in orotracheally intubated critically ill patients. Crit Care, 9 : R583-R590, 2005
15) 日本結核病学会予防委員会, 治療委員会 : 潜在性結核感染症治療指針. 結核, 88 : 497-512, 2013
16) Erbes R, et al : Characteristics and outcome of patients with active pulmonary tuberculosis requiring intensive care. Eur Respir J, 27 : 1223-1228, 2006
17) Kethireddy S, et al : Mycobacterium tuberculosis septic shock. Chest, 144 : 474-482, 2013
18) 青木 眞 : 集中治療医のための感染症診療の原則. INTENSIVIST, 2 : 1-6, 2010

プロフィール

根井貴仁（Takahito Nei）
日本医科大学付属病院医療安全管理部感染制御室
専門は内科学一般，感染症，呼吸器疾患．感染症は"ノリ"で診断するものではなくロジカルに．
仕事に気負って疲れたときはどこかにフラ〜っと旅に出ることが多くなりました．

第2章 患者背景別の発熱・感染症の対応

11. 高齢者

藤田崇宏

●Point●

- 高齢者の診療においては，バイタルサインも含めて「本人にとっての正常値からの逸脱」に注目するのが重要である
- 初期のアセスメントが「誤嚥性肺炎または尿路感染症」になってしまったら，血液培養2セットをとって，経過中に再評価をしよう
- 高齢者診療では救命だけではなく，元の生活に戻れるかをアウトカムの1つとして設定する
- 進行した認知症の高齢者の肺炎は予後不良疾患の終末期を示すサインの1つであると認識する

はじめに

　日本は世界に先駆けて未曾有の超高齢社会に突入した．高齢者は健康成人と比較すると健康度の個人差が非常に大きい集団である．本稿では，一般的な高齢者の感染症診療における注意点と，代表的な疾患である肺炎，尿路感染症，軟部組織感染症のポイント，そして高齢者を診療する際には避けて通れない，虚弱状態および進行した認知症をもつ高齢者の感染症を見る際の考え方について解説する．

症例

近所に住む親族の援助を受けながら独居している90歳代女性．
現病歴：前日に電話に出なかったことから心配した親族が様子を見に行ったところ，自宅階段の踊り場に倒れているところを発見され，救急車で受診した．親族が最後に連絡をとったのが5日前でその後は把握していない．本人は受け答えできるが，話が脱線してしまい発症から受診にいたるまでの話が聞きだせない．
身体所見：身長154 cm，体重44 kg，体温36.2℃，血圧166/80 mmHg，HR 98/分，RR 19回/分，SpO$_2$ 98％（室内気），意識レベル　JCS：I-3　会話に応答はするが内容が混乱している．そのほか全身の診察で特記事項を認めない．

検査所見：採血では長時間床に倒れていたためと思われるCPKの上昇と軽度のトランスアミナーゼの上昇とCRP 6.41 mg/dL, WBC 15,400/μLの炎症反応の上昇を認めるのみ．尿沈渣では白血球5～10/HPF，胸部X線で浸潤影なし，頭部CTも特に異常なし．

入院後経過：所見がはっきりしないが，「誤嚥性肺炎あるいは尿路感染症」のアセスメントで入院となり補液となった．血液培養2セット採取後にセフトリアキソンが開始されたが，血液培養から*Listeria monocytogenes*が検出され髄膜炎の所見はなかったため*Listeria*菌血症としてアンピシリン（1回2g　1日4回）で2週間の治療が行われた．入院中にADLが低下して独居が困難となり，長期療養型施設への退院となった．

1. 高齢者の感染症の特徴

1 病歴がとりにくい

　高齢者の診療でしばしば難渋するのが病歴聴取の困難さである．これは特に感染症に罹患している高齢者でよく経験される．高齢者は発熱などの軽度の増悪因子で意識障害を容易に起こしうる．意識障害を呈して救急外来を受診した高齢者の70％は感染症が原因であったとする報告もある[1]．また多くの高齢者が難聴のためにやりとりが困難である．可能であれば**家族**，**あるいは施設居住の高齢者であれば付き添いの職員といった第三者から積極的に情報を集めるのも重要**である．

2 所見が非特異的である

　高齢者は感染症においても症状の出現が非特異的になりやすい．臓器に特異的な兆候が前景に立たない症例にしばしば遭遇するが，**意識障害と頻呼吸が重症感染症の兆候になる**ことが多いといわれている[2]．失禁，転倒，食事量の低下，せん妄が感染症の兆候であることもしばしばである．興味深いところでは「車椅子の上で片一方にもたれかかるようになった」という所見が感染症の兆候であったという報告もある[3]．逆にいえば「なぜこんなことで病院にきたのか？」と思うような訴えや所見に感染症の兆候が隠れている可能性があるともいえる．ADLの低下した高齢者では，普段のケアを担当している家族や介護・看護職員の**「いつもと違って何か変だ」という言葉は重視**したほうがよい．これはしばしば小児の診療においていわれる助言であるが，高齢者においても当てはまるのである．

3 発症前からバイタルサインが正常範囲を逸脱している

　高齢者のバイタルサインにおける注意点は，普段からしばしば正常値から逸脱していることである．ゆえに**本人にとっての普段の正常値が重要**で，**施設入居や長期入院の高齢者では状態が変化する前のバイタルサインを把握**できるのが望ましい．高齢者は発熱する反応も弱いため普段の体温から1.1℃以上の上昇で発熱とすべきであるという意見もある[4]．

　また，呼吸数は忘れられがちだが有用なバイタルサインである．一回あたりの換気量が低下するため代償的に高齢者の呼吸数は若年者よりも多い．施設入居の高齢者の観察研究では正常範囲は16～25回/分であったと報告されている．呼吸数の増加は肺炎の診断がつく24～48時間前から先行してみられ，特に呼吸器感染症においては鋭敏な指標と考えられる[5]．

2. 初期評価とアプローチ：誤嚥性肺炎あるいは尿路感染症？

　発熱やそのほかの所見から何らかの感染症の存在が疑われる高齢者の初期診療では，早期の正確な診断が難しいことが多い．高齢者の感染症において頻度が高いのは肺炎と尿路感染症である．受診からの短時間のワークアップでは特異的な所見が見つけられず，かといって全身状態からはとても帰せる状況ではない場合に「（誤嚥性）肺炎，あるいは尿路感染症の疑い」という理由で入院のうえ，抗菌薬を開始とせざるをえない場合も多々ある．

　ただしこのようなアセスメントになってしまった場合には診断がついていない状況とほぼ同義と考えて，時間経過のなかで新たな所見が明らかになる可能性を念頭においたほうがよい．**フォーカスがしぼりきれていない状況では血液培養2セットの採取が必須**である．さらに，**肺炎あるいは尿路感染症と診断したのであれば，必ず喀痰と尿の培養は提出しよう**．ただし後述のように結果の解釈には注意が必要である．

3. 診療各論

1 肺炎

　肺炎の診断は呼吸器症状と画像所見が揃えば迷うことは少ない．ADLの低下した高齢者では胸部単純X線のみでは肺炎の所見がはっきりしないことは多い．しかしCTまで撮影すると，現在の状態を説明する病変かどうかの判断に困るような非特異的な炎症所見を拾いあげてしまうこともしばしばである．現代の日本の医療機関では高齢者の肺炎は過剰診断の方が多いと推測される．高齢者のよくわからない発熱に肺炎の診断をつけたときには，**経過のなかで肺炎以外の所見が出現しないかを注意深く見る**必要がある．また初期診療にあたった医師から肺炎と申し送りを受けたときにも一度は疑ってみたほうが安全である．

　高齢者の肺炎の60％が誤嚥性肺炎であるといわれる[6]が，アンピシリン・スルバクタムやタゾバクタム・ピペラシリンなど嫌気性菌に対するカバーのある抗菌薬が全例で必要かは不明である．重篤な誤嚥性肺炎を呈した施設入居高齢者の調査では嫌気性菌の検出は16％程度とする報告[7]もあり，しばしば嫌気性菌に対するカバーがないとされるセフトリアキソンやセフェピムなどでの治療も奏功する．医療機関受診歴のない高齢者は稀で，多くの高齢者の肺炎が医療・介護関連肺炎（nursing and healthcare associated pneumonia：NHCAP）と呼ばれるカテゴリに属する．このため*Streptococcus pneumoniae*，*Haemophilus influenzae*といった市中肺炎の一般的な原因微生物に加えて，耐性のグラム陰性桿菌が検出されるリスクが高い．

　「耐性グラム陰性桿菌をカバーするか，嫌気性菌をカバーするか」が高齢者の肺炎に対する初期治療を決定するうえでは最も考慮すべきポイントである．具体的な処方例については成書やガイドラインを参照願いたい．耐性のリスクが高い患者群でも実際に耐性菌が検出される割合は決して高くなく，また耐性の強いグラム陰性桿菌が検出されてもカバーされていないはずの抗菌薬で状態が改善することもよく経験する．

　提出した喀痰が検査に適した検体であったにもかかわらず正常細菌叢，あるいはnormal floraと培養結果が戻ってきた場合には，耐性の強い細菌の関与はなかったと解釈して，初期治療によく反応していれば積極的にde-escalationを検討してよい[8]．

2 尿路感染症

　尿路感染症は膿尿と細菌尿を確認できれば診断は容易なように思われる．しかし**尿路感染症の診断に最も重要なのは「ほかの臓器の感染症ではない」という証拠を集めること**である．ADLの低下した高齢者では無症候性細菌尿の頻度が非常に高く，80歳以上で女性ならば14〜22％，男性ならば6〜10％程度でみられる．尿道カテーテルを留置されていると7日で50％，30日で100％の患者さんで無症候性細菌尿がみられる．無症候性細菌尿に膿尿が伴っていることもしばしばであり，膿尿，細菌尿ともに非特異的な所見である．よって「真の尿路感染症」と「他臓器の感染症による発熱＋たまたま合併した無症候性細菌±膿尿」を区別するのは尿所見だけでは不可能である．肺炎同様，ADLの低下した高齢者においては尿路感染症もしばしばあてにならないゴミ箱的な診断となることを認識しておく必要がある．

　尿路感染症に対して抗菌薬を選択する際は，医療曝露がある場合は耐性傾向の強いグラム陰性桿菌のカバーをすることになる．なおキノロンは大腸菌の耐性化が進んでいるため安易に用いるべきではない．

　また，尿路感染症と診断して入院加療するのであれば血液培養2セットは必ず提出しよう．血液培養と尿培養が一致すれば，ほぼ確実に尿路感染症からの菌血症と診断できる．逆に高齢者で血液培養からグラム陰性桿菌が検出されたら，ほとんどの場合が尿路感染症からの菌血症である．もしも尿培養と血液培養が一致しなかった場合はほかのフォーカスを検索したほうがよいが，経験的には胆管炎からの菌血症が多い．

3 軟部組織感染症

　肺炎，尿路感染症についで軟部組織感染症も高齢者ではよく経験する．高齢者は一般に厚着を好むことが多く，脱がせてみなければ下肢の蜂窩織炎に気づかないこともしばしばである．痔瘻や褥瘡からの軟部組織感染症は本人からの訴えがないことも多く，**熱源が不明な場合は必ず靴下や下着を脱がせて診察するのが鉄則**である．なおしばしば糞便で汚染されるなどの理由で褥瘡に発熱の原因が帰せられることがあるが，周囲の軟部組織に発赤，腫脹，排膿がなければ褥瘡そのものを発熱の原因とすべきではない．褥瘡表面にはグラム陰性桿菌，ブドウ球菌が定着していることが多い．そのため褥瘡表面を拭ったスワブの培養で微生物が検出されても，そこに感染症が存在することも検出された菌が治療対象であることも意味しない．臨床的に褥瘡から波及した軟部組織感染症が存在すると診断した場合にのみ培養を提出する意義があり，もし提出するならば深部から得られた膿性の検体を優先し，褥瘡表面のスワブはなるべく提出しない．褥瘡から骨髄炎に波及することもあるが，必ずしも表面の病変を伴わないので疑った場合はMRIなどで深部を検索するのが望ましい．

4. 高齢者の感染症に対する老年医学的視点

1 入院関連機能障害：「入院したときは歩けていたのですが…」

　すでに高齢者の入院診療を経験していれば実感できるだろうが，高齢者は入院により短期間で急速にADLが低下する．これを入院関連機能障害[9]という．

　冒頭にあげた症例のように自宅で暮らしていた高齢者が退院時には施設入居となる例はよく経験する．高齢者の診療のアウトカムには救命だけではなく「入院前のADLを維持できたか？」と

いう視点も含めてほしい．ADLの維持には，**早期のリハビリテーション介入や口腔ケアなどの多職種協働が重要**である．近年，誤嚥性肺炎で入院した高齢者を安易に絶飲食で管理することによって逆に予後を悪化させている可能性があるという報告[10]が日本からなされた．最終的な結論が得られたわけではないので誤嚥性肺炎の全症例に入院後も経口摂取を継続するべきとまではいえないが，無批判にこれまで通りの診療をくり返すのではなく，症例に応じてよりよいゴールをめざすことも考えるべきである．

2 診療の場をどこに設定するか

平成24年に介護老人保健施設などの居住系の施設での感染症の治療の調査が行われ，肺炎の57％，尿路感染症の86％が施設内で治癒したと報告されている．この数字から読みとれることは尿路感染症は熱以外のバイタルサインが安定していれば病院外でも治療できることが多いのに対し，吸痰，酸素投与などが必要となる肺炎の診療は病院外ではまだ難しい面が多いということである．一方で，入院関連機能障害を考えると高齢者の病院への滞在は短いに越したことはない．**早期のうちに退院を検討し，受け入れが可能かどうか施設側と早期のコンタクトをとるのが望ましい．**すっかり衰弱した状態が出来上がってしまうと施設も引きとるに引きとれないということになりがちである．

3 認知症患者のくり返す誤嚥性肺炎

進行した認知症患者の肺炎はそれ自体が予後不良のサインである[11]．進行した認知症は致死的な疾患であり，発熱，肺炎，経口摂取の問題が生じると，起きていない患者さんに比較して急速に予後が悪化することが知られている[12]．

進行した認知症の患者さんは緩和ケアの対象者ともいえる．終末期認知症の患者さんに対しては肺炎，尿路感染症ともに抗菌薬により生命予後は多少改善するものの，苦痛がとれない可能性も指摘されている．日本呼吸器学会から出された「成人肺炎診療ガイドライン2017」においても認知症患者のくり返す誤嚥性肺炎に対しては個人の意志や生活の質を考慮して，抗菌薬による治療を行わないことも選択肢として提示している[13]．

おわりに

高齢者の感染症を受けもつと「とりあえずDNAR（do not attempt resuscitate：急変期蘇生行為不要）のオーダーをとり，あとは抗菌薬を流して転院調整待ち」のような診療になってしまっていないだろうか．急性期病院での対応如何によっては，病院の外で高齢者はまだまだよい時間を過ごせる可能性が保たれているのである．病院にあるリソースを生かして高齢患者に残された時間が少しでも充実したものになるよう，きめ細かい診療を心がけてほしい．

文献・参考文献

1) Han JH & Wilber ST：Altered mental status in older patients in the emergency department. Clin Geriatr Med, 29：101-136, 2013
2) Girard TD & Ely EW：Bacteremia and sepsis in older adults. Clin Geriatr Med, 23：633-47, viii, 2007
3) Rousseau P：The lateral slump sign as an indicator of infection in the elderly. J Am Geriatr Soc, 40：1024-1025, 1992

4) Chester JG & Rudolph JL：Vital signs in older patients：age-related changes. J Am Med Dir Assoc, 12：337-343, 2011
5) McFadden JP, et al：Raised respiratory rate in elderly patients：a valuable physical sign. Br Med J（Clin Res Ed）, 284：626-627, 1982
6) Teramoto S, et al：High incidence of aspiration pneumonia in community- and hospital-acquired pneumonia in hospitalized patients：a multicenter, prospective study in Japan. J Am Geriatr Soc, 56：577-579, 2008
7) El-Solh AA, et al：Microbiology of severe aspiration pneumonia in institutionalized elderly. Am J Respir Crit Care Med, 167：1650-1654, 2003
8) Musgrove MA, et al：Microbiology Comment Nudge Improves Pneumonia Prescribing. Open Forum Infect Dis, 5：ofy162, 2018
9) Covinsky KE, et al：Hospitalization-associated disability："She was probably able to ambulate, but I'm not sure". JAMA, 306：1782-1793, 2011
10) Maeda K, et al：Tentative nil per os leads to poor outcomes in older adults with aspiration pneumonia. Clin Nutr, 35：1147-1152, 2016
11) Mitchell SL：CLINICAL PRACTICE. Advanced Dementia. N Engl J Med, 372：2533-2540, 2015
12) Mitchell SL, et al：The clinical course of advanced dementia. N Engl J Med, 361：1529-1538, 2009
13) 「成人肺炎診療ガイドライン2017」（日本呼吸器学会成人肺炎診療ガイドライン2017作成委員会/編）, 2017

プロフィール

藤田崇宏（Takahiro Fujita）
国立病院機構 北海道がんセンター 感染症内科
今はがんセンターに勤務していますが，以前5年ほど非常勤で老人ホームの往診医をしました．ホーム内での感染症の治療や看取りも経験したことから急性期病院外でのケアまで含めて考えるのが高齢者診療では重要と認識しました．認知症高齢者の診療をする機会があれば一度は文献11，12に目を通すことをおすすめします．

第2章 患者背景別の発熱・感染症の対応

12. 終末期患者

佐々木俊治

Point

- 終末期の感染症診療においては，一人一人に合った治療目標を患者家族とともに考える
- 終末期においても余命の延長を図ることを優先する状況もあれば，一方で，延命につながらなくても苦痛が少ない治療を優先する状況もある
- 処置や検査に伴う苦痛についても考慮する
- 抗菌薬投与をはじめた後も継続的に患者さんの状況を評価し，プランを練り直すことを厭わない

はじめに

「終末期」という用語は日常的に使用されるが，その定義や言葉の与える印象はさまざまである．終末期に至る原疾患も，認知症や悪性腫瘍など多岐にわたり，ひとまとめにすることは難しい．そのため，患者さんの状態を個別に考えて診療を進めていく必要がある．

症例

膵臓癌腹膜播種により緩和ケア状態となった70歳代男性．疼痛コントロールのためアセトアミノフェンの定期内服し，倦怠感の緩和のためにステロイドを内服している．経口摂取不良と意識状態の変容で病棟から診察依頼を受けた．発熱を認めず，明らかな自覚症状の訴えも認めなかったが，所々会話が噛み合わなかった．ご家族のお話では昨日から食事量が減り，「どことなくぼやけてしまう気がしだした」とのことであった．

血液検査でビリルビンの上昇とALP，γ-GTPの上昇があり腹部超音波検査で肝内胆管の拡張を認めた．再度診察をすると腹痛の明確な訴えはないが上腹部を圧迫すると少し顔をゆがめた．以上から，胆管炎を疑い，血液培養を採取し，メロペネムの投与を開始した．

予後は2カ月程と予想されたが，本人，ご家族と検査の意義についてよく相談したうえでERCPと胆道ドレナージを施行した．胆汁培養と血液培養からは感受性良好な大腸菌の発育を認め，抗菌薬はアンピシリン・スルバクタムへde-escalationした．ERCPと抗菌薬加療開始後，数日で意識状態は改善し経口摂取も可能となった．2カ月後に膵臓癌による全身状態悪化で死亡したものの，死亡する数日前までご家族と安寧の時間を過ごすことができた．

ERCP：endoscopic retrograde cholangiopancreatography（内視鏡的逆行性胆管膵管造影）

1. 終末期患者と発熱

　終末期患者は原疾患や治療に伴う皮膚，粘膜の障害や，中心静脈ポートや膀胱留置カテーテルといった医療デバイスの挿入など，感染症のリスクファクターを多く抱えていることがしばしばある[1]．加えて，鎮痛に用いられるオピオイドもリンパ球の働きなどに影響し感染症のリスクとなりうる[2]．また，進行がん患者は緩和病棟入院中に半数程度が感染症を発症するという報告もあり[1]，終末期と感染症は密接な関係にある．

　一方で進行がん患者は感染症以外にも，腫瘍熱や薬剤熱（終末期は複数の薬剤を使用されていることが多い），血栓（進行がんは血栓のリスクである）など非感染性の原因でも発熱を起こす[1]．そのため発熱＝感染症と単純に結び付けることはできない．

● ここがポイント
終末期患者は感染症以外にもさまざまな原因で発熱しうる！

2. 終末期の感染症診断

　では，終末期患者ではどのような感染症がおきるのであろうか．緩和病棟に入院になった患者さんに関する多くの報告では，尿路感染症，呼吸器感染症，皮膚軟部組織感染症が大半を占めている[1, 3]．

　終末期患者の感染症診断はしばしば困難である．症例のように，緩和ケアに使用されるNSAIDs（non-steroidal anti-inflammatory drugs：非ステロイド性抗炎症薬）やステロイドなどで発熱や臓器症状が不明確となるため，意識状態の変容などが感染症を疑う契機となることもある[1]．

1 腫瘍熱の鑑別

　終末期悪性腫瘍患者における非感染性の発熱として腫瘍熱はしばしばみられる．

　腫瘍熱は血液悪性腫瘍や肝臓癌，転移性肝腫瘍，腫瘍内部の壊死などで特に高頻度にみられる[1]．しかし，基本的には腫瘍熱の診断は除外診断である[1]．そのため**進行がんの患者さんの発熱を腫瘍熱と安易に決めつけてはならず，特に熱型の変化があったときや全身状態の悪化を伴っている場合には，患者背景，症状，身体診察，検査所見などから感染症の可能性を検討**しなければならない．CRP，プロカルシトニンはがんでも感染症でも上昇しうるため，単一のマーカーとして腫瘍熱と感染症の鑑別に用いることはできない[4, 5]．その値を安易に感染症と結びつけて患者さんに不安を与えたり，余分な検査，治療を行ってはならない．

2 検査の必要性を考える

　終末期における感染症の診断に必要となる検査にも，採血のための穿刺や検査のための待ち時間に至るまで，さまざまな苦痛が伴いうる[6]．それゆえ，**検査を行う場合，検査の結果が判断に影響するのかどうかを通常の患者さん以上に考える**必要がある．例えば，血液培養を採取する場合，陽性となったら治療をするかを採取する前に考えなければならない．血液培養が陽性になっても治療を行わないならば，血液培養の採取は患者さんに苦痛を与えるだけになる．そのため，**診断・検査においても患者さんやご家族の意向を踏まえて行っていくことが重要**である．

● **ここがピットフォール**
感染症の精査にも一定の苦痛を伴う！

3. 終末期の感染症の治療

　通常の感染症治療判断においては生命予後の改善が最も重視されるが，終末期の患者さんでは症状の緩和が同程度に重要になる[7]．本邦の急性期病院における，亡くなる2週間以内に抗菌薬投与を受けた患者さんを対象とした検討では，44％が症状緩和を第一の目的としていた[8]．患者さんがどのような症状を訴えているかを知り，患者さん本人やご家族とともに目的に沿った治療の適応検討，選択が必要となる．例えば，解熱や疼痛の緩和だけが目的ならば，抗菌薬ではなくアセトアミノフェンやNSAIDsなどが同様の効果を得られる場合もあり，抗菌薬以外の手段も考慮すべきである．

■ 終末期患者に対する抗菌薬投与

　終末期患者には抗菌薬が投与されることが多い．アメリカの入院患者の全国調査は，進行がん患者が死亡するまでの最後の1週間に27％が抗菌薬投与を受けており，抗菌薬投与を受けたうち明確な感染症は15％にしか認められなかった[9]．本邦においても急性期病院で入院中に亡くなったがん患者において，22.6％の患者さんが，亡くなる一週間以内に抗菌薬投与を受けていた[3]．

1）生命予後と症状緩和

　前述のように終末期において抗菌薬投与の目標は生命予後の改善が目標になる場合と症状の緩和が優先される場合がある．抗菌薬投与による生命予後の改善に関して，終末期のがん患者において抗菌薬投与が生命予後の延長に寄与するという報告と，寄与しないという報告が混在している[1,7]．症状緩和に関して多くの報告では，尿路感染症では頻尿や発熱などの症状の改善がみられやすく（症状改善率は60〜92％），肺炎では呼吸困難などの症状の改善を認めにくい傾向にある（症状改善率は0〜55％）[10]．また，感染臓器を問わず，緩和病棟入院中の発熱した進行がん患者に対して抗菌薬を投与した報告では，解熱率は50％前後であった[11]．

2）抗菌薬のデメリット

　抗菌薬投与にはデメリットもある．痙攣や皮疹などの副作用やクロストリディオイデス（旧名：クロストリジウム）・ディフィシル感染症，耐性菌の出現や静脈路確保などの投与経路による苦痛などである[12]．

　抗菌薬投与による耐性菌の出現は感染症治療に難渋する以外にも，院内での拡散防止のための隔離や接触感染予防策などの感染対策が行われることからも，患者さんや家族に不安をもたらしうる[13]．また，隔離や接触感染予防により患者さんのケアのレベルが下がるなどのデメリットが生じる可能性がある[14]．感染対策は耐性菌から患者さんを守るものであり，隔離を受けている患者さん自身もほかの検出されていない耐性菌から守られることで感染対策のメリットを享受している．そのことを感染対策の実施に当たり十分に説明する必要がある．しかしながら，感染対策による隔離などはそもそも耐性菌が検出されることで生じる問題であるため，**不必要な抗菌薬の使用を慎み耐性菌を出現させないことが重要**である．

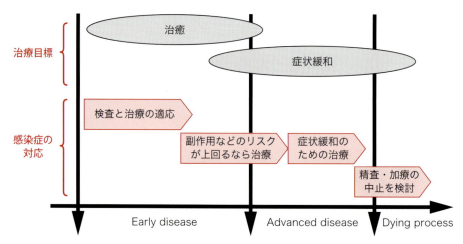

図　終末期の治療概念図
文献15より引用

3）終末期の治療選択

このように，終末期患者に対する抗菌薬投与にはメリットとデメリットの両方が存在する．しかし，終末期という性質上，患者背景が多様性に富み，前向きの比較が困難であることから，どういった症例にメリットがあり，どういった症例でデメリットがあるかは明確ではない．そのため**個々の症例において抗菌薬をはじめる理由，抗菌薬によって達成しようとする目標を明確にする必要がある**．図に終末期の抗菌薬投与に関しての概念図を示す[15]．

今，目の前の患者さんがどの段階にあり，どこを目標としているのか，医療者だけでなく患者さんやそのご家族とも相談しながら決定しなければならない．厚生労働省が平成30年に公表した「人生の最終段階における医療・ケアの決定プロセスに関するガイドライン」では医師だけでなく看護師，介護職員などを含めたチームと，ご本人とご家族など（「家族など」には，単身世帯が増えることを想定し身近な親友なども含まれている）との意思決定を推奨している[16]．また，感染症の診断がしばしば困難であるという理由からも，**治療方針を決定してからも変化があった場合は状況を説明し再度プランを練り直す**必要がある．例えば，抗菌薬の投与を行わずに経過をフォローしている状況において感染症の症状が明確となり，抗菌薬投与のメリットが生じる場合もある．逆に培養結果や抗菌薬投与の反応から感染症の可能性が下がり，抗菌薬投与のデメリットがメリットを上回ることもある．

また，悪性腫瘍患者では生命予後の推定が正確でないという報告があり[17, 18]，予後予測はときに正確に行えない．抗菌薬投与後に原病が急激に悪化し抗菌薬投与によるメリットが減った場合は，抗菌薬の投与を終了することも選択肢となる．

Advanced Lecture

■「終末期」について

ここまで「終末期」という単語を使用してきたが「終末期」とはどういうことだろうか．
日本のガイドライン間でも「適切な治療を尽くしても救命の見込みがない」，「生命予後が1カ

月程度と予測される」など定義が異なり[19〜21]，英語でもterminally illやend of lifeなどさまざまな表現がさまざまなニュアンスで使用されているようである[22]．そのため同じ「終末期」という言葉を使っていても話がかみ合わなくなる可能性がある．患者さんの治療方針を決めていくにあたって，患者さんの状態に関して「終末期」という単語で終わらせずに，上級医を含めた医療者，患者さんご自身とそのご家族と共通の認識をもつことが必要であると考える．

おわりに

終末期患者は背景が非常に多様で，抗菌薬投与に関して明確な正解を出すことは難しい．そのため患者さん一人一人に対して真摯に向かい合い，最も患者さんに合った治療を考える必要がある．

文献・参考文献

1) Macedo F, et al：Antimicrobial therapy in palliative care：an overview. Support Care Cancer, 26：1361-1367, 2018
2) Plein LM & Rittner HL：Opioids and the immune system – friend or foe. Br J Pharmacol, 175：2717-2725, 2018
3) Nakagawa S, et al：Can anti-infective drugs improve the infection-related symptoms of patients with cancer during the terminal stages of their lives? J Palliat Med, 13：535-540, 2010
4) Bolayirli M, et al：C-reactive protein as an acute phase protein in cancer patients. Med Oncol, 24：338-344, 2007
5) Shomali W, et al：Can procalcitonin distinguish infectious fever from tumor-related fever in non-neutropenic cancer patients? Cancer, 118：5823-5829, 2012
6) Morrison RS, et al：Pain and discomfort associated with common hospital procedures and experiences. J Pain Symptom Manage, 15：91-101, 1998
7) Baghban A & Juthani-Mehta M：Antimicrobial Use at the End of Life. Infect Dis Clin North Am, 31：639-647, 2017
8) Tagashira Y, et al：Antimicrobial prescribing in patients with advanced-stage illness in the antimicrobial stewardship era. Infect Control Hosp Epidemiol, 39：1023-1029, 2018
9) Albrecht JS, et al：A nationwide analysis of antibiotic use in hospice care in the final week of life. J Pain Symptom Manage, 46：483-490, 2013
10) Rosenberg JH, et al：Antimicrobial use for symptom management in patients receiving hospice and palliative care：a systematic review. J Palliat Med, 16：1568-1574, 2013
11) Chen LK, et al：Antibiotic prescription for fever episodes in hospice patients. Support Care Cancer, 10：538-541, 2002
12) White PH, et al：Antimicrobial use in patients with advanced cancer receiving hospice care. J Pain Symptom Manage, 25：438-443, 2003
13) Heckel M, et al：Effects of Methicillin-Resistant Staphylococcus aureus/Multiresistant Gram-Negative Bacteria Colonization or Infection and Isolation Measures in End of Life on Family Caregivers：Results of a Qualitative Study. J Palliat Med, 20：273-281, 2017
14) Stelfox HT, et al：Safety of patients isolated for infection control. JAMA, 290：1899-1905, 2003
15) Datta R & Juthani-Mehta M：Burden and Management of Multidrug-Resistant Organisms in Palliative Care. Palliat Care, 10：1178224217749233, 2017
16) 「人生の最終段階における医療・ケアの決定プロセスに関するガイドライン（平成30年3月　改訂版）」（人生の最終段階における医療の普及・啓発の在り方に関する検討会），2018
　　https://www.mhlw.go.jp/file/06-Seisakujouhou-10800000-Iseikyoku/0000197722.pdf
17) Taniyama TK, et al：Can oncologists predict survival for patients with progressive disease after standard chemotherapies? Curr Oncol, 21：84-90, 2014
18) White N, et al：A Systematic Review of Predictions of Survival in Palliative Care：How Accurate Are Clinicians and Who Are the Experts? PLoS One, 11：e0161407, 2016

19)「救急・集中治療における終末期医療に関するガイドライン 〜3学会からの提言〜」(日本集中治療医学会, 日本救急医学会, 日本循環器学会), 2014
https://www.jsicm.org/pdf/1guidelines1410.pdf
20)「終末期医療に関するガイドライン 〜よりよい終末期を迎えるために〜」(全日本病院協会 終末期医療に関するガイドライン策定検討会), 2009
https://www.ajha.or.jp/voice/pdf/161122_1.pdf
21)「終末期がん患者の輸液療法に関するガイドライン 2013年版」(日本緩和医療学会 緩和医療ガイドライン作成委員会/編), 金原出版, 2013
22) Hui D, et al：Concepts and definitions for "actively dying," "end of life," "terminally ill," "terminal care," and "transition of care"：a systematic review. J Pain Symptom Manage, 47：77-89, 2014

プロフィール

佐々木俊治（Toshiharu Sasaki）
藤田医科大学 医学部 感染症科
膠原病研修の後に，がん病院で感染症科研修をはじめ，2018年4月から現在の職場で働かせていただいています．終末期医療はどのシチュエーションでも重要なテーマです．いろいろな人とともに考えていければと思っています．

第3章 免疫不全患者診療における微生物および検査データの扱い方

1. CRPとプロカルシトニンの有用性と限界

土戸康弘

> **Point**
> ・CRP，プロカルシトニン（PCT）は細菌感染症の診断に有用であるが限界もある
> ・免疫不全患者におけるさまざまな病態によりCRP，PCTの値は修飾を受ける
> ・CRP，PCT以外のパラメータで感染症のフォローを行うことを心がける

はじめに

　CRP，PCTは代表的な炎症マーカーであり，感染症診療における有用性の研究がこれまでに数多くなされてきた．CRP，PCTは必要か不要か，といった二元論での論争（あるいは"炎上"反応）が起きやすい話題であるが，そういった極論を臨床現場にもち込むことはかえって混乱のもととなるため，利点と欠点を知ったうえで上手に使うというのが現実的である．免疫状態にかかわらず，**患者背景を把握しどの臓器にどのような微生物が感染しているのかを丁寧に評価していく，という感染症診療の原則は一貫して重要**である．本稿ではまず一般的なCRP，PCTの知見を中心に解説し，最後に免疫不全患者で注意すべき点について述べることとする．

1. 総論

　CRPはC反応性タンパク（C-reactive protein）の略で，肺炎球菌のC多糖類に結合する物質として知られる急性期タンパクであり，さまざまな炎症反応を反映する非特異的なマーカーとして医療現場で広く利用されている．

　一方でPCTはカルシトニンの前駆体で，甲状腺C細胞で産生されるホルモンとして1975年に発見され[1]，1992年に熱傷患者で[2]，1993年に敗血症患者でPCTが上昇することが報告された[3]．PCTは健常人での血中濃度は低値である[4]が，感染症，特に全身性炎症が起こる敗血症の状態では，PCTはほぼすべての組織・細胞で産生される[5]．さらに，PCTはウイルス感染症ではあまり産生されないことが知られている[4]．CRPに比べて反応時間が3～4時間と短く[6]，白血球などの血球成分からはほとんど産生されないためステロイドや抗癌薬などの投与下でもあまり影響を受けないとされ[7]，細菌感染症の診断における炎症マーカーとして期待がもたれている．しかし，**PCTには偽陽性・偽陰性が知られており解釈には注意が必要である**（表）[8]．

表　PCTの偽陽性・偽陰性をきたす疾患/病態

偽陽性	生後まもない新生児，ARDS，熱帯熱マラリア 全身性真菌感染症，重症外傷，手術後，抗胸腺グロブリン投与後 化学性肺臓炎，重症熱傷，熱中症，サイトカインストーム 甲状腺髄様癌，肺小細胞癌，カルチノイド，傍腫瘍ホルモン産生を伴う腫瘍
偽陰性	細菌感染症の初期 局所細菌感染症 亜急性心内膜炎

ARDS：acute respiratory distress syndrome（急性呼吸窮迫症候群）
文献8を参考に作成

2. 細菌感染症の診断における有用性

　CRP・PCTともに，敗血症や細菌感染症に対する診断精度についての研究が複数報告されている．Simonらによるメタ解析では，非感染症を対照群とするとCRPは感度78％，特異度60％，PCTは感度85％，特異度83％であった．また，ウイルス感染症を対照群とするとCRPは感度73％，特異度81％，PCTは感度82％，特異度88％であった[9, 10]．PCTはCRPに比べて診断性能はよいが，感度と特異度には限界がある．

　市中病院の救急外来を受診した敗血症疑い患者におけるdecision curve analysisを用いた過去起点コホート研究では，CRPはCURB-65に比べて敗血症の予後予測に関する上乗せ効果はないという結果であり[11]，**CRPよりもバイタルサインの評価が重要**であることがうかがわれる．一方で，同研究ではCRPが上昇するほど死亡率は単調に増加したこと，敗血症に対するPCTの予後予測に関する観察研究でも死亡群では生存群に比べてPCTが高値であった[12]ことを鑑みると，**CRP，PCT単独で予後が決まるわけではないが，高値であれば予後が悪い場合があるため注意が必要**であるといえる．また，たとえ低値であっても重症例が存在することに留意すべきである．

3. 治療期間の決定における有用性

　近年，治療期間の決定においてPCTを治療効果の指標として役立てようとする研究が多く実施されている．主に肺炎に関する研究が多く，2018年に報告されたメタ分析では30日死亡割合の減少（9％ vs 10％，調整オッズ比 0.83［95％信頼区間0.70〜0.99］，$p=0.037$），抗菌薬投与日数の減少（5.7 vs 8.1日［95％信頼区間−2.71〜−2.15］，$p<0.0001$），抗菌薬関連副作用の減少（16％ vs 22％，調整オッズ比 0.68［95％信頼区間0.57〜0.82］，$p<0.0001$）が認められた[13]．

　しかし，米国のデータベースを用いた過去起点コホート研究では，実臨床においてPCTの使用が抗菌薬治療期間の延長と *Clostridioides difficile*（*Clostridium difficile* より名称変更）感染症（CDI）の増加に関連していたとされ[14]，PCTの適切な運用方法については今後の課題であると考えられる．

4. 免疫不全患者において特に注意すべき点

最初に述べたように，免疫正常者であっても免疫不全患者であっても感染症診療の原則は揺るがないため，前述のCRP，PCTの有用性の議論は基本的には同様に考えてよい．しかし，免疫不全患者では時に**基礎疾患や免疫抑制治療による影響で炎症マーカーの特徴が異なる場合がある**ため注意が必要である．

1 腫瘍熱

血液腫瘍患者や多発転移を伴う固形癌患者では腫瘍熱と細菌感染症の鑑別が問題となることがある．好中球減少のない悪性腫瘍患者（リンパ腫，骨髄腫，固形癌）における前向き観察研究では，腫瘍熱患者においては感染症患者と同様にベースラインのPCTの上昇が認められたが，感染症患者では抗菌薬治療後にPCT値の低下が有意に認められた[15]．単回のPCT測定のみでは腫瘍熱と感染症の鑑別は困難であると思われる．

2 自己免疫疾患

全身性エリテマトーデス（systemic lupus erythematosus：SLE）ではCRPが上昇しにくいことが知られているが，漿膜炎を合併するとCRPが上昇する[16]．また，SLEにおける細菌感染症の診断においては，CRPに比べてPCTの有用性は低いという報告がある[17]．自己免疫疾患では一般的にPCTは上昇しにくいとされているが，多発血管炎性肉芽腫症，川崎病，成人発症スティル病，Goodpasture症候群などでは上昇することが報告されており[18]，免疫抑制治療を強化したいが細菌感染症の除外も必要であるというジレンマに陥ることが多い．

3 免疫抑制治療

CRPはステロイドなどのさまざまな免疫抑制治療によって低下することが知られている．特に，抗IL-6抗体であるトシリズマブ（アクテムラ®）投与によりCRPは陰性になるか，ほとんど上昇を認めなくなってしまう．トシリズマブ投与中の患者さんにおけるPCTの有用性については症例報告が散見される程度で，まとまったデータは乏しい[19]．

4 そのほか

免疫不全患者は入院で治療することが多いが，入院中の発熱では薬剤熱や偽痛風などの非感染症も鑑別となる．いずれもエビデンスが乏しい領域であるが，薬剤熱に関する国内の観察研究ではPCTを測定した11例中10例で0.25 ng/mL以下であり，上昇しにくい可能性がある[20]が，小規模の検討であり今後のデータの蓄積が重要である．偽痛風を含む非細菌性炎症性関節炎と化膿性関節炎の鑑別において，PCTは感度59.3％，特異度86％という報告があり[21]，PCT単独では診断に限界があるため関節穿刺が重要となる．

Advanced Lecture

■ プレセプシンの有用性

プレセプシン（presepsin）は食細胞が有する細胞表面タンパクCD14の可溶性分画であり，細菌の貪食の過程で細胞外に分泌されるため，敗血症の新規炎症マーカーとして期待されている．

本邦では2014年に保険収載となった（PCTと同様の320点）．2015年に報告されたメタ解析では敗血症の診断に対して感度83％，特異度78％であり[22]，CRPやPCTと同様，**感度・特異度には限界があり，有用性のエビデンスがまだ乏しいのが現状**である．これ以外にも今後さまざまなバイオマーカーが登場してくることが予想されるが，さまざまなセッティングや疾患・病態における臨床的知見が蓄積されるまでは安易な使用は控えるのが安全だろう．

おわりに

CRP，PCTの有用性について解説し，免疫不全患者での注意事項にも触れてきたが，最後に，**検査を提出する前に数値を予測すること**を重要なポイントとして挙げておきたい．患者さんの病歴聴取・身体診察に基づいてCRP，PCTが高値なのか低値なのか予測をしておき，その結果が予想通りであればアセスメント通り診療を継続すればよい．一方で，予想外の異常高値・低値であったときにはそれを"気づき"として，**何か見落としている所見や病態がないかアセスメントの見直しを行うこと**が，**適切な感染症診療につながる**ことと思う．

また，免疫不全患者ではさまざまな干渉が加わることで感染症の治療効果判定が難しくなるため，CRP，PCT以外のパラメータ（全身状態，バイタルサイン，グラム染色所見，画像所見など）を参考に経過をみていく必要がある．日々の診療で培った臨床力が試されるため，日頃からCRP，PCT以外のパラメータで感染症のフォローアップを行うことを心がけておくとよいと考える．

文献・参考文献

1) Moya F, et al：Calcitonin biosynthesis：evidence for a precursor. Eur J Biochem, 55：407-413, 1975
2) Nylen ES, et al：Serum procalcitonin as an index of inhalation injury in burns. Horm Metab Res, 24：439-443, 1992
3) Assicot M, et al：High serum procalcitonin concentrations in patients with sepsis and infection. Lancet, 341：515-518, 1993
4) Linscheid P, et al：In vitro and in vivo calcitonin I gene expression in parenchymal cells：a novel product of human adipose tissue. Endocrinology, 144：5578-5584, 2003
5) Müller B, et al：Ubiquitous expression of the calcitonin-i gene in multiple tissues in response to sepsis. J Clin Endocrinol Metab, 86：396-404, 2001
6) Becker KL, et al：Clinical review 167：Procalcitonin and the calcitonin gene family of peptides in inflammation, infection, and sepsis：a journey from calcitonin back to its precursors. J Clin Endocrinol Metab, 89：1512-1525, 2004
7) Müller B, et al：High circulating levels of the IL-1 type II decoy receptor in critically ill patients with sepsis：association of high decoy receptor levels with glucocorticoid administration. J Leukoc Biol, 72：643-649, 2002
8) Christ-Crain M & Müller B：Procalcitonin in bacterial infections--hype, hope, more or less? Swiss Med Wkly, 135：451-460, 2005
9) Simon L, et al：Serum procalcitonin and C-reactive protein levels as markers of bacterial infection：a systematic review and meta-analysis. Clin Infect Dis, 39：206-217, 2004
10) Simon L, et al：Serum procalcitonin and C-reactive protein levels as markers of bacterial infection：a systematic review and meta-analysis. Clin Infect Dis, 39：206-217, 2004. Erratum in Clin Infect Dis, 40：1386-1388, 2005
11) Yamamoto S, et al：Prognostic utility of serum CRP levels in combination with CURB-65 in patients with clinically suspected sepsis：a decision curve analysis. BMJ Open, 5：e007049, 2015
12) Jain S, et al：Procalcitonin as a prognostic marker for sepsis：a prospective observational study. BMC Res Notes, 7：458, 2014
13) MD PPS, et al：Effect of procalcitonin-guided antibiotic treatment on mortality in acute respiratory infections：a patient level meta-analysis. Lancet Infect Dis, 18：95-107, 2017

14) Chu DC, et al：Practice Patterns and Outcomes Associated With Procalcitonin Use in Critically Ill Patients With Sepsis. Clin Infect Dis, 64：1509-1515, 2017
15) Shomali W, et al：Can procalcitonin distinguish infectious fever from tumor-related fever in non-neutropenic cancer patients? Cancer, 118：5823-5829, 2012
16) de Carvalho JF, et al：C-Reactive protein and its implications in systemic lupus erythematosus. Acta Reumatol Port, 32：317-322, 2007
17) El-serougy E, et al：Procalcitonin and C-reactive protein as markers of infection in systemic lupus erythematosus：the controversy continues. Lupus, 23：096120331877710-096120331877718, 2018.［Epub ahead of print］
18) Wu JY, et al：Use of serum procalcitonin to detect bacterial infection in patients with autoimmune diseases：a systematic review and meta-analysis. Arthritis Rheum, 64：3034-3042, 2012
19) Gaensbauer JT, et al：Procalcitonin：a marker of infection not subverted by treatment with interleukin-6 receptor inhibition. Pediatr Infect Dis J, 32：1040, 2013
20) Yaita K, et al：A Retrospective Analysis of Drug Fever Diagnosed during Infectious Disease Consultation. Intern Med, 55：605-608, 2016
21) Paosong S, et al：Serum procalcitonin as a diagnostic aid in patients with acute bacterial septic arthritis. Int J Rheum Dis, 18：352-359, 2015
22) Zhang J, et al：Diagnostic Value of Presepsin for Sepsis：A Systematic Review and Meta-Analysis. Medicine (Baltimore), 94：e2158, 2015

プロフィール

土戸康弘（Yasuhiro Tsuchido）
京都大学医学部附属病院 検査部・感染制御部
専門：感染症一般，渡航医学，糸状菌（アスペルギルス）の疫学研究
CRP，PCTだけ見ていると裏切られることが多いです．バイオマーカーに使われるのではなくて，バイオマーカーを使いこなせるようになりたいですね．

第3章　免疫不全患者診療における微生物および検査データの扱い方

2. β-D-グルカン高値

木村宗芳

> **Point**
> ・血清β-D-グルカン高値であっても偽陽性のことがある
> ・血清β-D-グルカン検査は真菌感染症の有病率の高い患者群に絞って使用することが重要である
> ・血清β-D-グルカン高値のみではどの真菌が感染を起こしているかわからない

症例

60歳代男性．基礎疾患：C型肝炎による肝硬変，肝細胞癌，その他基礎疾患なし．
　肝細胞癌に対して根治目的の肝部分切除術を受けている．術後4日目になっても微熱の遷延を認めたため血液培養2セット採取後（結果は陰性）からタゾバクタム・ピペラシリンの投与が開始された．その後，術後7日目に39℃の発熱があり腹部の造影CTが撮影されたが，膿瘍など，手術創部の感染症ほかの熱源は特定されなかった．しかし，その後術後14日目になっても38～39℃の発熱が持続している．血液培養のフォローは適宜行っているが結果は陰性である．熱源検索のため担当医が血清β-D-グルカン検査（ファンギテック®Gテスト　MKⅡで測定）をオーダーしたところ55 pg/mL（正常＜20 pg/mL）と上昇を認め，真菌感染症が疑われ感染症科にコンサルトとなった．

はじめに

　「血清β-D-グルカン検査とは？」と聞かれたら，多くの研修医は「真菌感染症の検査」と答えるだろう．しかし，筆者の経験では，それが具体的にどのような種類の真菌の検査に有用なのかという点やその検査の有効性と限界について説明することのできる研修医はごく少数である．結果，「何となく真菌感染症が心配だったので検査してみた」というはっきりしない理由で検査をオーダーし，高値であった場合にその結果をどのように解釈すればいいか悩む研修医の姿をしばしば目にしてきた．本稿ではこのような問題を解決するために，血清β-D-グルカン検査の適切な利用法について解説していく．

1. 血清β-D-グルカン検査の概説

β-D-グルカンはCandidaなどの真菌の細胞壁の構成成分の1つである[1]．そのため患者血清のβ-D-グルカンを測定することは，Candida, Aspergillus, Pneumocystis jirovecii, Trichosporon, Fusariumなどの病原真菌による侵襲性感染症の診断に有用であることがわかっている[1]．一方で真菌であってもその細胞壁にβ-D-グルカンがほとんど含まれていないCryptococcusやMucorなどによる真菌感染症では血清β-D-グルカン値は上昇しない．つまり，**すべての真菌で陽性になる検査ではない**．また，どんな検査であっても感度・特異度というものがある．表1に主な真菌感染症における血清β-D-グルカン検査の感度・特異度をまとめている．これによると全侵襲性Candida症患者の3〜43％，および全侵襲性肺Aspergillus症患者の51％が血清β-D-グルカン陰性（基準値未満）となることがわかる．以上より，**血清β-D-グルカン検査の陰性を根拠に真菌感染症の可能性を除外することはできない**．

また，前述のようにβ-D-グルカン陽性になりうる真菌は複数あるため，**本検査陽性のみではどの真菌が実際に感染を起こしているかはわからない**．一般的に真菌感染症は原因真菌によって第一選択の治療薬が異なるため，菌種まで特定できないことは本検査の欠点である．

2. 血清β-D-グルカンの測定法と測定値

血清β-D-グルカン検査には国内では，比濁法であるワコー法と比色法であるファンギテック®GテストMKⅡの2つの測定法があり，それぞれ値が異なる．一般的には，比濁法の1 pg/mLが比色法の7〜10 pg/mL程度の値に相当する[10]．また，**血清β-D-グルカン検査は定量検査であるため，高値であればあるほど偽陽性の可能性は下がり，真の陽性の可能性が高くなる**．例えばファンギテック®GテストMKⅡでは20 pg/mL以上で陽性と判定されるが，20 pg/mLから60 pg/mLの間では偽陽性のことも多いとされる[10]．一方，60 pg/mL以上では真の真菌感染症のことが多い[10]．

本稿ではβ-D-グルカンの測定法ごとの差異や具体的な値の評価法の詳細については複雑であるため取り扱わない．

3. 血清β-D-グルカン検査の適応

同種造血幹細胞移植患者や急性白血病に対しての寛解導入療法中の患者さんなど，高度免疫不全患者は，真菌感染症をきたすリスクがそれ以外の患者さんよりもはるかに高いため，それらの患者さんが発熱したという理由だけで真菌感染症のスクリーニング目的に血清β-D-グルカンが採取されることがある[8]．一方で，そこまで免疫不全が強くない患者さんでは，発熱のみを理由として真菌感染症のスクリーニング目的で本検査を実施することは原則として推奨されてはいない．ここではその背景になる理論を解説するために簡単なシミュレーションを行ってみる．

まずβ-D-グルカンの侵襲性真菌感染症の診断感度と特異度をそれぞれ50％と99％とする（値は文献8に従い，カットオフ値も固定されていると仮定）．次に，侵襲性真菌感染症の高リスク群である同種造血幹細胞移植を受けた血液疾患患者で原因不明の発熱をきたした400人中40人の原因が真菌感染症であるとする（同種造血幹細胞移植患者には5〜10％程度で侵襲性真菌感染症が

表1 急性の経過をとることの多い主な真菌感染症と血清β-D-グルカンの感度/特異度

	侵襲性Candida症[2, 3]	侵襲性Aspergillus症[4, 5]	ニューモシスチス肺炎[6, 7]	侵襲性真菌感染症[8]
素因（リスク因子）	・中心静脈カテーテル挿入 ・中心静脈栄養管理中 ・広域抗菌薬投与中 ・APACHEスコア高値 ・透析が必要なレベルの急性腎不全 ・腹腔内の外科手術 ・胃腸管の穿孔・リークの存在	・長期の重症好中球減少症 ・高用量のステロイド投与 ・AIDS ・免疫抑制薬投与	〈HIV患者〉 ・特にCD4陽性T細胞数＜200/μLの患者さん） 〈非HIV患者〉 ・血液悪性疾患 ・同種造血幹細胞移植 ・臓器移植 ・ステロイド投与 ・免疫抑制薬投与 ・血管炎などの炎症性疾患	・侵襲性Candida症，侵襲性Aspergillus症とほぼ同じ
主な病型または特徴・感染臓器など	・Candida血症（主にカテーテル関連血流感染症） ・Candida膿胸 ・Candida腹膜炎 ・Candida髄膜炎 ・Candida膿瘍（肝臓・脾臓・手術部位など）など	・肺または副鼻腔に感染することがほとんどである ・胸部CTでは典型的には早期にハロサインやAir Crescentサインを呈する	・肺炎を起こす ・典型的には胸部CTでびまん性に両側肺に間質陰影を呈することが特徴である	・真菌血症 ・肺炎 ・副鼻腔炎 ・膿胸 ・腹腔内感染症 ・中枢神経感染症 など
血清β-D-グルカンの感度/特異度	・測定法とカットオフ値の違いによるばらつきあり（成書参照） ・感度：57〜97％ ・特異度：56〜93％ ・近年のメタ解析では感度は75％であった	・Fungitell法のカットオフ80 pg/mLとした時 ・感度：49％ ・特異度：82％	〈HIV感染者〉 ・Fungitell法でのカットオフ80 pg/mLとした時 ・感度：92％ ・特異度：65％ 〈非HIV感染者〉 ・ワコー法でのカットオフ31 pg/mLとした時 ・感度：92％ ・特異度：86％	・総説では感度：50％，特異度：99％と報告されている ・近年のメタ解析では感度：76.8％，特異度：85.3％であった
主な確定診断法	・真菌血症：血液培養 ・膿胸：胸水培養 ・腹膜炎：腹水培養 ・髄膜炎：髄液培養 ・膿瘍：膿瘍内容培養	・副鼻腔・肺の感染組織の病理検査・培養 ・上記素因に加えCTでの特徴的所見（ハロサインなど）と血清またはBALFなどの培養やAspergillus抗原で総合的に診断する	・気管支鏡検査で採取した検体 ・BALFで菌体を見つけるまたはPCR陽性を証明する	・各種真菌感染症の確定診断法を用いる （侵襲性Candida症と侵襲性Aspergillus症の確定診断法などを用いる）

〈注釈〉
1. 侵襲性真菌感染症とは，各真菌による侵襲性真菌感染症をまとめた概念であり侵襲性Candida症，侵襲性Aspergillus症，Trichosporon症，Fusarium症などがここに含まれる（ニューモシスチス肺炎は除外されている）．詳細な定義は複雑なので文献9を参照していただきたい．
2. 表1では真菌感染症の中では比較的良く見られかつ早期診断と早期治療が重要なものに絞ってまとめている．それ以外にも，慢性壊死性Aspergillus症やAspergillomaといった別の病型をとる真菌感染症も存在するが，一般的には表1で取り扱っている真菌感染症の方が短期的な生命予後が悪く，早期診断・早期治療が重要であるため今回はこれらに絞ってまとめている．また早期診断・早期治療が重要な真菌感染症であっても一般的な患者群では極めて稀な（原則として急性白血病患者や造血幹細胞移植患者などでしか問題にならないため，それらの患者さんの診療に従事しない多くの医師が鑑別にあげる必要性は極めて乏しい）Trichosporon症やFusarium症などは取り扱っていない．
3. 血清β-D-グルカンの上昇しない真菌感染症（Cryptococcus症，Mucor症など）も表1では取り扱わなかった．
4. 侵襲性Candida感染症のリスク因子にはよく研究されているCandida菌血症のリスク因子を記載している．
5. BALF：bronchoalveolar lavage fluid（気管支肺胞洗浄液）
6. 血清β-D-グルカンにはいくつか異なる測定法がある．文献を読む時は，どの方法で測定し（測定法によって値が異なることがある），どのカットオフ値で感度・特異度がどれくらいかを確認することが望ましい．
7. Fungitell法は海外で使用される比色法でのβ-D-グルカン検査である．

表2　造血幹細胞移植患者と血清β-D-グルカン

		侵襲性真菌感染症		合計
		あり	なし	
血清β-D-グルカン	陽性	20（A）	3.6（B）	23.6（A＋B）
	陰性	20（C）	356.4（D）	376.4（A＋C）
	合計	40（A＋C）	360（B＋D）	400（A＋B＋C＋D）

初期条件 A＋B＋C＋D＝400，侵襲性真菌感染症患者 A＋C＝40，感度＝A/（A＋C）＝0.5，特異度＝D/（B＋D）＝0.99を計算すると上記の表のようになる．
そして偽陽性率＝B/（A＋B）＝0.153（15％）と低くなることがわかる．

注：β-D-グルカンは定量検査であり，どこにカットオフ値を設定するかで感度・特異度は変わってしまう検査である．今回表2A，2Bでは，読者に検査の適応についてイメージしやすいように血清β-D-グルカン検査を定性検査のように「陽性」：カットオフ値以上，「陰性」：カットオフ値未満の2つにだけ分けて解説した．

表3　無作為に集められた発熱患者と血清β-D-グルカン

		侵襲性真菌感染症		合計
		あり	なし	
血清β-D-グルカン	陽性	2（A）	4（B）	6（A＋B）
	陰性	2（C）	392（D）	394（A＋C）
	合計	4（A＋C）	396（B＋D）	400（A＋B＋C＋D）

初期条件 A＋B＋C＋D＝400，侵襲性真菌感染症患者 A＋C＝4，感度＝A/（A＋C）＝0.5，特異度＝D/（B＋D）＝0.99を計算すると上記の表のようになる．
そして偽陽性率＝B/（A＋B）＝0.68（68％）と高くなってしまうことがわかる．

生じるという報告[11]に基づき有病率10％と仮定），この群に血清β-D-グルカン検査を実施した場合，**表2**に示すように20人が真の陽性，3.6人が偽陽性となり（偽陽性率15.3％），陽性者の多くは真の真菌感染症であることがわかる．

一方，真菌感染症の素因（リスク因子）を無視して無作為に抽出した発熱患者400人の中に4人の真菌感染症患者がいるとする（明確なデータはないが，筆者が診察する発熱患者の1％程度が真の真菌感染症という経験に基づいて有病率1％と仮定）．この群に血清β-D-グルカン検査を実施した場合，**表3**に示すように6人しか検査陽性にならないだけでなく，うち4人が偽陽性となってしまう（偽陽性率68％）．

以上より，**血清β-D-グルカン検査は真菌感染症の素因などの情報をもとに有病率の高い患者群に絞って使用しなければその有効性を十分に発揮できないことがわかる．**

筆者の知る限り，血清β-D-グルカン検査の適応を科学的根拠に基づいて明確に記載したガイドラインや教科書はない．筆者は，**表1の各真菌感染症の素因を参考に，症状，画像所見などを総合的に検討したうえで目の前の患者さんに血清β-D-グルカン検査を実施するか決定している．**

●ここがピットフォール

偽陽性を生じる因子としては，血液製剤（アルブミン，免疫グロブリン，凝固因子など），血液透析，ガーゼの使用（グルカンが含まれていることがある），タゾバクタム・ピペラシリン投与，アモキシシリン・クラブラン酸の投与，重症粘膜障害などが知られている[1]．これらをあらかじめ理解したうえで検査を実施することが望ましい．

4. 血清β-D-グルカン検査の利用法

真菌感染症の素因を有する患者さんに血清β-D-グルカン検査を実施する場合，**表1**の情報などを参考に目の前の患者さんがどの真菌感染症を起こしている可能性があるかを検査前に明確にしておくことが望ましい．くり返しになるが，血清β-D-グルカン高値のみでは原因真菌まで特定できない．そのため，疑った真菌感染症の確定診断には本検査以外の真菌の検査が必要になり，併せて行うことがほとんどである（**表1**）．

> ● ここがポイント
>
> 血清β-D-グルカン検査を実施する場合には，真菌感染症の確定診断に必要な検査も併せて実施する．

例えば，食道癌術後の*Candida*膿胸の可能性を考慮して胸水の真菌培養を検査したり，*Candida*によるカテーテル関連血流感染症を疑って複数セットの血液培養を採取することなどである．その他，プレドニゾロン40 mg/日で治療中の患者さんにニューモシスチス肺炎（昔はカリニ肺炎と呼ばれていた）を疑い，診断の補助目的に血清β-D-グルカン検査を実施し，確定診断のための気管支鏡検査を追加することも臨床現場ではしばしばなされる．

ただし，真菌感染症の診療に慣れている医師ほど，血清β-D-グルカン検査を実施する前にほかの確定診断用の検査のみを実施して真菌感染症の診断をつけていることも多いと思われる．

Advanced Lecture

■ β-D-グルカン高値の際の抗微生物薬の適応について

偽陽性の問題もあるため一部の高度免疫不全患者を除いて，血清β-D-グルカン高値を根拠に抗真菌薬などの抗微生物薬を投与することは原則として推奨されていない．この例外となる患者群としては，同種造血幹細胞移植患者や化学療法中の急性骨髄性白血病患者が知られている．これらの患者さんで血清β-D-グルカン高値に加え，画像上，真菌性の肺炎などの真菌感染症を疑う所見（ハロサインなど）を認めた場合には侵襲性真菌感染症の可能性が高いと判断され[9]，確定診断がついていない段階であっても抗真菌薬の先制投与と早期の診断的手技の実施（気管支鏡検査など）が検討される．

そのほか，ニューモシスチス肺炎の素因のある患者さんの胸部CTで両側肺のスリガラス影を呈し，血清β-D-グルカン高値を認める状況では本症の可能性が高いため，早期のST合剤などの治療薬導入と確定診断のための気管支鏡検査が同様に検討される[6, 7]．また，重篤なICU入室患者（侵襲性*Candida*症の高リスク群）を対象に定期的に血清β-D-グルカンを測定し，高値であったときに抗真菌薬の先制投与（真菌感染症の確定診断前に治療を開始）を行う戦略が立案されており[12]，今後の知見の集積が待たれる．

5. 冒頭の症例

まずは，患者さんの病歴を確認した．その結果，真菌感染症の素因を有していないことと術後にアルブミンの投与歴があったことがわかった．熱の原因としては，身体所見や造影CT所見，血

液培養2セット陰性などから感染所見を認めないことに加え，患者さんが熱のわりには元気であるためタゾバクタム・ピペラシリンによる薬剤熱の可能性が高いと判断した．そのため，抗真菌薬は投与せず，タゾバクタム・ピペラシリンを中止し，慎重に経過観察した．その結果，中止後2日後に患者さんは解熱し，その後の経過も良好であった．以上より発熱の原因はタゾバクタム・ピペラシリンの薬剤熱であり，アルブミン投与and/orタゾバクタム・ピペラシリン投与によってβ-D-グルカン偽陽性を起こしていたと診断した．

おわりに

β-D-グルカン検査を最も有効に使うには，患者さんが**真菌感染症の素因を有しているのか**，**どの真菌による感染症が疑われるのか**，**検査結果をどのように解釈すればいいか**，などを事前に整理してから検査をオーダーすることを心がけたい．

文献・参考文献

1) Clancy CJ & Nguyen MH：Finding the "missing 50％" of invasive candidiasis：how nonculture diagnostics will improve understanding of disease spectrum and transform patient care. Clin Infect Dis, 56：1284-1292, 2013
2) Karageorgopoulos DE, et al：β-D-glucan assay for the diagnosis of invasive fungal infections：a meta-analysis. Clin Infect Dis, 52：750-770, 2011
3) Kauffman CA：Epidemiology and pathogenesis of candidemia in adults. UpToDate®, 2018
4) Kauffman CA：Epidemiology and clinical manifestation of invasive aspergillosis. UpToDate®, 2017
5) Kauffman CA：Diagnosis of invasive aspergillosis. UpToDate®, 2017
6) Sax PE：Clinical presentation and diagnosis of pneumocystis pulmonary infection in HIV-infected patients. UpToDate®, 2016
7) Thomas CF Jr & Limper AH：Epidemiology, clinical manifestations, and diagnosis of pneumocystis pneumonia in HIV-uninfected patients. UpToDate®, 2017
8) Lamoth F, et al：β-Glucan antigenemia assay for the diagnosis of invasive fungal infections in patients with hematological malignancies：a systematic review and meta-analysis of cohort studies from the Third European Conference on Infections in Leukemia（ECIL-3）. Clin Infect Dis, 54：633-643, 2012
9) De Pauw B, et al：Revised definitions of invasive fungal disease from the European Organization for Research and Treatment of Cancer/Invasive Fungal Infections Cooperative Group and the National Institute of Allergy and Infectious Diseases Mycoses Study Group（EORTC/MSG）Consensus Group. Clin Infect Dis, 46：1813-1821, 2008
10) 大林民典：日本発血中（1→3）-β-D-グルカン測定法―その誕生からグローバル化までの足跡と今後の展望―. Medical Mycology Journal, 58J：J141-J147, 2017
11) Lionakis MS, et al：Breakthrough Invasive Mold Infections in the Hematology Patient：Current Concepts and Future Directions. Clin Infect Dis, 2018［Epub ahead of print］
12) Hanson KE, et al：β-D-glucan surveillance with preemptive anidulafungin for invasive candidiasis in intensive care unit patients：a randomized pilot study. PLoS One, 7：e42282, 2012

プロフィール

木村宗芳（Muneyoshi Kimura）
国家公務員共済組合連合会 虎の門病院 臨床感染症科
20年以上前に父から教わった「鶏口となるも牛後となるなかれ」を座右の銘にしています．
虎の門病院は，感染症の臨床および研究経験豊富な上級医，多数の熟練の細菌検査技師，他科の高名な先生方，優秀なメディカル・スタッフ・若手スタッフに恵まれております．また臨床研究もさかんで当科からも数多くの論文を世界に発信しています．厳しくも学びの多い環境に飛び込むことを希望する若手医師の見学をお待ちしております．

第3章 免疫不全患者診療における微生物および検査データの扱い方

3. カンジダ（*Candida* spp.）

阿部雅広

Point

- カンジダ属は1セットでも血液培養から検出されたら真の血流感染症である
- 血清バイオマーカーは補助診断であり，カンジダ血症除外の根拠とはならない
- カンジダ眼内炎は失明しうる重篤な合併症であり，カンジダ血症患者では眼底検査が必須である
- カンジダ属の菌種ごとに特有の抗真菌薬耐性パターンを理解しておく

はじめに

　近年では，日常診療において，化学療法中の患者さんや免疫抑制薬投与中の患者さんなど，"免疫不全"患者を診る機会も稀ではなくなってきている．本稿では，免疫不全患者の感染症のなかでも，カンジダ属感染症の診断・治療に関して陥りやすい誤りを含めて概説したい．本文を始める前に，カンジダ血流感染症の診断・治療に関する重要事項が複数含まれた1つの症例を提示する．

症例

70歳代　男性．

　C型肝硬変に続発した肝細胞癌に対して，肝動脈化学塞栓術（TACE）目的に入院．TACE施行後に食思不振が持続したため，末梢挿入型中心静脈カテーテル（PICC）が留置された．PICC留置後も食思不振が継続するなか，38℃台の発熱を認めた．担当医が診察したものの，発熱以外の症状は認めず，PICC留置部の発赤・腫脹も認めなかった．血液培養2セット採取のうえ，セフェピム静注治療が開始され，治療開始後はすみやかに解熱を認めたが，血液培養採取後3日目に，細菌検査室より1セットの血液培養から酵母様真菌が検出されたと連絡があった．

　担当医は1セットのみの陽性であり，解熱もしているためコンタミネーションの可能性が高いと考えた．上級医に相談したところ，PICCの抜去およびβ-D-グルカンを念のためチェックするように指示を受けて検査をしたが，β-D-グルカンの値は基準値内であった．

　その後，徐々に食思不振も改善し，退院の見込みとなったが，ある日担当医が回診したときに患者さんから次のような訴えがあった．「先生，右の目が見えにくくなってきているのですけれども，どうしてでしょうか？」

1. 培養検体からカンジダ属が検出されたときの解釈

　カンジダ属が検出される培養検体としては，上記症例で提示された血液のほか，喀痰，尿，便などがあげられるが，これらの培養検体のうち，**最も注意が必要なものは血液培養の陽性例**である．

　喀痰や便からカンジダ属が検出されることもあるが，定着をみていることが大半であり，免疫不全患者においても抗真菌薬の適応となることはきわめて少ない．また，尿培養陽性例は解釈が難しい場合もあるが，多くの場合で治療は不要であり，尿道カテーテルなどが留置中の場合には，これらの人工物の抜去が推奨される．しかし，好中球減少期にある患者さんや泌尿器科的処置を要する患者さんなど，播種性カンジダ症の高リスク群では抗真菌薬治療の適応となることもあり，個々の対応が必要である[1]．また，外科領域では，悪性腫瘍に対する手術後や腸管穿孔に続発した腹膜炎症例などで，腹水や腹腔留置ドレーン検体からカンジダ属が検出されることも経験される．このような腹腔内感染症例では，術中検体やドレーン留置後24時間以内に採取した検体の場合は診断的価値が高いが，ドレーン留置後24時間以降の検体の場合は診断的価値が低く，定着か真の原因菌かの判断は困難となる．

　培養検体に関する情報を総合すると，カンジダ属が検出された際に，真の原因菌として迅速な対応が必要なものはまず"血液培養"と覚えておいてほしい．以下の項では，血液培養陽性例（カンジダ血症）の対応に関して，提示症例と照らし合わせて概説する．

2. カンジダ血症の診断・対応

1 血液培養の判断

　カンジダ属感染の危険因子となりうる免疫不全として①好中球減少症，②細胞性免疫不全，③皮膚・粘膜バリア破綻，の3つの型があげられる．提示症例では，肝硬変・悪性腫瘍という"細胞性免疫不全"患者において，PICCという"皮膚・粘膜バリア破綻"の原因が存在したことが，カンジダ血症の危険因子となったと判断される．

　血液培養の評価として，**カンジダ属が検出されたときは，たとえ1セットであっても真の原因菌である**ことを覚えておく必要がある．表1に，血液培養陽性時の評価に関する論文から，カンジダ属部分のみ抜粋したものを示す．いずれの菌種でもほぼ100％で真の原因菌と判断されており，"血液培養からの検出＝真の原因菌"という判断の妥当性を示す根拠となる[2]．カンジダ属自体は，黄色ブドウ球菌やグラム陰性桿菌などと比較して病原性は低く，特異的な症状も示さないことが多いため，カンジダ血症は発熱や悪寒戦慄のみが初発症状のことも多々経験される．診断のゴールドスタンダードは血液培養であり，血液培養採取なしには診断に至らないが，血液培養自体の陽性率も高くはなく，血流感染症が見逃されるケースも存在する．複数回の血液培養採取が診断に必要であった，というケースも少なくない．

> ●ここがポイント
> カンジダ属は血液培養から1セットでも検出されれば真の原因菌と判断する！

2 血清バイオマーカー

　カンジダ属を含めた真菌は，血液培養を含め各種検体の培養陽性率が低く，培養検査のみに依

表1　血液培養陽性時の評価

	分離件数	真の原因菌	コンタミネーション	臨床的意義不明
C. albicans	46	45（98％）	0（0％）	1（2％）
C. glabrata	32	32（100％）	0（0％）	0（0％）
ほかのCandida属※	30	30（100％）	0（0％）	0（0％）

※C. tropicalis 14件，C. parapsilosis 13件，C. krusei 2件，C. lusitaniae 1件
文献2よりカンジダ属部分のみ抜粋

表2　カンジダ眼内炎合併・非合併例での菌種内訳

	眼内炎合併例（N＝60）	眼内炎非合併例（N＝310）
C. albicans	36（60％）	123（39.7％）
C. glabrata	5（8.3％）	47（15.2％）
C. parapsilosis	3（5.0％）	56（18.1％）
C. tropicalis	8（13.3％）	57（18.4％）
C. krusei	2（3.3％）	2（0.6％）
ほかの菌種/混合感染	6（10％）	25（8.1％）

文献4より菌種部分のみ抜粋

存した診断には限界がある．血液培養の限界を補うため，さまざまなバイオマーカーが用いられており，血清β-D-グルカン（BDG，第3章-2も参照）やカンジダマンナン抗原検査はその代表例である．しかし，重要な点として，**バイオマーカーは補助診断であり，感度・特異度のいずれにも限界がある**ことを覚えておく必要がある．BDGに関しては，メタ解析結果では，感度は75％程度と報告される．また，偽陽性因子（ガーゼの使用，セルロース膜による血液透析，アルブミン製剤などの血液製剤の使用など）にも影響される検査項目である[3]．BDG陽性のため真菌感染と判断した，あるいはBDG陰性のためカンジダ血症を除外した，とする診断論拠を聞くこともあるが，これらは陥りやすい誤りであると認識しておいてほしい．

●ここがピットフォール
BDGを含めたバイオマーカーは補助診断，陰性でも疾患除外の根拠とはならない！

3 合併症の評価・治療

「先生，右の目が見えにくくなってきているのですけれども，どうしてでしょうか？」
　この自覚症状は非常に危険な徴候であり，カンジダ血症の合併症として眼内炎があげられる．治療に長期間を要し，病変の部位によっては失明に至る重篤な病態である．診断には眼底検査が必須であり，基本的には**カンジダ血症と診断されたすべての症例で，1週間以内の眼科診察が推奨**されている[1]．また，好中球減少期にある患者さんの場合は，好中球数の回復を待って検査を行うことが望ましい．表2に示すように，疫学的には眼内炎合併の頻度は菌種により異なる（C. albicans血流感染症で合併が多く，そのほかのCandida血流感染症では少ない）とする報告もあるが，すべてのカンジダ血症で眼内炎合併は起こりうるものであり，その重症度を考えると，臨床上は全例で眼底検査を行うことが望ましい[4,5]．提示症例でも，眼科で診察を行ったところ，黄斑部に及ぶ病変が認められ，カンジダ眼内炎と診断された．

表3　カンジダ属ごとの抗真菌薬耐性パターン

カンジダ属 菌種名	抗真菌薬耐性パターン
C. albicans, C. tropicalis	耐性は少ない
C. glabrata, C. krusei	アゾール系（特にフルコナゾール）への耐性が多い
C. parapsilosis	エキノキャンディン系に耐性の傾向
C. lusitaniae	ポリエン系に耐性の傾向
C. auris	（海外の報告では）多剤耐性の株が存在

● ここがポイント

カンジダ血症の最大の合併症は眼内炎，血液培養陽性例は必ず一度眼底検査を！

4 抗真菌薬の選択肢・治療期間

　治療に用いる抗真菌薬としては，米国感染症学会（IDSA）ガイドラインでは，好中球非減少期・減少期ともにエキノキャンディン系抗真菌薬が初期治療薬として推奨されており，菌種固定までの間はエキノキャンディン系を使用することが多いと考えられる．

　菌種同定後にどの抗真菌薬で治療を継続するかに関しては，①カンジダ属の菌種，②眼内炎合併の有無，をもとに症例ごとに考える必要がある．表3に各カンジダ属の抗真菌薬耐性パターンを示すが，アゾール系抗真菌薬に感性の菌種（C. albicansやC. tropicalisなど）で，臨床的に安定している場合にはアゾール系（ホスフルコナゾール静注が一般的と考えられる）への変更がガイドライン上も推奨されている．また，C. parapsilosisのようにエキノキャンディン系に耐性の傾向がある菌種の場合も，菌種が同定されしだいアゾール系へ変更することが一般的である．菌種の情報に加え，眼内炎合併例では，眼球内への抗真菌薬移行率も考慮する必要がある．特にエキノキャンディン系は眼球への移行が悪いため，眼内炎合併例では治療薬として選択しにくく，眼球内への移行率が比較的よいアゾール系（ホスフルコナゾール／フルコナゾールやボリコナゾール）を用いることが望ましい．また，アゾール系に耐性傾向の菌種の場合は，ポリエン系抗真菌薬（リポソーマル・アムホテリシンB）も治療選択肢となりうる．眼底検査を早期に実施することが適切な抗真菌薬選択には重要である．

　治療の効果判定上，**最も重要なことは血液培養陰性化の確認**であり，抗真菌薬開始後には必ず血液培養でのフォローを行う．中心静脈カテーテル留置中の場合は，基本的には抜去することが推奨されている．また，一般的なカンジダ血症の治療期間は血液培養陰性化から2週間であるが，眼内炎合併例の場合は，眼底所見を定期的に見ながら，週単位で治療継続することが必要とされる．

Advanced Lecture

■ breakthrough candidemia

　血液悪性疾患患者や造血幹細胞移植患者など，好中球減少が長期間持続することが予測される患者さんでは，抗真菌薬予防投与がしばしば行われる．抗真菌薬予防投与下に発症するカンジダ血症はbreakthrough candidemiaと呼ばれ，原因菌種は予防投与中の抗真菌薬によってさまざまとなる．過去の研究では，70％以上がC. glabrataまたはC. kruseiであったとする報告[6]や，C.

*parapsilosis*が最多菌種であるという報告[7]などがあり，いずれも *C. albicans* は少なく，そのほかの *Candida* が主要菌種である．投与中の予防抗真菌薬の効果が低い菌種が検出されることが多い（例：フルコナゾール投与中であれば *C. glabrata*，エキノキャンディン系投与中であれば *C. parapsilosis*）が，薬剤感受性試験結果では，予防投与中の抗真菌薬に対して"感性（S）"と判定されるカンジダ属がbreakthroughして検出されることもしばしば経験される．カンジダ血症の進入経路が不明である症例もたびたび経験されることであり，breakthrough candidemia は，発症機序の解明・適切な治療方針の検討など，さらなる研究が必要な領域である．

おわりに

本稿では，主にカンジダ血症に焦点を当て，免疫不全患者の感染症として"カンジダ属"の診断・治療のポイントを論じた．カンジダ血症はそのほかの細菌感染と比較すると頻度は少ないが，見逃すと失明に至る危険性もあり，確実な診断と適切な治療が重要となる．本稿で述べた各種ポイントを忘れないようにして，迅速かつ的確な対応ができるよう，知識を整理しておきたいところである．

文献・参考文献

1) Pappas PG, et al：Clinical Practice Guideline for the Management of Candidiasis：2016 Update by the Infectious Diseases Society of America. Clin Infect Dis, 62：e1-50, 2016
   ↑IDSAから出されているカンジダ感染管理の最新ガイドライン．
2) Pien BC, et al：The clinical and prognostic importance of positive blood cultures in adults. Am J Med, 123：819-828, 2010
   ↑血液培養陽性例の解釈に関する報告．真菌以外も述べられておりぜひご一読を．
3) Karageorgopoulos DE, et al：β-D-glucan assay for the diagnosis of invasive fungal infections：a meta-analysis. Clin Infect Dis, 52：750-770, 2011
4) Oude Lashof AM, et al：Ocular manifestations of candidemia. Clin Infect Dis, 53：262-268, 2011
   ↑眼内炎合併例・非合併例に関する，症例数の多い前向き他施設共同研究報告．
5) Nagao M, et al：Clinical characteristics and risk factors of ocular candidiasis. Diagn Microbiol Infect Dis, 73：149-152, 2012
   ↑本邦からのカンジダ眼内炎合併例・非合併例の臨床的特徴・リスク因子に関する報告．
6) Kontoyiannis DP, et al：Breakthrough candidemia in patients with cancer differs from de novo candidemia in host factors and Candida species but not intensity. Infect Control Hosp Epidemiol, 23：542-545, 2002
7) Kimura M, et al：Clinical and Microbiological Characteristics of Breakthrough Candidemia in Allogeneic Hematopoietic Stem Cell Transplant Recipients in a Japanese Hospital. Antimicrob Agents Chemother, 61：e01791-16, 2017
   ↑造血幹細胞移植患者におけるbreakthrough candidemiaに関する本邦からの報告．

プロフィール

阿部雅広（Masahiro Abe）
国立感染症研究所 真菌部 研究員／東北大学大学院 医学系研究科 感染制御・検査診断学分野
虎の門病院感染症科の寵統という綽名を付けられていたのはもう過去の話…．現在はいったん臨床の場を離れ，研究員として基礎研究の日々です．臨床経験を基に，Clinical Question-basedの研究テーマを考案し，自分の研究は基礎と臨床をどのように結びつけられるのか，どのようなテーマが臨床の場に役立つ研究となるのか，と日々自分に問いかけながら，毎日楽しくかつ真剣に科学と向き合っているつもりです．

第3章 免疫不全患者診療における微生物および検査データの扱い方

4. アスペルギルス（*Aspergillus* spp.）
侵襲性アスペルギルス症

沖中敬二

● Point ●

- 侵襲性アスペルギルス症の予後は悪く，改善には早期の治療が推奨される
- 侵襲性アスペルギルス症は確定診断できる症例の方が少ない
- リスク因子を正しく評価し，画像検査やバイオマーカーを活用し，治療適応を検討する
- 第1選択はボリコナゾール
  - →血中濃度測定が必要
  - →外科的治療や免疫抑制薬の減量などそのほかの方策も検討する

はじめに

深在性真菌感染症は大きく分けて酵母様真菌と糸状菌による感染症に分かれる．アスペルギルスは糸状菌の代表であり，以下のような感染症を引き起こすことが知られる．

- 侵襲性アスペルギルス症（invasive aspergillosis：IA）
- アスペルギローマ
- 慢性進行性肺アスペルギルス症
- アレルギー性気管支肺アスペルギルス症

本稿では免疫不全患者におけるIAについて解説する．

■ ある日血液病棟にて

原因不明の発熱性好中球減少患者を担当していると仮定する．広域抗菌薬投与を開始して4日経過したが，発熱が続いている．さて，以下の状況ではアスペルギルスを念頭に検査や治療を検討する必要があるだろうか？（いずれの症例も以下の血液悪性腫瘍以外には背景疾患がないと仮定する）

① 悪性リンパ腫患者へのR-CHOP療法の10日目で，広域抗菌薬開始時は好中球数が400/mm^{3}と減少していた
② 急性骨髄性白血病への寛解導入療法中の10日目で，広域抗菌薬開始時は好中球数が100/mm^{3}と減少していた

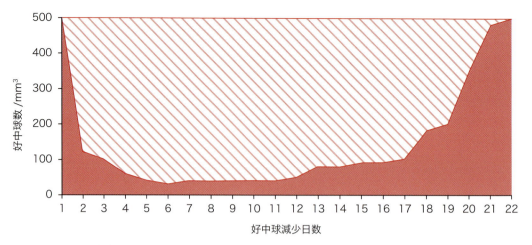

図　D-INDEXの計算方法
毎日の（500 －好中球数）値を計算する≒図の斜線部の面積
文献1より引用．斜線部は著者加筆

1. IAの発症には原則高度な免疫不全が関わる

1 IAのリスク

> ●ここがポイント
> ・IAのリスクとしての好中球減少は10～14日以上必要
>   →具体的には同種移植や急性骨髄性白血病・骨髄異形成症候群の寛解導入/救援療法
> ・そのほかのリスク（肺の解剖学的異常，長期大量のステロイド投与など）にも注意

1）好中球減少とD-index

　アスペルギルスは環境真菌で健常者もアスペルギルスの胞子を日常的に吸い込むものの，肺胞の免疫担当細胞が胞子を処理してくれているため，ほとんどの場合IAには罹患せずにすんでいる．しかし，この免疫担当細胞が働かないような高度の免疫不全患者では感染が成立してしまう．具体的には長期かつ高度な好中球減少や，長期・大量のステロイド投与，慢性肉芽腫症などの特定の疾患がリスクとなる．

　また，血液腫瘍患者では特に長期の好中球減少がリスクとなることが知られる．

　ここでブラジルから糸状菌感染症（invasive mold disease：IMD）のリスク因子としてD-indexを提唱した研究を紹介する[1]．

> ●D-index
> D-indexは，図の斜線部のように，好中球数が500 mm^{3}以下になった日の値〔500 －その日の白血球数（/mm^3）〕の総和（斜線部の面積）となる．Cumulative D-index（c-D-index）は，好中球減少の起点からIMDを発症した日までの総和を指す．

　IMD非発症群と比較して，発症群ではD-index・c-D-indexのいずれもが有意に高値で，c-D-index 5,800以上でIMDを検出する感度が91％と感度に優れる（特異度58％）．加えて，罹患率が5％，10％，15％の集団におけるc-D-index 5,800未満の場合の陰性的中率がそれぞれ99％，

98％，97％と感染を否定する精度が高いことも報告された．この5,800という数値は好中球100/mm^{3}が2週間を超える場合（400×14＝5,600）にようやく達成する値であり，IMDを発症するにはかなり高度な好中球減少が必要であることを示唆する研究である．

2）そのほかのリスク

しかし，例外には注意が必要である．例えば肺気腫やCOPD，結核既往などに伴う肺の解剖学的異常がある場合や過去のIA既往，大量のアスペルギルス胞子への曝露リスク（カビの生えた干し草や樹皮を扱う仕事，アスペルギルスによる空調の汚染など）があれば高度な免疫不全がなくてもIAを発症することは知られている．そのほか，肝硬変や溺水，インフルエンザ後にもIAが起こり得ることも知られている[2]．加えて，近年ICUでもIAが発生することが知られているが，その診断の難しさもあり頻度は不明である[3]．

以上から，①の症例ではIAを鑑別の上位にあげる必要はないと考えられるが，②の症例では高度な好中球減少が見られるため鑑別の上位にIAをあげる必要がある．

2 IAの予後と早期治療

> ### ●ここがポイント
> **IAは予後が悪い**
> ・早期の治療導入が必要
> 　→しかし，微生物学的検査の感度は悪く，時間がかかる
> ・早期に鑑別にあげる
> 　→微生物学的検査に加えて，画像やバイオマーカーなどを活用して早期の治療開始につなげる

過去の研究より，**予後改善のためには早期の治療開始が重要**となることが知られており[4]，**早期の治療導入のためには早期の診断が重要**となる．診断のGold Standardは微生物学的検査や病理組織学的検査であり，確定診断のためには必須である．しかし，喀痰や気管支肺胞洗浄液（bronchoalveolar lavage fluid：BALF）を用いた微生物学的検査の培養検査は感度が低く，よくて50％とされ[5]，さらに結果が得られるまでには時間を要する．このため，早期に治療を導入するためにはリスクの高い症例において早期にIAを鑑別にあげ，微生物学的検査に加えて画像やバイオマーカーなども参考とすることが現実的である．

これらの結果では確定診断には至らないものの（EORTC/MSG基準のprobableやpossible症例など※），IAの疑いが高い時点で治療を開始せざるを得ないことが臨床現場では多い．一方，リスクの低い患者さんの下気道検体からアスペルギルスを分離した場合には定着/汚染菌の可能性もあり，**結果の評価は患者背景・臨床所見などと併せて評価する必要がある**．

> ※EORTC/MSG（European Organization for Research and Treatment of Cancer/Invasive Fungal Infections Cooperative Group and the National Institute of Allergy and Infectious Diseases Mycoses Study Group）基準（表1）
> 深在性真菌症の診断においてしばしば参考とされるが，あくまで臨床・疫学研究利用を目的に作成されたものである．日常臨床のなかでも参考として使えるが，"EORTC/MSG基準を満たさないから，深在性真菌症ではない"という判断には使えない．なお，provenは健常者にも適応できるが，probable/possibleは免疫不全患者のみに適応される基準である．

表1　EORTC/MSG基準

A.

確定診断例（proven）：糸状菌
・本来無菌的である部位からの病理組織，細胞診または直接検鏡において菌糸を検出し，関連する組織障害を認める
・糸状菌感染に矛盾しない臨床所見があり，臨床的もしくは画像的に異常を認める本来無菌的な部位からの検体で糸状菌を検出
臨床診断例（probable）
・宿主因子1個以上＋臨床的基準1個＋菌学的基準1個
可能性例（possible）
・宿主因子1個以上＋臨床的基準1個を満たすが菌学的基準はなし

B.

各因子		
宿主因子		・遷延する好中球減少（＜500/mm^{3}が10日以上） ・同種造血幹細胞移植レシピエント ・プレドニゾロン換算で0.3 mg/kg/日以上相当の副腎皮質ステロイドを3週間以上使用 ・過去90日以内の細胞性免疫抑制薬（シクロスポリン，TNF-α阻害薬，アレムツズマブなどの分子標的薬，プリンアナログなど） ・先天性重症免疫不全
臨床的基準	下気道感染症	CTで以下のうち1つの所見を有する ・辺縁鮮明な結節影±Halo sign ・Air-crescent sign ・空洞
	気管・気管支炎	気管・気管支の潰瘍，結節，偽膜，斑点，痂皮
	副鼻腔感染症	副鼻腔炎を示す画像所見＋以下のうちの1つの所見を有する ・急性局所痛 ・黒色痂疲を伴う鼻潰瘍 ・副鼻腔から眼窩を含む骨性バリアを超える進展
	中枢神経感染症	以下のうち1つの所見を有する ・巣状病変 ・MRIまたはCTで髄膜増強像
	播種性カンジダ症	過去2週間以内のカンジダ血症に加えて，以下のいずれかを有する ・肝ないし脾内のBull's-eye sign ・眼底の進行性の網膜滲出性病変
菌学的基準	直接法 －細胞診，直接検鏡，培養	・細胞診もしくは直接検鏡で菌糸を確認 ・喀痰，BALF，気管支擦過検体または副鼻腔吸引検体で糸状菌の培養陽性
	間接法 －バイオマーカー	・アスペルギルス症：血症，血清，BALFまたは脳脊髄液でアスペルギルスGM抗原陽性 ・侵襲性真菌感染症：血清検体でβ-D-グルカン陽性（クリプトコックス，ムーコルは除く）

Aは文献6を参考に作成，Bは文献6より引用

●ここがピットフォール

長期の好中球減少などの高リスク症例において，バイオマーカーや画像検査においてIAが疑われる場合には確定診断に至らなくても治療開始を検討すべきである．

3 IAにおけるバイオマーカー

よく用いられるNon-culture based testとしてはアスペルギルスガラクトマンナン（GM）抗

原検査やβ-D-グルカン検査，肺や副鼻腔のCT検査などがあるが，ここではGMについて解説をする．

> ●**ここがポイント**
> **GM抗原**
> ・感度，特異度ともに約8割（2回連続0.5以上を陽性とした場合）
> ・検査前確率を見積もって検査結果を判断しないと，正しい評価は困難
> →例えば検査前確率（罹患率）約2％の集団における陽性結果の約9割は偽陽性！

1）GM抗原の感度・特異度

GM抗原はIAにおけるバイオマーカーの代表で日常臨床でもよく用いられる．しかし，その検査特性の解釈には注意が必要で，十分にコンセンサスの得られたカットオフすら存在しない[4]．Cochraneレビューではカットオフを0.5とした場合の感度が78％，特異度が85％で，カットオフを1.5とした場合は感度63％，特異度93％と報告されている（EORTC/MSG基準のproven/probable症例を対象）．近年の研究では0.5以上が連続2回もしくは，単回で0.7以上といった基準を陽性として用いているものが多く，最近の欧州のガイドラインでは0.5以上が連続2回をカットオフとしている[7]．

ただし，海外では週に複数回検査するようなプロトコルの研究が多く，週1回での測定が多い日本に2回連続陽性という基準がそのまま適応できるかは検討が必要．

> ●**ここがピットフォール**
> GM抗原は好中球数が正常の患者さんでは感度が著しく落ち，固形臓器移植患者では感度が41％であったと報告するメタ解析もある．一方BALFでは好中球減少のない患者さんでも感度は70％程度保たれる（カットオフ0.5）という少数例での検討報告があり[8]，BALFを採取できた場合にはGM抗原検査も提出することが勧められている（しかしBALFでの検査は保険未収載）．

2）GM抗原と検査前確率

感度・特異度がほぼ100％という検査はほとんどなく，**検査前確率によって陽性的中率や陰性的中率が大きく変わる**．表2のようにGM抗原は検査前確率によって陽性的中率が大きく変わることが見てとれ，Duarteらが臨床試験でも実際の的中率を示している．IAリスクの高い患者さんを対象に抗IA作用を有する抗真菌薬（Posaconazole：本邦未承認）を投与し罹患率1.9％となった患者集団における週2回のGMスクリーニング検査の陽性的中率は11.8％，陰性的中率は100％であり，表2の計算上の値に近い（陽性の定義：2回連続0.5以上もしくは単回で0.7以上）．一方，広域抗菌薬投与72時間後も発熱が持続している高リスク患者（罹患率55.5％）の集団のみで検討をすると陽性的中率は約90％まで上昇した[10]．このように**GM抗原検査結果を正しく評価するためには検査前確率の評価が不可欠**である．表3にあるように，同じ血液腫瘍であっても疾患によってリスクの程度は異なる．

β-D-グルカンも有用な検査であるがPan-fungalマーカーのため，陽性であった場合の特異性に特に問題がある．血液腫瘍患者を対象としたメタ解析ではIAに対する感度が57％，特異度97％とされる[12]．

表2 アスペルギルスガラクトマンナン抗原検査の考え方

検査前確率30％の集団	検査陽性	検査陰性
真のIA（3,000人）	2,340	660
真の非IA（7,000人）	1,050	5,950

陽性的中率＝2,340/2,340＋1,050≒69％ / 陰性的中率＝5,950/660＋5,950≒90％

検査前確率2％の集団	検査陽性	検査陰性
真のIA（200人）	156	44
真の非IA（9,800人）	1,470	8,330

陽性的中率＝156/1,470＋156≒10％ / 陰性的中率＝8,330/44＋8,330≒99.5％

好中球減少下でIAの検査前確率が30％と高く推測される集団と，2％と低く推測される集団があり，GM抗原の感度78％特異度85％と仮定する[9]．それぞれ1万人を対象にスクリーニング検査を行ったとすると，検査前確率30％では3,000人のIA患者のうち検査陽性となるのは3,000×0.78の2,340人となる．つまりIA患者でも660人は検査陰性となる．次に非IA患者7,000人のうち検査陰性となるのは7,000×0.85の5,950人で非IA患者でも660人は検査陽性となる．このように計算すると，検査前確率によって陽性的中率が大きく変わることが分かる．

表3 侵襲性アスペルギルス症の疾患別リスク因子

リスク分類	リスク因子
高リスク	慢性肉芽腫症
	同種造血幹細胞移植（GVHDあり）
	骨髄異形成症候群（寛解導入/救援療法）
	急性骨髄性白血病（寛解導入/救援療法）
	肺，心肺移植
	小腸移植
	肝移植
	同種造血幹細胞移植（GVHD無し）
	急性骨髄性白血病（地固め療法）
中等度リスク	急性リンパ芽球性白血病
	心移植
	慢性リンパ性白血病
	骨髄異形成症候群
	多発性骨髄腫
	慢性閉塞性肺疾患　急性増悪
	AIDS
	非ホジキンリンパ腫
低リスク	自家造血幹細胞移植
	腎移植
	固形腫瘍
	自己免疫性疾患

↑ リスク増加

GVHD：graft-versus-host disease（移植片対宿主病），AIDS：acquired immunodeficiency syndrome（後天性免疫不全症候群）
文献11を参考に作成

● **ここがピットフォール**
侵襲性アスペルギルス症は確定診断できる症例の方が少なく，画像やバイオマーカーなどを参考にせざるを得ない場合が多いが，それらの結果の正しい解釈のためには検査前確率を正しく見積もる必要がある．

2. IAの治療

● **ここがポイント**
第一選択薬はボリコナゾール，リポソーマル・アムホテリシンBがその代替薬
- ボリコナゾール［1回3〜4 mg/kg 1日2回点滴（初日のみLoadingとして1回6 mg/kg 1日2回）］
- リポソーマル・アムホテリシンB［1回2.5〜5 mg/kg 1日1回点滴］
- 重症例などではボリコナゾール＋キャンディン系抗菌薬の併用もオプションとなる
- ミカファンギン［1回100 mg 1日1回点滴］
- カスポファンギン［1回50 mg 1日1回点滴（初日のみLoadingとして70 mg）］

本項では標的治療のみをとり上げる．2002年のNEJMの旧来の非リポ化アムホテリシンBとの比較試験[13]を経て第一選択薬となった．その後Isavuconazole（本邦未承認）との非劣勢試験の結果[14]から，現在欧州のガイドラインではボリコナゾールとIsavuconazoleが第一選択薬とされている[15]．また，リポソーマル・アムホテリシンBは他剤との比較研究ではないものの同等の治療成績を示すことができた[16]として第一選択の代替薬の位置づけとなっている．標準的な治療期間は最低6〜12週間，かつ臨床症状の消失・画像所見の消失もしくは器質化，免疫抑制状態からの離脱までなどとされる．

比較的大規模な併用試験としては，血液腫瘍もしくは造血幹細胞移植患者を対象としたボリコナゾールとキャンディン系抗菌薬の併用試験（併用期間の中央値は14日）がある．登録の約8割を占めるGM抗原および画像所見で診断したprobable症例（EORTC/MSG基準）に絞ったpost hoc解析でのみ，併用群が6週時点での死亡率において有意に低かったという結果（15.7％対27.3％）であった[17]．このため併用療法はあくまで1つのオプションという位置づけになっている[4, 7]．

● **ここがピットフォール**
ボリコナゾールは血中濃度測定を忘れずに
ボリコナゾールは薬物相互作用や副作用の問題から，薬物血中濃度を測定し投与設計を行うことが推奨されている（治療開始2〜5日目，目標トラフ：1〜1.5/5〜6 μg/mL）．

3. そのほかの治療戦略

免疫抑制薬の減量・中止が可能であれば行うことが推奨される．G-CSF製剤は十分なエビデンスはないもののしばらく好中球回復が見込めない状況下では使用を考慮してよいとされる．長期の好中球減少患者においては顆粒球輸血も選択肢となるが，リポソーマル・アムホテリシンB投与中では併用が**禁忌**であり，数時間の間隔をあけることが推奨される[4]．

限局性病変の場合には外科的治療も選択肢となる．特に大血管の周囲や治療抵抗性の場合に考慮する必要があるが，副鼻腔のIAの場合にも眼窩や中枢神経への進展を防ぐことができる可能性がある[4]．

おわりに

検査を行う場合には目の前の患者さんのリスクを評価し，**推定される検査前確率を念頭に検査の実施の是非を検討する**．また，**想起される結果に基づくマネージメントもあらかじめ念頭において検査結果をみるようにしたい**．

これは何もIAに限ったことではなく，日常診療において検査を実施する際に気をつけたい点である．検査特性や検査前確率を把握せず"〇〇が陽性になったのですがどう解釈すればよいですか？"というような質問をすることは避けたい．

引用文献

1) Portugal RD, et al：Index to predict invasive mold infection in high-risk neutropenic patients based on the area over the neutrophil curve. J Clin Oncol, 27：3849-3854, 2009
2) Crum-Cianflone NF：Invasive Aspergillosis Associated With Severe Influenza Infections. Open Forum Infect Dis, 3：ofw171, 2016
3) Bassetti M & Bouza E：Invasive mould infections in the ICU setting：complexities and solutions. J Antimicrob Chemother, 72：i39-i47, 2017
4) Patterson TF, et al：Practice Guidelines for the Diagnosis and Management of Aspergillosis：2016 Update by the Infectious Diseases Society of America. Clin Infect Dis, 63：e1-e60, 2016
   ↑よくまとまったガイドラインで参考になる．
5) Arendrup MC, et al：ECIL-3 classical diagnostic procedures for the diagnosis of invasive fungal diseases in patients with leukaemia. Bone Marrow Transplant, 47：1030-1045, 2012
6) De Pauw B, et al：Revised definitions of invasive fungal disease from the European Organization for Research and Treatment of Cancer/Invasive Fungal Infections Cooperative Group and the National Institute of Allergy and Infectious Diseases Mycoses Study Group (EORTC/MSG) Consensus Group. Clin Infect Dis, 46：1813-1821, 2008
7) Ullmann AJ, et al：Diagnosis and management of Aspergillus diseases：executive summary of the 2017 ESCMID-ECMM-ERS guideline. Clin Microbiol Infect, 24 Suppl 1：e1-e38, 2018
   ↑よくまとまったガイドラインで参考になる．
8) Meersseman W, et al：Galactomannan in bronchoalveolar lavage fluid：a tool for diagnosing aspergillosis in intensive care unit patients. Am J Respir Crit Care Med, 177：27-34, 2008
9) Leeflang MM, et al：Galactomannan detection for invasive aspergillosis in immunocompromised patients. Cochrane Database Syst Rev,：CD007394, 2015
10) Duarte RF, et al：Serum galactomannan-based early detection of invasive aspergillosis in hematology patients receiving effective antimold prophylaxis. Clin Infect Dis, 59：1696-1702, 2014
11) Herbrecht R, et al：Risk stratification for invasive aspergillosis in immunocompromised patients. Ann N Y Acad Sci, 1272：23-30, 2012
12) Lamoth F, et al：β-Glucan antigenemia assay for the diagnosis of invasive fungal infections in patients with hematological malignancies：a systematic review and meta-analysis of cohort studies from the Third Euro-

pean Conference on Infections in Leukemia (ECIL-3). Clin Infect Dis, 54：633-643, 2012
13) Herbrecht R, et al：Voriconazole versus amphotericin B for primary therapy of invasive aspergillosis. N Engl J Med, 347：408-415, 2002
14) Maertens JA, et al：Isavuconazole versus voriconazole for primary treatment of invasive mould disease caused by Aspergillus and other filamentous fungi (SECURE)：a phase 3, randomised-controlled, non-inferiority trial. Lancet, 387：760-769, 2016
15) Ullmann AJ, et al：Diagnosis and management of Aspergillus diseases：executive summary of the 2017 ESCMID-ECMM-ERS guideline. Clin Microbiol Infect, 24 Suppl 1：e1-e38, 2018
16) Cornely OA, et al：Liposomal amphotericin B as initial therapy for invasive mold infection：a randomized trial comparing a high-loading dose regimen with standard dosing (AmBiLoad trial). Clin Infect Dis, 44：1289-1297, 2007
17) Marr KA, et al：Combination antifungal therapy for invasive aspergillosis：a randomized trial. Ann Intern Med, 162：81-89, 2015

参考文献・もっと学びたい人のために

そのほか総説であればMandellのアスペルギルス症〔Patterson TF：Aspergillus Species.「Mandell, Douglas, and Bennett's Principles and Practice of Infectious Diseases, 8th Edition」(Bennett JE, et al), Elsevier, 2014〕やKauffman CA：Epidemiology and clinical manifestations of invasive aspergillosis. Uptodate®, 2017やKauffman CA：Diagnosis of invasive aspergillosis. UpToDate®, 2017, Kauffman CA：Treatment and prevention of invasive aspergillosis. UpToDate®, 2017などが参考となる．

プロフィール

冲中敬二（Keiji Okinaka）
国立がん研究センター東病院 総合内科／国立がん研究センター中央病院 造血幹細胞移植科（併任）
がん患者さんの感染症診療および感染対策を主な仕事としています．特に興味があるのは造血幹細胞移植領域の感染症です．病院内における感染対策や医療安全に関して皆さまいろいろと思うところはあるかもしれませんが，"患者さんへの安全な医療のため"にもぜひご協力お願いいたします．

第3章 免疫不全患者診療における微生物および検査データの扱い方

5. ニューモシスチス (*Pneumocystis jirovecii*)

武田孝一

> **Point**
> - non HIV-PCPリスク評価の鍵は，基礎疾患，治療薬，PCP予防の情報
> - 正しい診断には，リスク評価，画像所見，β-D-グルカンを駆使することが必須
> - 予防/治療の第一選択薬であるST合剤の副作用を熟知しておく

はじめに

　PCP（Pneumocystis pneumonia：ニューモシスチス肺炎）といえば，HIV/AIDSと関連した疾患（HIV-PCP）としても有名だが，本稿の読者が対峙する可能性が圧倒的に高いのは，ステロイド・免疫抑制薬・化学療法などの使用と関連した，いわゆる「non HIV-PCP」と考えられるため，本稿ではこの内容に絞って述べていく．なお，誌面の都合上，一般的な教科書に記載されている内容は可能な限り省き，「発症リスクの見積もり」，「発症予防」，「診断・治療上のポイント」を中心に記載していく．

1. non HIV-PCP発症リスクの見積もり

　まず，HIV-PCPのような，「"CD4値＜200/μLがリスク"といえるような明確な線引きがない」ことを知る必要がある．免疫状態の指標として実臨床で話題にあがるリンパ球数やIgG値なども，PCP発症リスクを予測するツールとしては確立していない．

　筆者としては，個々の患者さんごとに，①基礎疾患，②治療薬，③PCP予防の有無（ありの場合，予防法）の3点に関する情報を詳細に吟味することが重要だと考えている．①，②について筆者が特に意識していることを表1にまとめたが，以下のような点についても留意が必要と考えている．

- 慢性リンパ性白血病や一部の悪性リンパ種などに使用されるイブルチニブや，ベンダムスチン（特にB-R療法としてリツキシマブと併用されている場合），腎細胞癌に対して使用されるエベロリムスなど，高リスクとまでは分類されないものの，PCPの発症が報告されている薬剤はほかにもあるため[4〜6]，目の前の患者さんの背景に応じてその都度検索することが望ましい．

表1　non HIV-PCP発症リスクを見積もるうえで重要な情報

血液悪性腫瘍患者
- 悪性リンパ腫，リンパ性白血病，同種造血幹細胞移植患者などか（highリスク）
- 造血幹細胞移植患者の場合，GVHD合併の有無（有りの場合，治療薬の情報）
- ステロイドは使用しているか．使用している場合，用法・用量はどうか
- 重度かつ長期間に渡りTリンパ球を抑制する薬剤（例：フルダラビン，アレムツズマブなど）の使用はあるか

固形臓器移植患者
- 肺移植患者か（highリスク）
- 好発時期といわれる時期（移植後1年以内 ※特に6カ月以内）か
- ステロイドは使用しているか．使用している場合，用法・用量はどうか
- 拒絶反応に対する免疫抑制薬（タクロリムス，ミコフェノール酸など）の用法・用量はどうか

固形腫瘍患者
- 脳腫瘍に対し，長期間のステロイドorテモゾロミド＋放射線療法を受けているか（highリスク）
- 肺癌や乳癌患者か（固形腫瘍のなかでは比較的頻リスクが高いとされる）
- ステロイドは使用しているか．使用している場合，用法・用量はどうか

自己免疫疾患
- リウマチ・膠原病以外では，炎症性腸疾患にも注意
- PSL（プレドニゾロン）20 mg/日以上を4週間以上使用しているか
- ほかの免疫抑制薬（シクロホスファミドなど）や生物学的製剤（TNF-α阻害薬など）の併用はあるか

GVHD：graft-versus-host disease（移植片対宿主病）
文献1〜3を参考に作成

- 日常的にはステロイドを使用していない悪性腫瘍患者でも，化学療法レジメンとして高用量のステロイドが（制吐薬として）投与されていることが一般的であり，このようなステロイドの間欠的投与もPCP発症リスクになることが報告されている[7]．乳癌に対するweekly PTX（パクリタキセル）療法など，間欠期が短いレジメンでは特に注意する必要があると考えている．

③（予防薬に関する情報）については，次項で述べる．

2. non HIV-PCPの発症予防

1 誰を予防するか

　文献によって，PCP発症リスクが6.0％[8]や3.5％[9]を越えるときに予防を開始すべき，と閾値が設定されているように，副作用や費用対効果の観点から，前項で述べたような**発症する可能性がある患者群すべてに対して予防が推奨されているわけではない**．血液悪性腫瘍，造血幹細胞移植，固形臓器移植，固形腫瘍の領域では国際的なガイドラインが存在するため[2, 10〜12]，このような基礎疾患をもつ患者さんの場合にはぜひ参考にしていただきたい．問題は，ガイドラインが整備されていない自己免疫疾患（特にリウマチ・膠原病や，炎症性腸疾患）の領域であり，以下に私見を述べる．

　自己免疫疾患に対するステロイドの使用時のPCP予防閾値に関しては，文献によって多少の幅こそあれ，「PSL（プレドニゾロン）20 mg/日以上を4週間以上使用するなら開始」というのが一般的なラインだが[3]，近年は免疫抑制薬，生物学的製剤，分子標的薬などによる治療選択肢が

表2　PCPの予防法

第一選択
ST合剤（バクダ®）1回1錠 1日1回，または，バクタ® 1回2錠 週3回（月・水・金や，火・木・土など）
・発熱，薬疹，血球減少，肝障害，高カリウム血症などを原因として継続困難になることが比較的多い 　※ある報告では15％で継続困難[9]とあり，筆者の実感とも合致する ・Crがベースラインから1.5倍程度（私見）まで上昇することに関しては，真の腎障害ではなく，正常な薬理作用として許容する ・薬疹（発熱を伴うことも多い）の好発時期は7～12日[14]．重篤な薬疹でなければ，減感作療法（バクタ®細粒を使用してごく少量から漸増）も選択肢にあがる（1日で完結するものや，9日間を要するものなど，複数のプロトコルが存在する[14]）．
第二選択
アトバコン（サムチレール®）（750 mg）1回2包 1日1回 食後
・効果高く，バクタ®に比べて副作用も少ない（筆者は薬疹で継続できなくなった方を数名経験）とされるが，薬価が問題．1カ月（31日計算）の薬価をバクタ®（1錠/日）比較すると，バクタ® 2,105円に対し，サムチレール® 107,111円と，桁違いに高価 ・絶食下で吸収が落ちるため，添付文書では食後内服となっている（海外では食事と一緒に内服することを推奨）
ダプソン（レクチゾール®）（25 mg）1回4錠　1日1回，または1回2錠　1日2回
・海外ではアトバコン同様に第二選択となっており，安価である点も魅力的だが，日本ではPCP予防に保険が通っておらず，院内採用していない病院も多い（筆者も使用経験がない） ・副作用のリスク回避の観点から，使用前のG6PD欠損症の評価が推奨されていることも，使用するうえでのハードルになる
第三選択
ペンタミジン（ベナンバックス®）1回300 mg 月1回 30分かけて吸入
・アトバコンに比べればはるかに安価（1カ月 7,618円）だが，予防効果が劣る上に，換気が良い部屋での使用が推奨されていることなどがデメリットとなり，今は第三選択という立ち位置である[1, 3]． ・投与中の気管支痙攣予目的に，β2刺激薬前投与が推奨されており，筆者はベネトリン®やメプチン®を使用している ・添付文書では1バイアル（300 mg）を3～5 mLの注射用水で溶解して使用するよう記載されているが，「それでは30分も持たない」と複数の看護師から証言があり，薬剤師にも確認のうえで注射用水20 mLに溶解して使用していた ・肺全体に分布させるのが重要と言われており，過去勤務した病院全てで，仰臥位10分，右側臥位10分，左側臥位10分という吸入法を採用していた 　※この方法のエビデンスについては不明

G6PD：glucose-6-phosphate dehydorogenase（グルコース-6-リン酸デヒドロゲナーゼ）
文献1，3，9，14を参考に作成

格段に増えているため，**基礎疾患や（ステロイドに加えて）併用している薬剤のことまで考えて予防適応を考える**必要がある．多くの膠原病では初期治療に中等量以上のステロイドが使用されるため，併用薬について複雑なことを考えなくても自動的にPCP予防が開始されることが多い．逆に"**使用するステロイドの用量が少ないがゆえに**"予防策がとられず，**PCPを発症しうる患者層として筆者が強調したいのは，関節リウマチ患者**である．明確な基準はないが，生物学的製剤使用時に関しては，国内の多施設共同研究によるインフリキシマブ（TNF阻害薬）投与下の関節リウマチ患者におけるPCPの検討で，①65歳以上，②既存肺疾患あり，③PSL 6 mg/日以上使用が発症予測因子として抽出されており[13]，筆者はインフリキシマブ以外の生物学的製剤に関してもこれに準じて予防をしている．

❷ 予防法の実際

表2に，現場で悩むことを意識しながら代表的な予防法について記載した．
ST合剤は高い予防効果とその安価さから第一選択だが，副作用を熟知すべき薬剤であることを

特に強調したい．筆者は開始後少なくとも2週間程度は週2回程度の採血で副作用をモニターするのが安全と考えており，外来で導入せざるをえない場合は，薬疹の好発時期についてよく説明する．そのうえで1回1錠週3回から始めて，少なくとも2週間後には採血でフォローし，問題なければ標準用量に増量していくという戦略をとることが多い．

3 いつまで予防するのか

血液悪性腫瘍，造血幹細胞移植，固形臓器移植，固形腫瘍の領域では，中止時期の目安についても上述したガイドライン[2, 10〜12]に記載されている．

リウマチ・膠原病を代表とした自己免疫疾患の領域では，明確なコンセンサスはないが[1]，ステロイド単独ならPSL 15 mg/日を切ったら中止可能と考える意見もあれば[15]，10 mg/日を切ったら中止するというエキスパートオピニオンもあり[16]，筆者自身は10 mg/日未満になった時点で終了している．PSLに加えて免疫抑制薬を併用している場合の統一見解はさらに存在しないが，筆者自身は，安価なST合剤が問題なく併用できているなら，たとえ少量のPSLでもST合剤を継続して処方し続けることが多い．

3. non HIV-PCPの診断

1 診断の制約

診断にはさまざまな制約がある．まず，多くの文献では，誘発喀痰やBAL（気管支肺胞洗浄）検体を用いてギムザ染色，Diff-Quik染色，蛍光抗体法などを行い，**検鏡によって菌体（嚢子や栄養体）を直接確認することを診断のゴールドスタンダードとしている**が，non HIV-PCPでは，（HIV-PCPと比べて）病巣部の菌量が少ないため，BAL検体でも感度が低い（ある報告では，38〜53％[17]）ことが知られている．さらに，PCPを疑った場合には，細胞性免疫不全に関連するほかの肺感染症や非感染性肺疾患との鑑別という観点からも，気管支鏡（特にBAL）による評価が望ましいが，「気管支鏡が施行できない/されない」という根本的な問題（理由はさまざま）に直面することも多い．

2 PCRを用いた診断の注意点

非侵襲的な検査として，誘発喀痰などを用いたP. jirovecii-PCRを提出することはできるが，結果判明までに日数を要するため，初期治療の判断材料にはなりえない．さらに，感度は高いとされるPCRの最大の欠点として，「**感染症**」と「**保菌状態**」を区別することが困難という，**特異度にかかわる致命的な問題がある**．「PCR」には，その方法（single-step, nested, real-time…etc.），増幅する遺伝子（*mtLSU* rRNA, *DHPS*, ITS2, *cdc2*…etc.）の違いなどに起因する細かい違いが存在し，上述した特異度の問題をクリアする方法として，プライマーや測定法に関する研究が進んだ結果[18〜20]，現在はreal-time PCRという定量的なPCRを使用するのが国際的な流れのようだが，日本の多くの施設が使用しているSRL社のニューモシスチス（*P. jirovecii*）DNA検査は，single-step PCRという，定性的な判定をする従来型のPCR法を採用している点に落とし穴がある．

non HIV-PCP患者の誘発喀痰を用いて，従来型のPCRと，ITS2領域をターゲット遺伝子としたreal-time PCRとの検査特性を比較した日本からの報告があるが，従来型PCRは感度88.2％，

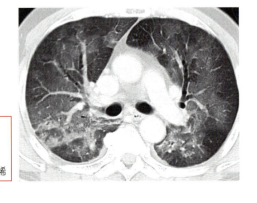

non HIV-PCP 画像診断のポイント
疑った場合には積極的に CT を撮影すべき ※胸部 X 線正常でも除外してはならない

CT 所見の特徴
- 両側対称性スリガラス陰影が典型的
- 肺尖部優位で，末梢側が spare される傾向にある
- 空洞影，胸郭内リンパ節腫大，胸水の存在は非典型的
- HIV-PCP に比べて浸潤影を伴うことが多く，嚢胞性病変は稀

図　non HIV-PCP 画像診断のポイント
　　文献1，22を参考に作成

表3　β-D-グルカン値解釈上のポイント

	感度	特異度
Clin Microbiol Infect, 19：39-49, 2013	94.8％	86.3％
J Clin Microbiol, 50：7-15, 2012	96％	84％

〈ポイント〉
- 診断特性に関しては，以上2つのメタ解析（いずれもHIV, non HIV-PCP混合）が重要[23, 24]
- 上記結果から算出される極めて高い陰性的中率を踏まえ，「陰性ならPCPは除外」という方針を推奨している欧州のガイドラインもある[25]
- 陽性だった場合には，Candida や Aspergillus 感染症，ガーゼ使用の有無，IVIgの使用など，PCP以外で上昇しうる要因がないか確認する
- 複数の検査キットが存在するため，自施設の検査法を確認するべき
- 文献によって，（同じキットでも）異なるカットオフ値を採用していることに注意が必要

文献23～25を参考に作成

特異度81.2％，陽性的中率53.6％，陰性的中率96.6％，real-time PCRでは，感度82.4％，特異度98.6％，陽性的中率93.3％，陰性的中率95.8％という結果になった[21]．これは，われわれが普段提出している従来型PCRが陽性でも，その患者さんがPCPである確率は53.6％しかないことを示唆する内容であり，陽性でもPCPの診断には寄与しないと筆者は考えている．

3 PCRと向きあうためのポイント

　以上のような日本特有の事情を抱えながらもPCPと向き合っていくために駆使するべきは，① リスク評価，② 画像診断，③ β-D-グルカンに関する正確な知識だと考えており，（①についてはすでに述べたため）②，③について図，表3に記載した．

4. 治療

1 薬剤の選択

　表4に，日本で承認されている3つの治療薬についてコメントを記載した．重症例でST合剤が継続困難になった場合，ペンタミジンしか選択肢がないというのが，日本でPCPを治療するうえでの大きな足枷になる．厄介な副作用が多く，使用時の死亡率も高い（HR 3.3）ため[28]，筆者としては可能な限り使用を避けたい薬剤である．

表4　PCPの治療薬

ST合剤（内服：バクタ®，点滴：バクトラミン®）15〜20 mg/kg/日を3回に分けて投与
・軽症〜重症全てにおいて第一選択薬 ・用量を計算する時には，トリメトプリムの用量で計算するのがポイント 　※バクタ®1錠/バクトラミン®1Aにつき，80 mgのトリメトプリムを含有 ・重症（PaO_2＜60など）例や，消化管からの吸収が確実でない場合に点滴（バクトラミン®）を選択 ・バクトラミン®を使用する場合には，多めの溶解液を要するため，添付文書をよく確認する ・副作用の留意点は表2と類似し，特に消化器症状（悪心・嘔吐）や薬疹で継続困難になることが多い 　※（予防量と比べ）治療量では特に高カリウム血症に注意
アトバコン（サムチレール®：750 mg）1回1包 1日2回 食後
・軽症〜中等症のPCPの代替薬として使用 ・予防時と異なり，分2で内服することに注意 ・軽症〜中等症の定義を明示していない記載が多いが，$A-aDO_2$＜35を軽症，35〜45を中等症としている文献がある[26] ・さまざまな文献の文脈からは，PaO_2＜60での使用も適さないと考えている
ペンタミジン（ベナンバックス®）1回 4 mg/kg 点滴静注 1日1回
・予防時と異なり，点滴で使用する ・重症例での，"やむをえない"代替薬である ・80％で副作用が出現し，50％で継続困難になると言われるほど毒性が高い[27] ・使用する際には，副作用（低血圧，不整脈，低血糖，腎障害，電解質異常）のモニタリングが必須

文献26，27を参考に作成

2 治療期間

　HIV-PCPでの治療期間が21日間なのに対し，non HIV-PCPでは14〜21日と幅をもって記載されているのが一般的である．原則14日間とし，重篤な免疫抑制状態や菌量が多い場合，改善するまでに時間を要した場合に限って21日間治療することを提案している文献もあれば[1]，最初から21日間治療することを推奨している文献もあり[3]，専門家の間でも意見が分かれるようである．

3 ステロイドの併用について

　HIV-PCPでは，PaO_2＜70 mmHg，$A-aDO_2$≧35 mmHgを満たす例にステロイドを併用することが確立しているが[29]，non HIV-PCPでは，人工呼吸器使用期間，ICU入室期間を短縮させたという小規模なstudyこそあるものの[30]，死亡率の改善や人工呼吸器導入の回避までには至らず[30,31]，HIV-PCPでの場合ほどの使用根拠には乏しい．これらの現存するエビデンスをふまえつつ，筆者自身は，自身のPCP治療経験を通じ，HIV-PCPでの基準に準じてステロイドを併用することが多い．ステロイドの用法・用量については確立しているため，マニュアルなどを参照していただきたい[32]．

おわりに

　HIV-PCPに比べ，リスク評価が難しいのがnon HIV-PCP最大の奥深さである．本稿が少しでも参考になることを切に願う．

文献・参考文献

1) Roux A, et al：Update on pulmonary *Pneumocystis jirovecii* infection in non-HIV patients. Med Mal Infect, 44：185-198, 2014
2) Baden LR, et al：Prevention and Treatment of Cancer-Related Infections, Version 2.2016, NCCN Clinical Practice Guidelines in Oncology. J Natl Compr Canc Netw, 14：882-913, 2016
3) Thomas CF & Limper AH：Treatment and prevention of Pneumocystis pneumonia in HIV-uninfected patients. UpToDate®, 2018
4) Ahn IE, et al：Atypical *Pneumocystis jirovecii* pneumonia in previously untreated patients with CLL on single-agent ibrutinib. Blood, 128：1940-1943, 2016
5) Carter SJ, et al：Pneumocystis jirovecii pneumonia as a complication of bendamustine in a patient receiving bendamustine plus rituximab for marginal zone lymphoma. Leuk Res, 35：e223-e224, 2011
6) Loron MC, et al：*Pneumocystis jirovecii* pneumonia in everolimus-treated renal cell carcinoma. J Clin Oncol, 33：e45-e47, 2015
7) Calero-Bernal ML, et al：Intermittent Courses of Corticosteroids Also Present a Risk for <i>Pneumocystis</i> Pneumonia in Non-HIV Patients. Can Respir J, 2016：2464791, 2016
8) Stern A, et al：Prophylaxis for Pneumocystis pneumonia (PCP) in non-HIV immunocompromised patients. Cochrane Database Syst Rev，(10)：CD005590, 2014
9) Green H, et al：Prophylaxis of Pneumocystis pneumonia in immunocompromised non-HIV-infected patients：systematic review and meta-analysis of randomized controlled trials. Mayo Clin Proc, 82：1052-1059, 2007
10) Cooley L, et al：Consensus guidelines for diagnosis, prophylaxis and management of Pneumocystis jirovecii pneumonia in patients with haematological and solid malignancies, 2014. Intern Med J, 44：1350-1363, 2014
11) Tomblyn M, et al：Guidelines for preventing infectious complications among hematopoietic cell transplantation recipients：a global perspective. Biol Blood Marrow Transplant, 15：1143-1238, 2009
12) Martin SI & Fishman JA：Pneumocystis pneumonia in solid organ transplantation. Am J Transplant, 13 Suppl 4：272-279, 2013
13) Komano Y, et al：Pneumocystis jiroveci pneumonia in patients with rheumatoid arthritis treated with infliximab：a retrospective review and case-control study of 21 patients. Arthritis Rheum, 61：305-312, 2009
14) 「レジデントのためのアレルギー疾患診療マニュアル 第2版」（岡田正人／著），医学書院，2014
15) Winthrop KL & Baddley JW：Pneumocystis and glucocorticoid use：to prophylax or not to prophylax (and when?)；that is the question. Ann Rheum Dis, 77：631-633, 2018
16) 岡田正人：Dr.岡田の膠原病大原則 第3巻．ケアネットDVD, 2009
17) Lipschik GY, et al：Improved diagnosis of Pneumocystis carinii infection by polymerase chain reaction on induced sputum and blood. Lancet, 340：203-206, 1992
18) Hauser PM, et al：Multicenter, prospective clinical evaluation of respiratory samples from subjects at risk for Pneumocystis jirovecii infection by use of a commercial real-time PCR assay. J Clin Microbiol, 49：1872-1878, 2011
19) Wilson JW, et al：Pneumocystis jirovecii testing by real-time polymerase chain reaction and direct examination among immunocompetent and immunosuppressed patient groups and correlation to disease specificity. Diagn Microbiol Infect Dis, 69：145-152, 2011
20) Alanio A, et al：Real-time PCR assay-based strategy for differentiation between active Pneumocystis jirovecii pneumonia and colonization in immunocompromised patients. Clin Microbiol Infect, 17：1531-1537, 2011
21) Fujisawa T, et al：Real-time PCR is more specific than conventional PCR for induced sputum diagnosis of Pneumocystis pneumonia in immunocompromised patients without HIV infection. Respirology, 14：203-209, 2009
22) Reid AB, et al：Pneumocystis jirovecii pneumonia in non-HIV-infected patients：new risks and diagnostic tools. Curr Opin Infect Dis, 24：534-544, 2011
23) Karageorgopoulos DE, et al：Accuracy of β-D-glucan for the diagnosis of Pneumocystis jirovecii pneumonia：a meta-analysis. Clin Microbiol Infect, 19：39-49, 2013
24) Onishi A, et al：Diagnostic accuracy of serum 1, 3-β-D-glucan for pneumocystis jiroveci pneumonia, invasive candidiasis, and invasive aspergillosis：systematic review and meta-analysis. J Clin Microbiol, 50：7-15, 2012
25) Alanio A, et al：ECIL guidelines for the diagnosis of Pneumocystis jirovecii pneumonia in patients with haematological malignancies and stem cell transplant recipients. J Antimicrob Chemother, 71：2386-2396, 2016
26) Dohn MN, et al：Oral atovaquone compared with intravenous pentamidine for Pneumocystis carinii pneumonia in patients with AIDS. Atovaquone Study Group. Ann Intern Med, 121：174-180, 1994
27) 「Mandell, Douglas, and Bennett's Principles and Practice of Infectious Diseases, 8th Edition」（Bennett JE, et

al, eds), Elsevier, 2014
28) Helweg-Larsen J, et al：Clinical efficacy of first- and second-line treatments for HIV-associated Pneumocystis jirovecii pneumonia：a tri-centre cohort study. J Antimicrob Chemother, 64：1282-1290, 2009
29) Ewald H, et al：Adjunctive corticosteroids for Pneumocystis jiroveci pneumonia in patients with HIV infection. Cochrane Database Syst Rev,（4）：CD006150, 2015
30) Pareja JG, et al：Use of adjunctive corticosteroids in severe adult non-HIV Pneumocystis carinii pneumonia. Chest, 113：1215-1224, 1998
31) Delclaux C, et al：Corticosteroids as adjunctive therapy for severe Pneumocystis carinii pneumonia in non-human immunodeficiency virus-infected patients：retrospective study of 31 patients. Clin Infect Dis, 29：670-672, 1999
32)「日本語版 サンフォード感染症治療ガイド2018 第48版」（Gilbert DN, 他/編, 菊池 賢, 橋本正良/日本語版監修）, ライフサイエンス出版, 2018

プロフィール

武田孝一（Koichi Takeda）
がん研究会有明病院 感染症科
専門：感染症, リウマチ・膠原病
感染症とリウマチ・膠原病の二刀を磨きながら, 総合内科医として研鑽していくことが目下の目標ですが, 将来的には組織を背負えるような人物に成長していきたいです. 映画（ホラー以外）や読書（内田樹先生や, 村上春樹さん）が大好きな一方で, 現在は子育て（息子2人）に全力投球中です.

第3章　免疫不全患者診療における微生物および検査データの扱い方

6. 抗酸菌（結核菌・非結核性抗酸菌）

鎌田啓佑

Point

- 細胞性免疫不全が背景にある患者さんの発熱や不明炎症では，抗酸菌感染の可能性を一度は頭に浮かべる
- 細胞性免疫不全患者の肺結核は非典型的な画像所見をより呈しやすい
- 皮膚軟部組織NTM感染症では培養温度と菌種同定方法に要注意！
- 抗IFN-γ中和自己抗体を産生してしまう後天性免疫不全が播種性抗酸菌感染症の原因となる

はじめに

　抗酸菌感染症と細胞性免疫不全は切っても切れない関係にある．**細胞性免疫不全患者に原因のはっきりしない発熱や炎症があれば，結核やNTM**（non-tuberculous mycobacteria：非結核性抗酸菌）**感染症を考える必要があるし，逆に結核やNTM感染症の診断がつけば背景に原因となる免疫不全が存在しないかをしっかり評価していく姿勢が重要である**．本稿では免疫正常患者と免疫不全患者での感染症のプレゼンテーションの違いに触れながら診断のポイントについて解説する．

1. 結核

1 肺結核

　典型的な結核感染症は肉芽腫性疾患を呈するが肉芽腫形成とその維持や乾酪壊死の阻止にはTNF-αやIFN-γをはじめとするサイトカインが重要な役割を果たしている．しかし**細胞性免疫不全によりこれらのサイトカインの働きが落ちると肺での肉芽腫形成がうまくいかず非典型的な陰影を形成したり，肺内への封じ込めに失敗して肺外への病変の進展をよりきたしやすくなる**と考えられる．免疫不全患者39例（うち糖尿病31例）の肺結核では免疫正常患者（71例）と比較して**非区域性の癒合する浸潤影（28 % vs 3 %）や浸潤影内部に複数の空洞影（44 % vs 5 %）を呈する割合が優位に高かったという報告**[1]や，免疫正常患者30例，免疫不全患者30例（HIV患者15例，糖尿病患者15例）の肺結核画像の比較で**免疫不全患者では粒状影や空洞形成率が優位に低く**（粒状影：66.7 % vs 90 %，空洞影：20 % vs 60 %），**糖尿病患者では空洞形成した際に**

表1 5年間の結核新規登録患者の病型内訳（2012〜2016年）

病型（重複あり）	新規登録数	病型（重複あり）	新規登録数
1. 肺結核	77,387	9. ほかの骨・関節結核	626
2. 結核性胸膜炎	17,126	10. 気管支結核	486
3. リンパ節結核（肺門，縦隔以外）	4,636	11. 皮膚結核	452
4. 腸結核	1,439	12. 結核性心膜炎	384
5. 脊椎結核	1,081	13. 腎・尿路結核	380
6. 結核性腹膜炎	933	14. 咽頭・喉頭結核	204
7. 結核性髄膜炎	847	15. 眼の結核	131
8. リンパ節結核（肺門，縦隔）	648	16. 耳の結核	82

文献3を参考に作成

多発空洞になりやすい（60％ vs 5.6％）という報告[2]がある．またARDS（acute respiratory distress syndrome：急性呼吸窮迫症候群）やびまん性肺胞出血といったようなすりガラス影をきたす病態のため，結核による粒状影が判然としなくなったり，気胸を契機に受診するような症例も過去に報告されており注意が必要である．

つまり**細胞性免疫不全が背景にある患者さんでは，いわゆる典型的な空洞影やtree in bud patternの粒状影がないことで結核を否定することは全くできず，抗酸菌検査を行う閾値はより下げるべき**である．

またニューキノロン系抗菌薬は結核菌に対して抗菌活性を有するため，気道感染への安易な同薬剤の使用は，結核診断の遅れや耐性結核の増加を助長する恐れがある．よって筆者はレジオネラが原因菌として疑われる場合や，重篤なペニシリンアレルギーがある場合を除いて気道感染の場合には極力使用しないよう心掛けている．

● ここがポイント

細胞性免疫不全患者の下気道感染では，非典型的な画像所見を呈する割合が高いため抗酸菌検査の閾値を下げる！

2 肺外結核および播種性結核

結核研究所の疫学情報センターHP[3]で公表されている登録時結核病類別罹患数のデータから2012〜2016年の5年間のわが国における結核の罹患臓器の登録数を一覧にした**表1**を作成した．このデータによると，**診断時に肺に病変を認めなかった（粟粒結核を除く）結核は全体の20％程度**を占めていた．

細胞性免疫不全が背景にある患者さんの結核の病型についてはTNF-α阻害薬であるインフリキシマブ使用中に結核を発症した患者さん70名を対象とした研究で，57％が肺外結核となり，24％が播種性結核の診断となったとの報告[4]や，HIV合併結核患者では，肺外結核が38％を占めたなどの報告[5]があることからも一部の専門家を除いて診療経験を積む機会の少ない**肺外結核や播種性結核の割合が増加する可能性を念頭に置く必要**がある．主要な病型についてどのような状況で疑うのか，また疑ったときに行うべき検査の特性を**表2**に示す．

表2 代表的な肺外結核を疑う状況と診断のための検査

罹患臓器	典型的な疑う状況[6]	組織生検以外の検査感度・特異度
胸膜	リンパ球優位の滲出性胸水，胸水細菌培養陰性，胸膜肥厚	・胸水抗酸菌培養（感度30％未満）[7] ・胸水結核菌PCR（感度20〜90％，特異度78〜100％）[7] ・胸水ADA＞40 U/L（感度92％，特異度89％）[8]
縦隔・肺門以外のリンパ節	慢性的なリンパ節腫脹（特に頸部）	・リンパ節針穿刺吸引（感度97％，特異度100％）[9] ※文献9は頸部リンパ節を対象にした報告
腸管	クローン病や腸管アメーバが鑑別にあがるとき	・生検組織の肉芽腫形成（感度36％，特異度79％）[10] ・結核菌PCR（感度71％，特異度79％）[10] ・抗酸菌培養（感度20％）[10] ※組織生検が必要
脊椎	胸椎を含む椎体炎のとき	・生検組織の肉芽腫形成（感度84％）[11] ・結核菌PCR（感度73％，特異度94％）[12] ・組織抗酸菌培養（感度63％）[11] ※組織生検が必要
腹膜	リンパ球優位の腹水で腹水細菌培養陰性	・腹水抗酸菌培養（感度35％）[13] ・腹水結核菌PCR（感度62％，特異度100％）[14] ・腹水ADA＞36〜40 U/L（感度100％，特異度97％）[15]
髄膜	リンパ球優位の髄液細胞増加，髄液中の蛋白上昇と糖低下	・髄液抗酸菌培養（感度71％）[16] ※髄液6 mL以上推奨 ・髄液結核菌PCR（感度82％，特異度96％）[17] ・胸水ADA＞8 U/L（感度＜59％，特異度＞96％）[18]

ADA：adenosine deaminase（アデノシンデアミナーゼ）
文献6〜18を参考に作成

3 院内感染対策，隔離について

肺結核を疑った場合には免疫不全の有無にかかわらず，喀痰の抗酸菌塗抹鏡検3回，および結核菌PCR検査を行うかと思われる．オランダの結核患者1,285名を対象にした研究では，**塗抹陰性だが培養陽性であった患者さんからの感染が全体の12.6％を占める**との報告[19]（結核菌PCRは未評価）もあり，臨床的に肺結核が強く疑われる症例では，仮に抗酸菌塗抹鏡検が3回陰性であっても，隔離解除については慎重に判断するべきと筆者は考えている（特に気道症状がある場合）．**原則的に肺外結核については隔離の必要性はないが，肺結核を合併しているケースもしばしばある**ことから，特に入院治療を行う場合には，肺病変の有無と排菌の有無をまずはきちんと評価することが重要である．

●ここがピットフォール！
3回連続で喀痰抗酸菌塗抹鏡検陰性＝隔離解除ではない！

4 潜在性結核感染症の治療適応について

結核の発病予防に関する知見が集積した結果，イソニアジド6カ月間投与で50〜70％，イソニアジド12カ月投与で90％以上のリスクの低減が得られ，効果が少なくとも10年以上持続することがわかっている．**日本結核病学会予防委員会・治療委員会は2013年に「潜在性結核感染症治療指針」**[20]**を策定しており一度はきちんと目を通すことを強くお勧めする．**

この指針のなかで軸となるのは，発病リスクの評価と，結核既感染の評価である．また，結核

表3 各種免疫不全とNTM感染症の病型

免疫不全の種類	症例数	肺	播種	皮膚軟部組織/カテーテル関連血流感染症
造血幹細胞移植	97	18%	9%	70%
血液悪性腫瘍	34	76%	24%	0%
固形臓器移植	40	50%	15%	35%
自己免疫性疾患に対する生物学的製剤	123	56〜67%	8%	35%

文献25を参考に作成

既感染の評価はIGRA（Interferon-gamma release assay）（クォンティフェロンやT-SPOT）と胸部画像所見を組合わせて総合的に判断する必要がある．

2. 非結核性抗酸菌（NTM）

　NTMは2018年現在で約200菌種が知られ（もちろんそのすべてがヒトに対して病原性をもつことが示されているわけではない），最近の7年間でも23菌種が新たに報告されている[21]．臨床的には培地に生えるまでに7日以上かかる遅発育抗酸菌（slowly growing mycobacteria：SGM）と7日未満の迅速発育抗酸菌（rapidly growing mycobacteria：RGM）という分類が簡便で用いられる事が多い．地域ごとに感染症を起こすNTMの疫学には差異があることが知られており，MAC（mycobactrium avium complex）症，*Mycobacterium. kansasii*が多くの割合を占める地域が多い．しかし，近年，迅速発育抗酸菌の1種であり治療困難例の多い*M. abscessus* groupによる肺感染症が沖縄九州ではほかの地域より優位に多いことが報告された[22]．**菌種同定にはDDHマイコバクテリア'極東'（以下DDH）が用いられることが多いが18菌種（RGMは4菌種）しか同定できないため，**より正確な同定のためには，MALDI-TOFMSによる質量分析やhouse keeping gene（rpoB，hsp65遺伝子など）の遺伝子シークエンス解析などの分子生物学的手法を行うことを検討する．

3. 非結核性抗酸菌感染症と免疫不全

　米国オレゴン州では免疫正常患者も含んだNTM感染症全体のなかで肺感染症の占める割合は77％と報告されている[23]が，免疫不全患者において肺感染症の占める割合は，AIDS患者では5％未満[23]である．また，自己免疫性疾患に対してTNF-α阻害薬を用いた患者さんでは56％だが播種性感染症（8％）や皮膚軟部組織感染症（26％）を伴うケースが増加することが指摘されている[24]．表3に免疫不全ごとの病型とその割合を示す．

1 肺感染症

　最も多いMAC症では肺病変の病型としては大まかに①線維空洞型，②小結節・気管支拡張型（中葉舌区症候群）の2つに分けられる．
　①は比較的進行が早く予後不良のことが多いが，②は中高年かつ肺に基礎疾患をもたない免疫正常の女性が80％以上を占めるとされ，病勢の進行はさまざまである．免疫不全患者と免疫正常

表4 NTM皮膚軟部組織感染症の原因菌と疑うべき臨床状況

菌種	疑うべき臨床状況
遅発育抗酸菌（SGM）	
Mycobacterium marinum	・多くは免疫正常患者の軽微な外傷への海水や海産物への暴露 ・日本では特に熱帯魚を職業や趣味として飼育している場合 ・典型例は手にスポロトリコーシス様の無痛性の紅色丘疹
Mycobacterium ulcerans *Mycobacterium shinshuense* （この2菌種は非常に近縁で、日本で問題になるのは*M. shinshuense*）	・川，沼，水田などの水系への暴露のある環境に居住 ・マイコラクトン産生により無痛性進行性の潰瘍形成
Mycobacterium kansasii	・局所の外傷部への汚染された水暴露もしくは高度の免疫不全
Mycobacterium haemophilum	・高度の免疫不全状態
迅速発育抗酸菌（RGM）	
Mycolicibacterium fortuitum *Mycobacteroides abscessus* *Mycobacteroides chelonae* （免疫不全患者では*M. chelonae* ＞ *M. fortuitum*）	・皮膚表面からの菌の侵入 ・外傷，手術，種々の注射，タトゥー，鍼治療，ボディピアス，ペディキュア，メソセラピーなど

文献28を参考に作成

患者のCT画像所見を比較した報告では免疫不全患者のグループの方が2 cm以上の大きさの浸潤影や空洞形成を認める傾向にあったと報告されている[26]が，サンプルサイズが小さく，比較的免疫不全の程度の軽い患者群（糖尿病患者が中心）であることに留意すべきかと思われる．

2 皮膚軟部組織感染症

疾患特異的な所見として，*M. marinum*によるfish-tank granulomaと*M. ulcerans*によるButuli潰瘍が有名だが，日本では過去に皮膚軟部組織NTM感染症の72％が*M. marinum*によるものであったとの報告がある[27]．**NTMによる多くの皮膚軟部組織感染症は皮下膿瘍，蜂窩織炎，結節，脂肪織炎，潰瘍形成などの非特異的な所見となるため，皮膚所見ではなく疑うべき臨床状況をきちんと認識しておくことが非常に重要**である（表4）．

また*M. marinum*や*M. ulcerans*などは至適培養温度が25～35℃であることから，これらの感染症を疑った場合には検査室にその旨を伝え，30℃でも培養を行うことを検討すべきである（35℃では発育が不十分なことがある）．ほかにも**上記2菌種と*M. ulcerans*の近縁である*M. ulcerans* subsp. *shinshuense*は前述のDDHではすべて*M. marinum*と判定されてしまうことに注意する必要がある**[29]．

●ここがポイント
NTMによる皮膚軟部組織感染を疑ったときには検査室で30℃での培養を依頼！ *M. marinum*はDDHでは類縁菌種と判別できない！

3 全身播種性感染症

最もよくある状況は，高度の免疫不全を呈するCD4陽性T細胞数50 cell/μL未満のAIDS患者においてで，その原因菌は90％以上がMACである．このような場合の臨床像は発熱（＞85％），

寝汗（＞35％），体重減少（＞25％）に加えて，腹痛と下痢を訴えることが多い[30]．

　HIV以外の免疫不全でNTMによる全身播種性感染症が起きることは稀だが，心移植や腎移植後，ステロイド長期使用，白血病患者などでの報告があり，このような場合は原因菌として*M. abscessus* groupや*M. chelonae*などのRGMが多いとされる．RGMや*M. haemophilum*が原因菌の場合は多発する皮下結節や膿瘍が生じ，病変が自壊し瘻孔を形成することが多い[30]．

Advanced Lecture

■ 免疫不全がないのに全身播種性NTM感染症?!

　2004年に既知の免疫不全が背景にない播種性NTM感染症において，IFN-γ中和自己抗体をもつ患者さんがはじめて報告された[31]．その後タイと台湾のCD4陽性T細胞数正常な播種性NTM患者52例では81％でこの自己抗体が陽性であったとの報告[32]があり，新たな後天性免疫不全の疾患概念として認識されるようになった．

　日本人でも同抗体産生者の播種性NTM感染症の報告があることから，通常の免疫不全がない＝播種性NTMは否定的とは考えるべきではない．同抗体保有者はIFN-γがすべて中和されてしまうため，クォンティフェロン試験を測定した際に陽性コントロールが検出できず判定不可になる．そのことがスクリーニング法として有用である可能性が指摘されている[33]．

■ 4 院内感染対策・隔離について

　NTM感染症は原則としてヒト-ヒト感染はないとされており，個室や陰圧での隔離は必要ないと思われる．ただし2016年のNature誌で**嚢胞性肺線維症患者では*M. abscessus*がヒト-ヒト感染を起こす可能性が指摘されており**[34]注目を集めている．ただし日本人では嚢胞性肺線維症患者はきわめて少ないため，日常診療で留意するケースは現時点ではほとんどないと思われる．

4. 近年話題になっている迅速発育抗酸菌（RGM）について

　筆者の所属する東京女子医大感染症科には，肺外感染症を中心にここ5年で77例（肺外感染症54例）のコンサルテーションがあった．そのなかで肺と皮膚軟部組織感染以外で目立ったのは腹膜透析カテーテル関連感染症（13例），菌血症（10例），リンパ節炎（5例），中耳炎や外耳道炎（5例）であった．

　これらの感染症を診療する際には，グラム陽性桿菌を認めた際にRGMを想起する必要があるかと思われる．またRGMの薬剤感受性検査は，わが国でSGMに対して使用されているブロスミックNTM（極東製薬）では評価できないため専門機関に依頼する必要があり，商業ベースでの薬剤感受性測定キットの登場が待たれる（2018年8月現在）．

> ●ここがピットフォール
> RGMの薬剤感受性検査ではSGMで用いているブロスミックNTMが使えない！

文献・参考文献

1) Ikezoe J, et al：CT appearance of pulmonary tuberculosis in diabetic and immunocompromised patients：comparison with patients who had no underlying disease. AJR Am J Roentgenol, 159：1175-1179, 1992
2) Mathur M, et al：Radiological Manifestations of Pulmonary Tuberculosis - A Comparative Study between Immunocompromised and Immunocompetent Patients. J Clin Diagn Res, 11：TC06-TC09, 2017
3) 「登録時結核病類別罹患数　結核の統計」（公益財団法人結核予防会結核研究所疫学情報センター），2018
http://www.jata.or.jp/rit/ekigaku/
4) Winthrop KL, et al：Nontuberculous mycobacteria infections and anti-tumor necrosis factor-alpha therapy. Emerg Infect Dis, 15：1556-1561, 2009
5) Shafer RW, et al：Extrapulmonary tuberculosis in patients with human immunodeficiency virus infection. Medicine (Baltimore), 70：384-397, 1991
6) Golden MP & Vikram HR：Extrapulmonary tuberculosis：an overview. Am Fam Physician, 72：1761-1768, 2005
7) Gopi A, et al：Diagnosis and treatment of tuberculous pleural effusion in 2006. Chest, 131：880-889, 2007
8) Greco S, et al：Adenosine deaminase and interferon gamma measurements for the diagnosis of tuberculous pleurisy：a meta-analysis. Int J Tuberc Lung Dis, 7：777-786, 2003
9) Rammeh S, et al：Efficacy of Fine-Needle Aspiration Cytology in the Diagnosis of Tuberculous Cervical Lymphadenitis. Acta Cytol, 62：99-103, 2018
10) Patel B & Yagnik VD：Clinical and laboratory features of intestinal tuberculosis. Clin Exp Gastroenterol, 11：97-103, 2018
11) Weng CY, et al：Spinal tuberculosis in non-HIV-infected patients：10 year experience of a medical center in central Taiwan. J Microbiol Immunol Infect, 43：464-469, 2010
12) Pandey V, et al：The role of polymerase chain reaction in the management of osteoarticular tuberculosis. Int Orthop, 33：801-805, 2009
13) Sanai FM & Bzeizi KI：Systematic review：tuberculous peritonitis--presenting features, diagnostic strategies and treatment. Aliment Pharmacol Ther, 22：685-700, 2005
14) Hallur V, et al：Development and evaluation of multiplex PCR in rapid diagnosis of abdominal tuberculosis. Diagn Microbiol Infect Dis, 76：51-55, 2013
15) Riquelme A, et al：Value of adenosine deaminase (ADA) in ascitic fluid for the diagnosis of tuberculous peritonitis：a meta-analysis. J Clin Gastroenterol, 40：705-710, 2006
16) Thwaites GE, et al：Improving the bacteriological diagnosis of tuberculous meningitis. J Clin Microbiol, 42：378-379, 2004
17) Gupta R, et al：Diagnostic accuracy of nucleic acid amplification based assays for tuberculous meningitis：A meta-analysis. J Infect, 77：302-313, 2018
18) Tuon FF, et al：Adenosine deaminase and tuberculous meningitis--a systematic review with meta-analysis. Scand J Infect Dis, 42：198-207, 2010
19) Tostmann A, et al：Tuberculosis transmission by patients with smear-negative pulmonary tuberculosis in a large cohort in the Netherlands. Clin Infect Dis, 47：1135-1142, 2008
20) 日本結核病学会予防委員会・治療委員会：潜在性結核感染症治療指針．結核，88：497-512, 2013
21) Forbes BA, et al：Practice Guidelines for Clinical Microbiology Laboratories：Mycobacteria. Clin Microbiol Rev, 31：, 2018
22) Morimoto K, et al：A Laboratory-based Analysis of Nontuberculous Mycobacterial Lung Disease in Japan from 2012 to 2013. Ann Am Thorac Soc, 14：49-56, 2017
23) Jones D & Havlir DV：Nontuberculous mycobacteria in the HIV infected patient. Clin Chest Med, 23：665-674, 2002
24) Winthrop KL, et al：Nontuberculous mycobacteria infections and anti-tumor necrosis factor-alpha therapy. Emerg Infect Dis, 15：1556-1561, 2009
25) Henkle E & Winthrop KL：Nontuberculous mycobacteria infections in immunosuppressed hosts. Clin Chest Med, 36：91-99, 2015
26) Lee Y, et al：CT findings of pulmonary non-tuberculous mycobacterial infection in non-AIDS immunocompromised patients：a case-controlled comparison with immunocompetent patients. Br J Radiol, 86：20120209, 2013
27) 新井裕子，他：わが国における皮膚非定型抗酸菌症．現代医療，25：647-650, 1993
28) Gonzalez-Santiago TM & Drage LA：Nontuberculous Mycobacteria：Skin and Soft Tissue Infections. Dermatol Clin, 33：563-577, 2015
29) 鈴木幸一，石井則久：抗酸菌検査．皮膚臨床，48：1371-1375, 2006

30) Griffith DE, et al：An official ATS/IDSA statement：diagnosis, treatment, and prevention of nontuberculous mycobacterial diseases. Am J Respir Crit Care Med, 175：367-416, 2007
31) Höflich C, et al：Naturally occurring anti-IFN-gamma autoantibody and severe infections with Mycobacterium cheloneae and Burkholderia cocovenenans. Blood, 103：673-675, 2004
32) Browne SK, et al：Adult-onset immunodeficiency in Thailand and Taiwan. N Engl J Med, 367：725-734, 2012
33) 坂上拓郎：抗Interferon-γ中和自己抗体陽性の播種性非結核性抗酸菌症．結核，90：561-564，2015
34) Bryant JM, et al：Emergence and spread of a human-transmissible multidrug-resistant nontuberculous mycobacterium. Science, 354：751-757, 2016

プロフィール

鎌田啓佑（Keisuke Kamada）
東京女子医科大学感染症科
現在は大学院生として国内留学中で迅速発育抗酸菌（RGM）の菌種同定，薬剤感受性に関する基礎研究を行っております．

第3章 免疫不全患者診療における微生物および検査データの扱い方

7. 単純ヘルペスウイルス（HSV），水痘帯状疱疹ウイルス（VZV）

篠原　浩

●Point●

- 免疫不全患者におけるHSV感染症は非典型的経過をたどり，診断や治療に難渋することがある
- 免疫不全患者，特に臓器移植・造血幹細胞移植後の症例では播種性帯状疱疹に注意が必要である
- 免疫不全患者のVZV感染症では空気感染予防策・接触予防策を講じる必要がある

はじめに

　ヘルペスウイルス属は大きく3グループ（亜科）に分類でき，単純ヘルペスウイルス（HSV）-1，HSV-2，および水痘帯状疱疹ウイルス（VZV）はいずれもαヘルペスウイルス亜科に分類される．これらのウイルスは免疫正常者にも多彩な感染症を引き起こすことが知られているが，免疫不全患者ではより重篤な感染症の原因となる．
　免疫不全患者におけるHSV，VZV感染症について紐解いていこう．

1. 免疫不全患者における単純ヘルペスウイルス感染症

　HSVはHSV-1，HSV-2の2種類からなり，どちらのウイルスも全世界に分布する．主に，感染者の唾液への接触や性行為などを介し感染する．日本人におけるHSV-1の抗体保有率は50歳ごろまでで50〜70％程度に達し，HSV-2は10％前後である[1]．免疫正常者におけるHSV感染症は，主に口唇ヘルペスや性器ヘルペスなどの粘膜皮膚病変，脳炎・髄膜炎といった中枢神経感染症が代表的である．
　免疫不全患者においては，より重篤な粘膜傷害をきたしたり，臓器病変を伴う播種性感染症に進行しうる．特にリスクの高い状況ではアシクロビルなどの予防投与を行う．

1 さまざまな免疫不全とそれに伴うHSV感染症

1）造血幹細胞移植・固形臓器移植

　同種造血幹細胞移植および固形臓器移植レシピエントはHSV感染症の**高リスク**である．アシクロビルなどによる予防投与なしでHSV抗体陽性の症例に同種造血幹細胞移植を施行した場合，70

〜80％の症例で移植早期（移植後30日以内）にHSV感染症を合併する[2,3]．固形臓器移植の場合は臓器によるが，40〜50％でHSVの再活性化が起こる[4]．

同種造血幹細胞移植・固形臓器移植後のHSVの粘膜皮膚感染症の初期病変の多くは，口腔・口唇や舌，歯肉，咽頭に生じ，免疫正常者におけるものと大きく変わらない．しかし，一部の症例では改善が遅く，時に食道炎などに進行する場合があるほか，致死的な播種性感染症に至ることもある[5]．播種性感染症で問題になりうる内臓病変は，肺炎や脳炎，肝炎などがあげられる[5,6]．

また，造血幹細胞移植における好中球減少期には，ほかにも粘膜傷害の原因が多くあり，HSVの再活性化による粘膜傷害の増悪により，栄養状態の悪化や口腔衛生が保てなくなり，細菌や真菌による二次感染のリスクも上昇する．

2）妊婦・新生児

妊婦にHSVの初感染が生じると，稀に播種性感染症に至る場合がある[7]．

新生児のHSV感染は主に産道感染に由来し，特に出産直前にHSV感染が成立した場合にリスクが高い．しかしながら，妊婦にはHSV感染による症状や兆候がみられることが多くないため，無症候性のウイルス排泄に関連している[8,9]．新生児は播種性感染症および中枢神経感染症のリスクが高く，治療しなければ70％がいずれかの病態に進展する．新生児の症状や兆候が非特異的で，母親側のヘルペス病変も明らかでないことが多いため，**新生児HSV感染の診断は，発熱や哺乳力低下，活気がないなどの非特異的な症状出現時にHSV感染を疑うことが重要**である．

3）HIV感染症

HSV-2の性器感染は，HIV感染症の罹患リスクとなる[10]．HIV感染者のHSV感染病変は免疫正常者のものと大きく変わらないことも多いが，より重症で慢性経過をたどりやすく，また，再燃しやすい[11]．さらに，HSVが再活性化するとHIVのウイルス量が増加することも知られており，アシクロビルによりHSVを抑制することでHIVのウイルス量も低下する[12,13]．

2 免疫不全患者におけるHSV中枢神経感染症

HSVは中枢神経感染症の原因として重要である．主に**HSV-1は脳炎の原因となり，HSV-2は髄膜炎の原因となる**．HSV中枢神経感染症は免疫不全患者で発症率が著しく上昇するとは考えられていないが[14]，HSV脳炎は，前駆症状や神経学的巣症状を欠く，画像所見が典型的でないなど，非典型的なプレゼンテーションを呈すことが知られており，免疫正常者と比べて予後不良とする報告もある[15]．また，自然軽快することが多いため，免疫正常者のHSV髄膜炎におけるアシクロビルなどの抗ウイルス薬の投与の是非については定見がない一方，免疫不全患者では神経学的後遺症を合併する症例が多く，抗ウイルス薬治療を推奨する報告もある[16]．

●ここがピットフォール

免疫不全患者では，症状や所見が非典型的になりうることに気をつけよう！

3 HSVに対する治療・予防投与

1）治療

HSVによる粘膜病変に対してはアシクロビル静注（1回5 mg/kg　1日3回）が第一選択となるが，軽症例にはアシクロビル，バラシクロビルあるいはファムシクロビルによる内服治療も選択可能である[6,17]．治療期間は7〜14日間が推奨されている[6,18]．

内臓病変を伴うHSV感染症，播種性HSV感染症，HSV脳炎に対する治療には，高用量のアシ

表1 NCCNによりHSV/VZVに対する予防投与が推奨されている症例

リスク	症例	対象	予防薬	最低限の予防投与期間
高	・同種造血幹細胞移植 ・アレツズマブ治療 ・ステロイド投与を要するGVHD	HSV VZV	アシクロビル バラシクロビル ファムシクロビル	HSV予防 ・アレツズマブ投与後:最低2カ月間かつCD4陽性リンパ球数が200/μL以上になるまで ・同種造血幹細胞移植後:好中球減少期間,免疫抑制の程度によりさらに長期投与を考慮 VZV予防 ・アレツズマブ投与後:最低2カ月間かつCD4陽性リンパ球数が200/μL以上になるまで ・同種造血幹細胞移植後1年間以上
高	・プロテアゾーム阻害薬(ボルテゾミブ等)治療	VZV	アシクロビル バラシクロビル ファムシクロビル	好中球減少期間を含む治療期間
高	・急性白血病(寛解導入治療,地固め治療)	HSV	アシクロビル バラシクロビル ファムシクロビル	好中球減少期間を含む治療期間
中	・自己造血幹細胞移植 ・悪性リンパ腫 ・多発性骨髄腫 ・CLL ・プリンアナログ(フルダラビン等)治療	HSV VZV	アシクロビル バラシクロビル ファムシクロビル	HSV予防 ・治療期間中,免疫抑制の程度によりさらに長期投与を考慮 VZV予防 ・自己造血幹細胞移植後:最低6~12カ月の投与を考慮
低	・治療を要するHSV感染症を発症した症例	HSV		好中球減少期間を含む化学療法期間

GVHD:graft-versus-host disease(移植片対宿主病),CLL:chronic lymphocytic leukaemia(慢性リンパ性白血病),PSL:prednisolone(プレドニゾロン)
文献17より引用

クロビル静注(1回10 mg/kg 1日3回)が推奨され,小児では1回20 mg/kg 1日3回の投与も推奨されている[5, 6, 18, 19]．また,脳炎に対する治療期間は14~21日間が推奨されている[18~20]．一方,脳炎以外の内臓病変を伴うHSV感染症や播種性HSV感染症に対する治療期間について定見はないが,14~21日間の投与を推奨する専門家もいる[6]．

2)予防投与

HSV感染症の発症リスクが高いと考えられる症例においては,アシクロビル,バラシクロビルあるいはファムシクロビルによる発症予防が用いられる．一般的に投与が推奨されている症例は,HSV抗体陽性の造血幹細胞移植レシピエント,臓器移植レシピエントがあげられる[6, 17]．NCCN(National Comprehensive Cancer Network)による癌に関連する感染症の予防・治療のガイドライン[17]では,それ以外にもHSV陽性症例で,急性白血病に対する導入療法・地固め療法による好中球減少期間,慢性リンパ急性白血病に対するアレムツズマブ(抗CD52モノクローナル抗体製剤)使用後,などでHSVに対する予防投与を考慮すべきであると推奨している(表1)．また,治療中に治療を要するHSVを発症した場合には,化学療法に伴う好中球減少エピソードのたびに予防投与が推奨されている．

なお,臓器移植レシピエントなどでCMV予防のためにガンシクロビルやホスカルネットが投与されている症例では,これらにアシクロビルなどを追加する必要はない．

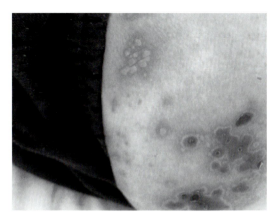

図1　皮膚所見（左背部から側腹部）
（Color Atlas③参照）

2. 免疫不全患者における水痘帯状疱疹ウイルス（VZV）感染症

　帯状疱疹は救急外来など臨床現場でしばしば遭遇する感染症であるが，免疫不全患者においては，内臓病変を含む播種性病変の形態をとる場合や，二次性細菌感染症の合併，帯状疱疹後神経痛を合併する場合があり，診断や治療に難渋する場合がある．

　VZVは感染力が強く，免疫不全患者でVZV感染症を疑う場合は，早急に感染対策を講じる必要がある．また，VZV抗体陰性の免疫不全患者がVZVに曝露したと疑われる場合にも，迅速に曝露後予防策を実施する必要がある．

1 免疫不全患者における帯状疱疹

　免疫不全，特にHIV感染者やステロイドを含む免疫抑制薬使用者など細胞性免疫不全を有す患者さんは，帯状疱疹発症の高リスクで[21, 22]，帯状疱疹後神経痛（postherpetic neuralgia：PHN）や合併症（眼病変，中枢神経合併症など）のリスクも高める[23, 24]．また，播種性感染症と呼ばれる重症な病態を生じることもある．

2 播種性VZV感染症（播種性帯状疱疹）

●ここがポイント
播種性VZV感染症を見逃すな！

症例
　60歳代男性，慢性リンパ性白血病（CLL）に対してFC療法（フルダラビン，シクロホスファミド）施行中である．5日前から左背部から側腹部にかけてピリピリとした痛みを自覚，3日前から痛みの部位に沿って皮疹を伴うようになった．疼痛が増悪したため救急外来を受診した．

　左背部から側腹部にかけてデルマトームに沿った水疱形成が認められ，一部に痂皮化を認めていた（図1）．採血検査では白血球4,500/μL，好中球数3,600/μLと好中球減少は認められなかった．

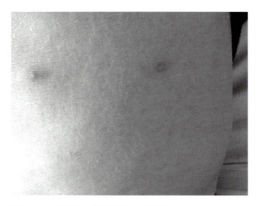
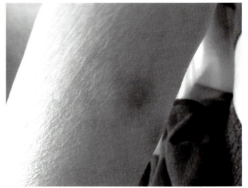

図2　皮膚所見（体幹部，上肢）
（Color Atlas④参照）

　救急担当医は帯状疱疹と診断し，発症から72時間以上経過しているため，NSAIDsを中心とした疼痛コントロールを処方し自宅での経過観察の方針としようとしていた．方針を上級医に伝えたところ，上級医からは，「全身の皮膚をくまなく診察したかい？」と指摘された．
　皮膚所見をとり直すと，デルマトームから外れた体幹部や上肢にも水疱形成が認められた（図2）．播種性帯状疱疹と診断され陰圧個室に緊急入院，アシクロビル静注による治療を開始した．

NSAIDs：non-steroidal anti-inflammatory drugs（非ステロイド性抗炎症薬）

1）播種性VZV感染症の臨床像

　播種性VZV感染症は，多くの場合VZVが再活性化することによる．病型としては，**典型的な帯状疱疹の皮疹が経時的に3つ以上の神経領域に拡大する場合**と，**皮疹が連続しない2つ以上の神経領域に出現し水痘様の皮膚所見を呈する場合**，さらには**皮疹を伴わず内臓病変のみを呈する場合**がある．いずれの病型でも内臓病変を伴うことがあり，脳炎や髄膜炎・脊髄炎といった中枢神経病変，肺炎，肝炎，壊死性網膜炎などが主要な内臓合併症である[5]．また，特に同種造血幹細胞移植後では，皮膚病変を伴わずに発熱と腹痛，嘔気嘔吐，消化管出血など急性腹症のような発症様式になる症例もみられる[25, 26]．

2）播種性VZV感染症の診断

　浮腫性紅斑と小水疱を主体とした特徴的な皮疹を呈する場合は，視診により臨床診断することが可能である．注意すべき点は，通常の帯状疱疹と播種性VZV感染症の鑑別である．
　通常の帯状疱疹では，皮疹は片側の連続した2つ以下の神経領域（デルマトーム）に生じる．**皮疹が連続した3つ以上の神経領域にまたがる場合や連続しない複数の領域に出現した場合は，播種性VZV感染症と診断し対応する**必要がある．免疫不全患者では，典型的な帯状疱疹の皮疹が出現してから数日経過後に全身性に小水疱（散布疹）を生じることがあり，全身の皮膚所見の経時的変化を観察せねばならない．
　皮疹が非典型的でHSV感染症との鑑別を要する場合や，薬疹などほかの原因による皮疹との鑑別が必要な場合は，水疱底の擦過検体を用いた蛍光抗体法による抗原検査が有用である．また，壊死性肝炎，脳炎といった内臓病変の合併が疑われる場合には，血液検体や組織検体，穿刺液（例：脳脊髄液など）からのPCR法によるVZV DNAの検出や，組織検体のVZVに対する免疫染色が診断に有用である[5]．

表2 水痘帯状疱疹ウイルス弱毒生ワクチンの接種禁忌

ゼラチン・ネオマイシンあるいはワクチンの原材料に対するアナフィラキシーもしくはアナフィラキシー様反応の既往
白血病，リンパ腫などの造血器疾患，もしくは骨髄機能やリンパ系の機能に影響を及ぼす悪性腫瘍の罹患
細胞性免疫不全を伴う原発性免疫不全症例
高用量ステロイド（PSLで20 mg/日以上）を含む高用量の免疫抑制薬を長期（2週間）使用中の症例
血液製剤の投与を過去3〜11カ月以内（投与量による）に受けた症例
中等症以上の併発症を持つ症例
1親等の家族に先天性免疫不全の家族歴がある（本人が免疫健常であっても）
妊娠中，あるいは妊娠の可能性のある女性

文献27を参考に作成

皮膚病変を欠き，内臓病変のみで発症する場合には，血液検体のPCR法によるVZV DNAの検出が唯一の診断法となることもある．

3）播種性VZV感染症の治療

上述のように**播種性VZV感染症は致死的な疾患**であり，**迅速な治療が必要**である．治療の第一選択はアシクロビル静注である．重症例では一般的に1回10 mg/kg 1日3回（腎機能正常の場合）が推奨されている．1回12〜15 mg/kg 1日3回といった高用量を推奨する専門家もいるが[5]，日本の保険用量を逸脱する点に注意が必要である．

> ●処方例
> アシクロビル静注用1回10 mg/kg 1日3回 14〜21日間

3 VZV感染症の予防

VZV感染症の予防の主な方法として，① ワクチン接種，② 抗ウイルス薬の予防投与，③ 免疫グロブリン投与，があげられる．

現在使用可能なワクチンは生ワクチンであり，免疫不全患者においては安全に投与できるかどうかを慎重に検討しなければならない．米国疾病対策センター（CDC）では**表2**にあげたような症例は，VZVワクチン接種の**禁忌**としている[27]．ただ，どのような条件でも接種ができないというわけではなく，例えば，造血幹細胞移植レシピエントでは，移植後2年以上が経過，慢性GVHDの増悪がない，免疫抑制薬の投与が終了し免疫が回復している，という条件を満たした症例では投与可能とされる[28]．

ワクチン接種が不適当なVZV感染症の高リスク群，特に造血幹細胞移植レシピエントにおいてはアシクロビルによる予防が推奨されている[17]．造血幹細胞移植レシピエント以外では，ボルテゾミブ治療を受ける多発性骨髄腫症例でも，アシクロビルによる予防投与が勧められる[17]．

4 VZV感染症患者の感染対策

播種性VZV感染症では水痘と同様，標準感染予防策に加えて空気感染予防策と接触予防策を実施する．すべての水疱が乾燥し痂皮化するまで空気感染予防策と接触感染予防策を継続し，患者

表3 VZV感染症患者の感染対策

水痘播種性VZV感染症	空気感染予防策＋接触感染予防策＋標準感染予防策 ・有症状期間は継続 ・陰圧個室に隔離 ・VZVに感受性のある医療従事者は可能であれば病室に入らない
免疫不全患者に生じた帯状疱疹	播種性であることを否定できるまでは水痘・播種性VZV感染症と同様に対応
免疫正常者に生じた帯状疱疹	病変部が十分にカバーされている状況であれば，標準予防策 ・有症状期間は継続，皮膚病変があれば病変が痂皮化するまで ・VZVに感受性のある医療従事者は可能であれば直接の担当から外れる

文献29を参考に作成

さんは陰圧個室に収容する．また，**VZVに対する十分な免疫を有さない医療従事者は病室への入室を避ける**（表3）[29]．

上述のように，当初通常の帯状疱疹と思われた症例でも播種性VZV感染症に進展する可能性があり，CDCは「免疫不全患者に生じた帯状疱疹では播種性であることが否定できるまでは標準感染予防策に加えて空気感染予防策と接触感染予防策を講じる」ように推奨している（表3）[29]．

5 免疫不全患者がVZVに曝露した際の対応

水痘患者や免疫不全を有する帯状疱疹発症者への曝露者で，十分な抗体保有の確認がとれていない場合には，曝露後予防を考慮する．特に，発症リスクが高いと考えられる曝露者の場合，曝露後予防を積極的に講じる．免疫不全患者や妊婦などの場合はワクチン接種が**禁忌**であるため，欧米ではVZV高力価免疫グロブリンを投与することが推奨されている．一方で，日本ではVZV高力価免疫グロブリンは未発売で入手困難であるため，アシクロビルなど抗ウイルス薬内服による予防の開始が考慮される．

Advanced Lecture

1 若年でリスクのない患者さんの帯状疱疹？

若年でほかにリスクのないと思われる患者さんが帯状疱疹を発症した場合，HIV感染症など免疫不全症の初発症状である可能性がある．特に，HIV感染症と診断される前に帯状疱疹で受診しているケースは多く，重症な場合や発症数日して症状所見の増悪がある場合には特に，HIVをはじめとした免疫不全の有無の検索を行うべきである．**"なぜ，この疾患が今この患者さんに発症したのか？"と日頃から疑問に思うことが大切**である．

2 今後のVZVワクチン

現在まで日本で使用可能なVZVワクチンは弱毒生ワクチンであったが，不活化ワクチンであるシングリックス®が2018年に承認を得た．不活化ワクチンであるため，特に高齢者や免疫不全患者に，より接種がしやすくなるものと期待される．一方で，種々の免疫不全患者において防御免疫を誘導するのに適切な接種スケジュールやその長期的な効果ははっきりしておらず，今後の臨床経験や研究結果の蓄積を待つ必要がある．

おわりに

　HSVやVZVによる感染症は救急外来などでも遭遇することが多く，ある程度の疾患イメージを有していると思う．しかし，免疫不全患者の場合はその疾患イメージから外れるような非典型的な経過やより重症な経過をたどることがあり，診断や治療の適切なタイミングを逸することもある．**免疫不全患者におけるヘルペスウイルス感染症の病態への理解を深めておくとともに，**日頃の診療において，**患者背景に伴う重症化のリスクがないかを常に意識しておくことが重要である．**

引用文献

1) Doi Y, et al：Seroprevalence of herpes simplex virus 1 and 2 in a population-based cohort in Japan. J Epidemiol, 19：56-62, 2009
2) Meyers JD, et al：Infection with herpes simplex virus and cell-mediated immunity after marrow transplant. J Infect Dis, 142：338-346, 1980
3) Saral R, et al：Acyclovir prophylaxis of herpes-simplex-virus infections. N Engl J Med, 305：63-67, 1981
4) Miller GG & Dummer JS：Herpes simplex and varicella zoster viruses：forgotten but not gone. Am J Transplant, 7：741-747, 2007
5) Shiffer JT, et al：Herpes Simplex and Varicella-Zoster Virus Infection after Hematopoietic Stem Cell or Solid Organ Transplantation.「Transplant Infections, 4th edition」(Ljungman P, et al/eds), pp513-533, Springer, 2016.
6) Wilck MB & Zuckerman RA：Herpes simplex virus in solid organ transplantation. Am J Transplant, 13 Suppl 4：121-127, 2013
7) Young EJ, et al：Disseminated herpesvirus infection during pregnancy. Clin Infect Dis, 22：51-58, 1996
8) Corey L & Wald A：Maternal and neonatal herpes simplex virus infections. N Engl J Med, 361：1376-1385, 2009
9) Brown ZA, et al：The acquisition of herpes simplex virus during pregnancy. N Engl J Med, 337：509-515, 1997
10) Looker KJ, et al：Effect of HSV-2 infection on subsequent HIV acquisition：an updated systematic review and meta-analysis. Lancet Infect Dis, 17：1303-1316, 2017
11) Strick LB, et al：Management of herpes simplex virus type 2 infection in HIV type 1-infected persons. Clin Infect Dis, 43：347-356, 2006
12) Zuckerman RA, et al：Herpes simplex virus (HSV) suppression with valacyclovir reduces rectal and blood plasma HIV-1 levels in HIV-1/HSV-2-seropositive men：a randomized, double-blind, placebo-controlled crossover trial. J Infect Dis, 196：1500-1508, 2007
13) Ludema C, et al：Meta-analysis of randomized trials on the association of prophylactic acyclovir and HIV-1 viral load in individuals coinfected with herpes simplex virus-2. AIDS, 25：1265-1269, 2011
14) Granerod J, et al：Causes of encephalitis and differences in their clinical presentations in England：a multi-centre, population-based prospective study. Lancet Infect Dis, 10：835-844, 2010
15) Tan IL, et al：Atypical manifestations and poor outcome of herpes simplex encephalitis in the immunocompromised. Neurology, 79：2125-2132, 2012
16) Noska A, et al：The role of antiviral therapy in immunocompromised patients with herpes simplex virus meningitis. Clin Infect Dis, 60：237-242, 2015
17) NCCN Guidelines Prevention and Treatment of Cancer-Related Infections. ver1. 2018
　　https://www.nccn.org/professionals/physician_gls/pdf/infections.pdf
18) Shiffer JT, et al：138 Herpes Simplex Virus.「Mandell, Douglas, and Bennett's Principles and Practice of Infectious Diseases, 8th Edition」(Bennett JE, et al), pp1713-1730, Elsevier, 2014
19) Solomon T, et al：Management of suspected viral encephalitis in adults--Association of British Neurologists and British Infection Association National Guidelines. J Infect, 64：347-373, 2012
20) Tunkel AR, et al：The management of encephalitis：clinical practice guidelines by the Infectious Diseases Society of America. Clin Infect Dis, 47：303-327, 2008
21) Grabar S, et al：Incidence of herpes zoster in HIV-infected adults in the combined antiretroviral therapy era：results from the FHDH-ANRS CO4 cohort. Clin Infect Dis, 60：1269-1277, 2015
22) Marra F, et al：Risk of Herpes Zoster in Individuals on Biologics, Disease-Modifying Antirheumatic Drugs, and/or Corticosteroids for Autoimmune Diseases：A Systematic Review and Meta-Analysis. Open Forum Infect Dis, 3：ofw205, 2016

23) Yanni EA, et al : Burden of herpes zoster in 16 selected immunocompromised populations in England : a cohort study in the Clinical Practice Research Datalink 2000-2012. BMJ Open, 8 : e020528, 2018
24) Sato K, et al : Burden of herpes zoster and postherpetic neuralgia in Japanese adults 60 years of age or older : Results from an observational, prospective, physician practice-based cohort study. J Dermatol, 44 : 414-422, 2017
25) Yagi T, et al : Acute abdomen without cutaneous signs of varicella zoster virus infection as a late complication of allogeneic bone marrow transplantation : importance of empiric therapy with acyclovir. Bone Marrow Transplant, 25 : 1003-1005, 2000
26) 中野貴司：免疫不全宿主の重症水痘―原因不明の激しい腹痛・腰背部痛には要注意．病原微生物検出情報月報, 34 : 290-292, 2013
27) CDC : Vaccines and Preventable Diseases. Routine Varicella Vaccination, 2016
   https://www.cdc.gov/vaccines/vpd/varicella/hcp/recommendations.html
28) 日本造血細胞移植学会：造血細胞移植ガイドライン 予防接種（第3版），2018
   https://www.jshct.com/uploads/files/guideline/01_05_vaccination_ver03.pdf
29) Siegel JD, et al : 2007 Guideline for Isolation Precautions : Preventing Transmission of Infectious Agents in Health Care Settings. Am J Infect Control, 35 : S65-164, 2007

参考文献・もっと学びたい人のために

1) 「Mandell, Douglas, and Bennett's Principles and Practice of Infectious Diseases, 8th Edition」（Bennett JE, et al），Elsevier, 2014
   ↑いわずとしれた感染症領域の成書．
2) 「Infections in the immunosuppressed patient」（Chandrasekar PH/ed），Oxford University Press, 2016
   ↑症例形式で学びやすい．最近和訳も出たようです．
3) 「チャンドラセカール 移植・免疫不全者の感染症」（Chandrasekar PH/著，青柳有紀，兒子真之/監訳），メディカル・サイエンス・インターナショナル，2017
4) 「免疫不全者の呼吸器感染症」（大曲貴夫，他/編），南山堂，2011
   →患者背景から，症候から，病原体からとさまざまな切り口で書かれており実践的．

プロフィール

篠原　浩（Koh Shinohara）
京都市立病院 感染症内科
専門：内科，感染症
大雑把に"免疫不全"，"易感染状態"などと表現してしまうと，リスクが"見えなく"なります．患者さんの背景や基礎疾患，現在受けている治療，人工物の埋め込みの有無など，1つ1つを丁寧に確認し，患者さんに対する"テイラーメイド"の感染症診療を目指しましょう．

第3章 免疫不全患者診療における微生物および検査データの使い方

8. サイトメガロウイルス（CMV）

太田啓介，渋江 寧

Point

- CMV感染症に特異的な症状はない！宿主の免疫状態から疑うことが大事！
- CMV抗原血症＝CMV感染症ではない！臨床所見と併せて総合的に診断する！
- 治療の第一選択はガンシクロビル！
- 移植領域ではCMV抗原血症陽性であれば先制治療も検討する！

はじめに

　サイトメガロウイルス（cytomegalovirus：CMV）はヘルペスウイルス科・βヘルペス亜科・サイトメガロウイルス属を代表する2本鎖DNAウイルスであり，150～250 nmほどの大きさで全ヘルペスウイルスのなかで最大である[1]．幼小児期に不顕性感染し，その後は潜伏・持続感染によって人体に終生寄生する．臨床的には宿主が高度の細胞性免疫不全を生じた場合に再活性化し，細胞・臓器障害を起こすことで問題となる[2]．特にHIV感染症，造血幹細胞移植や固形臓器移植，免疫抑制薬や大量ステロイド投与などが代表的なリスク因子である[3]．CMV感染とは血液やその他検体からCMVが同定される状態を意味し，臓器障害と臨床症状を伴うCMV感染症と区別する必要がある．CMV感染はCMV感染症の前段階にあるが，CMV感染がすべてCMV感染症に移行するわけではない[4]ことには留意が必要である．本稿では免疫不全患者におけるCMV感染症の特徴や臨床対応について概説する．

症例

　10歳代からSLEとして加療中の40歳代女性．1年前にループス腸炎となった後，プレドニゾロン（20 mg/日），アザチオプリン（50 mg/日），タクロリムス（2 mg/日）内服にてコントロールされており，発熱と右下腹部痛が出現したため，精査加療目的に入院となった．採血では炎症反応の上昇，腹部CTでは回盲部に全周性の腸管壁肥厚を認めた．下部消化管内視鏡にて回盲部病変の生検を行ったところ，CMV免疫染色陽性，核内封入体を伴う巨細胞を認め，CMV腸炎の診断に至った．なお血液検査にてCMV抗原血症も認めた．その後ガンシクロビルによる加療を開始し，経過良好であったためバルガンシクロビル内服へ移行し，退院となった．

SLE：systemic lupus erythematosus（全身性エリテマトーデス）

1. 臨床症状

　CMV感染症は肺炎，肝臓，食道，大腸，網膜，髄膜・脳，神経，心筋，骨髄など全身のあらゆる臓器に起こりうる[5]．そのため症状としては発熱，倦怠感，筋肉痛，関節痛などの全身症状のほかに，肺炎であれば咳・痰・呼吸困難，大腸炎であれば腹痛，下痢など，感染臓器に関連した症状を呈することがある[4]が，CMV感染症に特異的なものはない．そのため前述のような高度な細胞性免疫不全を背景とした患者さんにおいて，発熱＋αの症状を呈した場合にはCMV感染症を疑い，検査を行っていくことが診断への第一歩となる．

> ●ここがポイント
> CMV感染症に特異的な症状はない！　宿主の免疫状態から疑うことが大事！

2. 診断・検査

　CMV感染症の診断には，感染臓器に由来する症状と感染臓器でのCMV感染の証明が必要である．つまりは，臓器症状と血液検体からのCMV検出のみではCMV感染症の診断には不十分である．ただし組織からの検体採取が困難な場合もあり，その場合にはCMV抗原血症検査の結果から臨床所見と併せて総合的に判断せざるをえないこともある[4]．以下，CMV感染の評価に用いられる各種検査に関し概説していく．

1 血清診断

　CMV-IgM は CMV 感染後ある程度の期間，血清中に存在し，異なる株のウイルス感染でも再度陽性となることがある．CMV-IgG は CMV 感染後6〜8週後に血中に現れ，抗体価は多少変動するものの終生陽性となり，CMV-IgG は CMV-IgM よりも特異度が高い．

　しかし免疫不全患者では宿主の抗体反応が障害されているため，抗体価そのものが病勢と一致しているかの判断は困難となる．これらの理由から CMV-IgM/IgG が陽性でも新規の活動性 CMV 感染症の評価に用いることはできず，通常は**移植前のドナーやレシピエントにおけるCMV感染のステータス確認のためにCMV-IgGを用いる**[6, 7]．

2 ウイルス培養検査

　尿，血液，髄液，気管支肺胞洗浄液などの検体を用いて行う．培養検査でCMVが同定されれば活動性CMV感染症の診断に対して感度は良好であるが，結果判定までに1〜3週間を要する[8]ため，早期診断には適さない．

　血液検体では感度は低く，尿・便・痰検体では特異度が低いが，生検検体など侵襲部位から採取された検体は診断的価値が高い[7]．

　なお1〜2日で迅速診断できるシェルバイアル法もあるが，通常の培養検査と同様に，血液検体を用いたCMV感染のモニタリングとしては感度が低く，CMV感染のモニタリングには後述のCMV抗原血症検査が頻用される．一方で気管支肺胞洗浄液を用いたシェルバイアル法でCMVが検出された場合，CMV肺炎の診断的価値は高いとされる[4]．

3 病理組織学的検査

　生検検体や髄液，気管支肺胞洗浄液にある巨細胞核内封入体を有する細胞を検出する方法である．ほかのヘルペスウイルスでも核内封入体を認めるため，通常は抗CMVモノクローナル抗体を用いた免疫組織染色など併用する[4]．これらの所見がある場合はCMV感染症に対する感度は低いものの特異度はかなり高く，感染臓器由来の検体が採取できれば確定診断のために提出すべき検査である[6〜8]．

4 CMV抗原血症（CMVアンチゲネミア）検査

　CMV pp65抗原に対するモノクローナル抗体を用いて，末梢血中のCMV抗原陽性細胞を検出する方法で，欧米でもスタンダードなCMV感染症の検査のうちの1つ[1, 6]であり，本邦では**C7-HRP法**と**C10/C11法**がある．いずれの方法でも1スライド上には3〜5万個の白血球が固定・染色されており，C7-HRP法では1枚のスライド上の全白血球あたりの陽性細胞数が報告され，C10/C11法では2スライド作成してそれぞれのスライドあたりの陽性細胞数が報告される．2つの方法で報告形式は異なるが，両者は高い相関係数を示し，1スライドあたりの陽性細胞数としてはほぼ等価と考えてよい[4]．

　抗原血症検査のメリットとしてはCMV感染の感度・特異度が高いこと，低侵襲でくり返し評価できること，短時間（約6時間以内）で結果が得られること，定量性があるため疾患の重症度の予測や治療の開始・終了の評価として利用できることなどがあげられる．ただ重症感染症などで白血球（好中球）数が低下している場合に陽性細胞数が少ないことや検出されないこともあり[6]，また治療開始後抗原血症が低下傾向となるのは2週目前後となることもあるため，抗原血症のフォロー時には留意すべきである．さらに感染臓器によっても感度は異なり，胃腸炎や網膜炎では抗原血症陰性であることも少なくないが，肺炎では抗原血症陰性例は稀である[9]．なお抗原血症検査は高感度ゆえにその解釈に注意が必要で，抗原血症陽性＝CMV感染症ではない．くり返しにはなるが，感染臓器由来の検体の評価が行えない場合は，侵襲部位の臨床所見など踏まえて，総合的に判断することが重要である．

　なお欧米では定量PCR法が主流となっており，CMV抗原血症と同等もしくはそれ以上の有用性が示されているが本邦では保険適用外である[4]．

5 そのほか（画像診断，血液検査など）

　CMV感染症の検査所見としては，骨髄抑制（白血球減少，血小板減少），異型リンパ球出現，低蛋白血症などの全身所見のほかに，感染臓器によって消化管潰瘍（CMV胃腸炎），肝機能異常（CMV肝炎）などの局所所見がある．なおCMV網膜炎は眼底出血など特徴的な網膜所見のみでも診断されるため，CMV感染の証明は必須ではない[4]．CMV肺炎の胸部単純X線・胸部CT所見の典型例では両側に広がるground-glass opacities（GGO）があり，小結節を伴う境界不明瞭なGGOが下肺野優位にみられ，早期からコンソリデーションを伴いやすいことが特徴とされる[9]．

●**ここがピットフォール**
CMV-IgM/IgGは活動性CMV感染症の評価には使えない！

●**ここがポイント**
CMV抗原血症＝CMV感染症ではない！　臨床所見と併せて総合的に診断！

3. 治療

　CMV感染症治療の主軸を成すものは抗ウイルス薬であり，そのなかで**ガンシクロビル静注が第一選択**である．バルガンシクロビル内服は軽症〜中等症患者には使用可能とされるが，重症患者や，下痢など消化器症状が強く，吸収不良が予想される場合は，ガンシクロビル静注を選択する[6,10]．これらの薬剤の副作用としては骨髄抑制が最多であり，特に白血球減少に注意を要する．副作用の影響や，耐性CMV（ごく稀であるが）を想定する場合はホスカルネットを選択する．ホスカルネットの副作用としては腎毒性があり，低用量（90 mg/kg）から開始することが推奨されている[4]．

　投与期間は感染臓器や患者背景にもよるため明確な基準はないが，CMV抗原血症の陰性化と感染臓器の症状の改善を参考に，2〜4週間の初期投与後に維持療法にて（内服移行も含めて）3〜4週の加療が目安とされる[7,8,10]．

　なおコントロールできない出血や中毒性巨大結腸症などを伴うような重症CMV腸炎の場合は外科的切除術が有効とされるが，そのほかのCMV感染症において外科的処置は確立していない[11]．またCMV高力価グロブリンや抗CMV薬の併用なども報告はあるが，エビデンスには乏しく，強く推奨できる選択肢ではない．免疫グロブリンに関してもCMV肺炎で有効性を示唆する報告が散見されるが，強く推奨されてはおらず，そのほかの部位のCMV感染症には効果はないとされる[1,4,10]．

●ここがポイント
治療の第一選択はガンシクロビル！

●処方例（下記用量は腎機能正常時）
- ガンシクロビル（デノシン®）
  初期投与：1回5 mg/kg 1日2回　1時間以上かけて投与
  維持投与：1回5 mg/kg 1日1回　1時間以上かけて投与
  （1バイアルを注射用水10 mLに溶解し，1バイアル100 mLの補液で希釈する）
- バルガンシクロビル（バリキサ®）
  初期投与：1回900 mg 1日2回　食後内服
  維持投与：1回900 mg 1日1回　食後内服
- ホスカルネット（ホスカビル®）
  初期投与：1回90 mg/kg 1日2回　2時間以上かけて投与
  　　　　または　1回60 mg/kg 1日3回　1時間以上かけて投与
  維持投与：1回90〜120 mg/kg 1日1回　2時間以上かけて投与
  （維持投与中に再発した場合は初期投与の用法・用量で再投与可）

4. 先制治療・予防

　CMV感染症は死亡率が高く，その予防として，先制治療（pre-emptive therapy）と，決められた期間の抗ウイルス薬の予防投与（prophylactic therapy）が検討されており，両者とも予防

表 移植患者におけるCMV感染経路

初感染	CMV抗体陰性レシピエントがCMV抗体陽性ドナーから移植される臓器・骨髄やCMV抗体陽性血液に曝露されることで起こる
回帰感染	CMV抗体陽性レシピエントに潜伏感染していたCMVが再活性化して起こる
再感染	CMV抗体陽性ドナーからCMV抗体陽性レシピエントへの移植やCMV抗体陽性血液輸血によって起こる

文献14を参考に作成

効果は同等とされる[12]が，本邦では保険収載の兼ね合いもあり，現在先制治療が主流となっている．

先制治療においては，特に造血幹細胞移植や臓器移植領域で主に行われる手法であり[13]，CMV抗原血症陽性であった場合に臨床症状がなくても抗ウイルス薬を投与する方法である．終了時期はCMV抗原血症が2回続けて陰性となるまでを目安とし，耐性化を防ぐため最低でも2週間継続することが推奨されており，標準治療と同様にガンシクロビルが第一選択とされている[14]が，治療開始基準や投与量や期間などは十分には確立していない[4]．また造血幹細胞移植や臓器移植領域以外での先制治療を支持するエビデンスは乏しく，議論の分かれるところである．

予防投与においては，バルガンシクロビルやホスカルネットの有効性は確認されておらず，高リスクの造血幹細胞移植患者においてのガンシクロビルのみで有効性が示唆されているが，抗原血症によるCMV再活性化のモニタリングが一般化した現在では推奨されない[4]．

●ここがポイント
移植領域ではCMV抗原血症陽性であれば先制治療も検討！

Advanced Lecture

CMVは細胞性免疫不全による再活性化以外にも，移植患者においては，表のような感染経路がある[14]ため，移植医療に携わる場合はドナーやレシピエントの感染症ステータスの把握が重要である．

おわりに

CMV感染症は発症すれば致死的な経過を辿ることもあるものの，実臨床では全身状態などから感染臓器由来の検体を得られないため，CMV抗原血症含めた臨床状況から治療開始することも多く経験される．その場合は**CMV感染症「らしさ」を高めるためにも，そのほかの疾患の除外をできる限り行うことが重要**である．

文献・参考文献

1) Bhat V, et al：Cytomegalovirus infection in the bone marrow transplant patient. World J Transplant, 5：287-291, 2015
2) 小杉伊三夫：サイトメガロウイルス（CMV）．ウイルス，60：209-220, 2010

3)「こういうときはこうする！感染症クリスタルエビデンス 治療編」（岡 秀昭/編著），金芳堂，2018
4)「造血細胞移植ガイドライン 第1巻 サイトメガロウイルス感染症（第2版）」（日本造血細胞移植学会ガイドライン委員会/編），2011
　https://www.jshct.com/uploads/files/guideline/03 m_cmv_ver02.pdf
5) Rafailidis PI, et al：Severe cytomegalovirus infection in apparently immunocompetent patients：a systematic review. Virol J, 5：47, 2008
6) Azevedo LS, et al：Cytomegalovirus infection in transplant recipients. Clinics（Sao Paulo），70：515-523, 2015
7) Kotton CN：CMV：Prevention, Diagnosis and Therapy. Am J Transplant, 13 Suppl 3：24-40；quiz 40, 2013
8) Requião-Moura LR, et al：Cytomegalovirus infection in renal transplantation：clinical aspects, management and the perspectives. Einstein（Sao Paulo），13：142-148, 2015
9)「免疫不全者の呼吸器感染症」（大曲貴夫，他/編），南山堂，2011
10)「Johns Hopkins POC-IT ABX Guide」（Barlett JG, et al），Unbound Medicine, 2017
11) Tan BH：Cytomegalovirus Treatment. Curr Treat Options Infect Dis, 6：256-270, 2014
12) Fehr T, et al：Cytomegalovirus post kidney transplantation：prophylaxis versus pre-emptive therapy? Transpl Int, 28：1351-1356, 2015
13)「シュロスバーグの臨床感染症学」（Schlossberg D/著，岩田健太郎/監訳），メディカル・サイエンス・インターナショナル，2015
14) 相川 厚：腎移植後サイトメガロウイルス感染症の診療ガイドライン．移植，49：402-409, 2014

プロフィール

太田啓介（Keisuke Ota）
静岡県立総合病院 集中治療科
東京・横浜にて救急集中治療，感染症，内科一般の研修を行い，2018年10月より生まれ故郷の静岡に帰ってきました．当科は立ち上がったばかりの診療科ですが，病床数720床，手術室22室，高度救命救急センターを併設した総合病院であり，症例は非常に豊富で，麻酔，外科，循環器などさまざまなバックグラウンドをもつスタッフで構成されております．興味のある方はぜひわれわれと一緒に働きましょう！

渋江　寧（Yasushi Shibue）
横浜市立みなと赤十字病院 感染症科・感染管理室
感染症科として主に他科のコンサルテーションを行い，抗菌薬の選択の相談から難治性感染症，不明熱の相談まで受けつつ，ICT・AST（抗菌薬適正使用支援チーム）活動を行っております．臨床医としてのバランス感覚を重視して診療に臨み，精進する日々です．

第3章 免疫不全患者診療における微生物および検査データの扱い方

9. 肝炎ウイルス

松尾裕央

● Point ●

- 免疫抑制薬の使用時に問題となる肝炎ウイルスはHBV，HCV，HEVであるが，最も問題となるのはHBV
- HBV reactivationは予防可能
- HCVもreactivationが起こりえるが，臨床的にはあまり気にしなくてもよい
- HEVは免疫抑制により慢性化することがある

はじめに

　免疫抑制薬や抗癌薬使用時，肝障害は比較的遭遇しやすい問題ではないだろうか．原因としては薬剤性が多いかもしれないが，肝障害を起こすウイルスの再活性化（reactivation）については常に意識する必要があるだろう．

　免疫抑制患者において肝障害の原因となりえるウイルスは多岐にわたるが，HAVからHEVまでのいわゆる肝炎ウイルスのなかで**問題となるのはHBV，HCV，HEV**である．本稿では最も問題となるHBVを中心に概説する．

症例

　多発性骨髄腫に対して自己末梢血肝細胞移植後にCyBorD療法（ボルテゾミブ＋デキサメタゾン＋シクロホファミド）していた65歳男性．来院1週間前から倦怠感出現し，予約外受診．採血検査ではT-bil 0.6 mg/dL，AST 1,049 IU/L，ALT 1,594 IU/L，ALP 486 IU/L，LDH 760 IU/Lと著明な肝細胞逸脱酵素の上昇を認めた．

　3年前の初診時のスクリーニング検査におけるHBV statusはHBsAg（＋）0.1，HBsAb（＋）809.9，HBcAb（＋）96.5，HBV DNA検出感度以下であったが，今回の来院時にはHBsAg（＋）＞2,000，HBsAb（－）0.4，HBeAg（＋）578，HBeAb（－）0.1，HBcAb（＋）99.4，HBV DNA 7.9 logコピー/mLと変化しており，HBV reactivationによる急性肝炎の診断となった．

1. HBV

1 HBVと免疫抑制

　少し意外に思われるかもしれないが，実はHBVそのものには細胞傷害性がない．**HBVによる肝細胞傷害（HBVによる肝炎）の主体は，そのHBVを排除しようとするヒトの免疫応答の結果**である[1]．

　つまり慢性B型肝炎にステロイドなどの免疫抑制薬を投与するとAST/ALTがむしろ低下することがある．免疫応答が抑制され，HBVに感染した肝細胞が傷害されなくなるからだ．よって，肝細胞傷害は免疫抑制薬の中止や長期使用で問題となる．

　では，ステロイドなどの免疫抑制薬を使用すると肝臓内では具体的には，どのようなことが起こっているのか．

> **メモ：**
> 細胞傷害性のある薬剤の中止でHBVにおける肝炎が増悪することは以前から知られていた．1975年のLancet[2]では，HBsAg陽性の白血病や妊娠性絨毛癌の患者さんが細胞傷害性のある薬剤（cytotoxic drug）の使用で劇症肝不全を起こし亡くなったことが報告されている．いずれの報告でも劇症肝炎への移行は細胞傷害性のある薬剤の中止後に起こっている．その報告では，細胞傷害性のある薬剤使用時にはHBsAgを測定するべきであると結論づけ，同時に適切なステロイド使用がその劇症肝不全を予防することができるかもしれない（!?）とも記載されていた．
> もちろん，ご存じの通り現在は副腎皮質ステロイド使用でHBVのreactivationによる劇症肝炎は有名な事象であるので，ステロイドが効くかのように勘違いされたのは，HBVによる肝細胞傷害がヒトの免疫応答に起因するものであったためにステロイド投与により短期的にAST/ALTが低下したためである．

1）HBVと免疫反応

　HBVによる肝炎におけるヒトの免疫応答については，ウイルスに対するものとウイルス感染肝細胞に対するものの2つある．HBVが除去されるのはIFN α，IFN γやTNF αなどの非細胞傷害性のサイトカインのはたらきであり，HBV感染肝細胞が傷害されるのは，ウイルス特異的CD8陽性細胞傷害性T細胞にHLA-Ⅰ（class Ⅰ human lymphocyte antigen）を介して感染肝細胞が認識され，細胞性免疫応答により感染肝細胞のアポトーシス惹起や壊死が起こることが主な機序である[1, 3]．

2）HBVとステロイドによる免疫抑制

　ステロイド（グルココルチコイド）を使用するとどのような反応が起こるのか．

　最近の研究では，ステロイドがHBVゲノム内のglucocorticoid responsive elementに作用し，ステロイド自体が直接的にウイルスを増殖させていることがわかった[4]．

　また，免疫抑制作用によってもHBV複製が活性化するために，ステロイドやそのほかの免疫抑制薬でもHBVが増殖する．そして，HBVが増殖するとより多くの肝細胞にHBV感染が成立することとなる[5]．

　一方，免疫抑制薬を中止すると，感染肝細胞に対する免疫応答が回復する．すると，その増加した感染肝細胞が自己免疫により傷害され，結果として広範囲の肝細胞壊死が起こる[6]．このようにして免疫抑制薬による急性重症肝炎や劇症肝炎は起こる．

　HBsAg陽性の慢性B型肝炎患者は特に注意が必要で，1981年にすでにそのような患者さんに

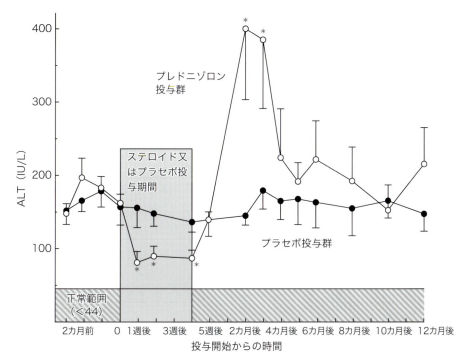

図1　短期間ステロイド投与におけるALTの変化
文献8より引用

ステロイドを使用することは有害事象が多く推奨されないという報告[7]がなされている．

3) ステロイドとALT，HBV DNA

　ステロイド投与時のALT，HBV DNAがどのように変化するかについてみてみよう．
　軽度から中等度の慢性B型肝炎患者15人に対して副腎皮質ステロイド投与におけるrandomized, double-blind, placebo-controlled trial[8]で短期間のステロイド投与におけるALT，HBV DNAの推移が報告されている．その報告では，患者さん10人をプレドニゾロン投与群（60 mg/日を2週間，30 mg/日を2週間投与），患者さん5人をプラセボ群としてALTの変化を観察すると，プレドニゾロン投与中にはALTの著しい低下を認めたが，プレドニゾロン中止から4〜10週後にはALTの上昇を認めた（図1）．この結果からも**ステロイド投与時は中止後に肝障害を認めることに留意するのが重要**である．
　また，この報告ではHBV DNAはステロイド投与群とプラセボ群で統計学的有意差をもつ変化はなかったが，異なる報告[9]では，ステロイド投与中にHBV DNAは上昇，ALTは低下し，ステロイド終了後にHBV DNA低下，ALT上昇を認めている（図2）．

4) 抗癌薬とALT，HBV

　では抗癌薬使用ではどのような反応が起こるか．抗癌薬投与におけるALT，HBV DNAの推移について，AASLD（American association for the study of liver diseases：アメリカ肝臓病学会）から，HBsAg陽性，HBeAg陰性，HBV DNA検出感度以下，ALT正常のB型肝炎無症候性キャリアの精巣癌に対する抗癌薬使用時に認めた黄疸を伴う肝細胞傷害の経過が紹介されている（図3）．この症例では抗癌薬投与2回目で，まずHBV DNAが上昇した後にALT上昇を認め，治療介入無く改善を認め，初回の抗癌薬投与から18カ月でHBsAg陰性 HBsAb陽性のseroconver-

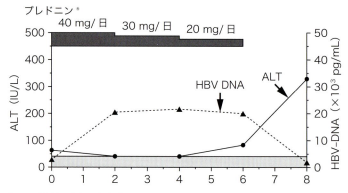

図2 慢性B型肝炎患者におけるステロイド減量とALT, HBV DNAの関係
文献9より引用

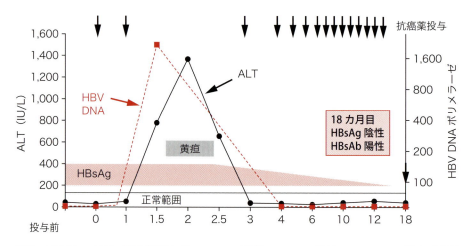

図3 HBVキャリア（抗癌薬投与前：HBsAg陽性，HBeAg陰性，HBV DNA検出感度以下）の精巣癌に対する抗癌薬投与時のHBV reactivation
文献10より引用

sion（HBsAbの陽性化）を認めた．

また，R-CHOP（Rituximab, cyclophosphamide, doxorubicin, vincristine, and dexamethasone）でのreactivationの報告は多く，こちらもAASLDで経過が報告されている（**図4**）．HBsAg陰性，HBcAb陽性患者のLarge B cell LymphomaにR-CHOPを行い，抗癌薬投与中にHBsAgの陽転化，HBV DNA上昇を認め，6クール後に黄疸を伴う高度の肝細胞傷害を認め，肝不全で亡くなった．このように，HBsAg陰性，HBcAb陽性，HBV DNA検出感度以下でALTが正常であればB型肝炎では治癒という状態であるが，それでも**複数回の抗癌薬投与後にHBsAgのseroconversionが起こり，重篤な肝細胞傷害後に死亡することがあることを知ることは重要**である．

2 免疫抑制薬投与前スクリーニング

免疫抑制薬投与前のHBVスクリーニング検査として，アメリカ消化器病学会（American Gastroenterological Association：AGA）のガイドライン[11]ではHBsAg, HBcAbを測定し，いずれ

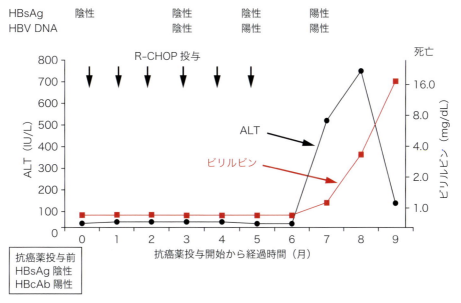

図4 R-CHOP投与時のreactivation
文献10より引用

かが陽性であればHBV DNAを測定することを推奨している．日本肝臓学会による「免疫抑制・化学療法により発症するB型肝炎対策ガイドライン」（資料3）[12]ではスクリーニングとしてHBsAgを測定し，「陽性であればHBeAg/AbおよびHBV DNA測定の上抗ウイルス薬開始．陰性であれば，HBcAb，HBsAb測定しその結果でHBV DNAを測定し予防投与について検討」としている（図5）．

また，免疫抑制薬投与中にHBV DNAを適宜測定し，HBV DNAが上昇しはじめたときに抗HBV薬を開始する予防戦略について，AGAと日本のガイドラインは異なる見解をもっている．AGAは推奨せず，日本では免疫抑制薬投与前にHBsAg陰性でHBcAbあるいはHBsAbが陽性か，HBV DNAが20 IU/mL未満の場合（つまりHBsAg（−）＋HBcAb（＋）or HBsAb（＋）＋HBV DNA＜20）で推奨としている．

3 HBV reactivationのリスク
1）AGAの基準によるreactivationのリスク

どのような状況でHBV reactivationが起こりやすいかについては，AGAガイドライン[11]が詳しい．詳細は**表1〜3**にまとめた．

AGAはそのガイドライン内で，高リスク群には抗HBV薬での予防内服を推奨（Strong recommendation；Moderate-quality evidence）し，B細胞除去薬は中止後少なくとも12カ月間，そのほかは免疫抑制薬中止後少なくとも6カ月間，抗HBV薬を継続する事を推奨している．

中リスク群についてもreactivationを採血検査でモニターするよりは抗HBV薬の予防内服開始を推奨しているが，その推奨程度はweak recommendation；Moderate-quality evidenceとしている．そして，免疫抑制薬中止後6カ月間の抗HBV薬継続を推奨しているが，HBsAg陰性などでreactivationのリスクが少ない場合は予防投与無し，という選択肢もあることを提示している．

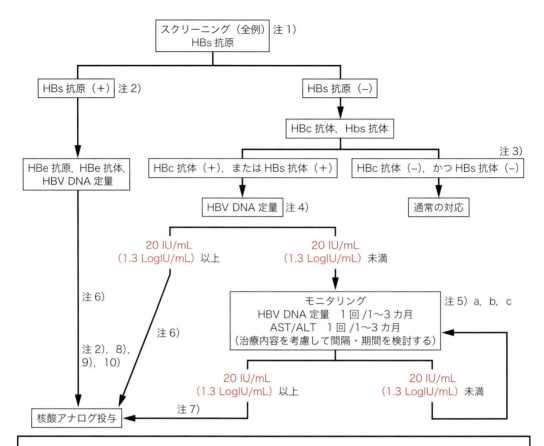

補足：血液悪性疾患に対する強力な化学療法中あるいは終了後に，HBs抗原陽性あるいはHBs抗原陰性例の一部においてHBV再活性化によりB型肝炎が発症し，その中には劇症化する症例があり，注意が必要である．また，血液悪性疾患または固形癌に対する通常の化学療法およびリウマチ性疾患・膠原病などの自己免疫疾患に対する免疫抑制療法においてもHBV再活性化のリスクを考慮して対応する必要がある．通常の化学療法および抑制療法においては，HBV再活性化，肝炎の発症，劇症化の頻度は明らかでなく，ガイドラインに関するエビデンスは十分ではない．また，核酸アナログ投与による劇症化予防効果を完全に保証するものではない．

注1）免疫抑制・化学療法前に，HBVキャリアおよび既往感染者をスクリーニングする．まずHBs抗原を測定して，HBVキャリアかどうか確認する．HBs抗原陰性の場合には，HBc抗体およびHBs抗体を測定して，既往感染者かどうか確認する．HBs抗原・HBc抗体およびHBs抗体の測定は，高感度の測定法を用いて検査することが望ましい．また，HBs抗体単独陽性（HBs抗原陰性かつHBc抗体陰性）例においても，HBV再活性化は報告されており，ワクチン接種歴が明らかである場合を除き，ガイドラインに従った対応が望ましい．

注2）HBs抗原陽性例は肝臓専門医にコンサルトすること．また，すべての症例において核酸アナログの投与開始ならびに終了にあたって肝臓専門医にコンサルトするのが望ましい．

注3）初回化学療法開始時にHBc抗体，HBs抗体未測定の再治療例および既に免疫抑制療法が開始されている例では，抗体価が低下している場合があり，HBV DNA定量検査などによる精査が望ましい．

注4）既往感染者の場合は，リアルタイムPCR法によりHBV DNAをスクリーニングする．

注5）a．リツキシマブ（±ステロイド），フルダラビンを用いる化学療法および造血幹細胞移植：既往感染者からのHBV再活性化の高リスクであり，注意が必要である．治療中および治療終了後少なくとも12カ月の間，HBV DNAを月1回モニタリングする．造血幹細胞移植例は，移植後長期間のモニタリングが必要である．b．通常の化学療法および免疫作用を有する分子標的治療薬を併用する場合：頻度は少ないながら，HBV再活性化のリスクがある．HBV DNA量のモニタリングは1〜3カ月ごとを目安とし，治療内容を考慮して間隔および期間を検討する．血液悪性疾患においては慎重な対応が望ましい．c．副腎皮質ステロイド薬，免疫抑制薬，免疫抑制作用あるいは免疫修飾作用を有する分子標的治療薬による免疫抑制療法：HBV再活性化のリスクがある．免疫抑制療法では，治療開始後および治療内容の変更後（中止を含む）少なくとも6カ月間は，月1回のHBV DNA量のモニタリングが望ましい．なお，6カ月以降は3カ月ごとのHBVDNA量測定を推奨するが，治療内容に応じて高感度HBs抗原測定（感度0.005 IU/mL）で代用する

ことを考慮する．
注6） 免疫抑制・化学療法を開始する前，できるだけ早期に核酸アナログ投与を開始する．ことに，ウイルス量が多いHBs抗原陽性例においては，核酸アナログ予防投与中であっても劇症肝炎による死亡例が報告されており，免疫抑制・化学療法を開始する前にウイルス量を低下させておくことが望ましい．
注7） 免疫抑制・化学療法中あるいは治療終了後に，HBV DNA量が20 IU/mL（1.3 LogIU/mL）以上になった時点で直ちに核酸アナログ投与を開始する（20 IU/mL未満陽性の場合は，別のポイントでの再検査を推奨する）．また，高感度HBs抗原モニタリングにおいて1 IU/mL未満陽性（低値陽性）の場合は，HBV DNAを追加測定して20 IU/mL以上であることを確認した上で核酸アナログ投与を開始する．免疫抑制・化学療法中の場合，免疫抑制薬や免疫抑制作用のある抗腫瘍薬は直ちに投与を中止するのではなく，対応を肝臓専門医と相談する．
注8） 核酸アナログは薬剤耐性の少ないETV，TDF，TAFの使用を推奨する．
注9） 下記の①か②の条件を満たす場合には核酸アナログ投与の終了が可能であるが，その決定については肝臓専門医と相談した上で行う．
① スクリーニング時にHBs抗原陽性だった症例では，B型慢性肝炎における核酸アナログ投与終了基準を満たしていること．
② スクリーニング時にHBc抗体陽性またはHBs抗体陽性だった症例では，（1）免疫抑制・化学療法終了後，少なくとも12カ月間は投与を継続すること，（2）この継続期間中にALT（GPT）が正常化していること（ただしHBV以外にALT異常の原因がある場合は除く），（3）この継続期間中にHBV DNAが持続陰性化していること，（4）HBs抗原およびHBコア関連抗原も持続陰性化することが望ましい．
注10） 核酸アナログ投与終了後少なくとも12カ月間は，HBV DNAモニタリングを含めて厳重に経過観察する．経過観察方法は各核酸アナログの使用上の注意に基づく．経過観察中にHBV DNA量が20 IU/mL（1.3 LogIU/mL）以上になった時点で直ちに投与を再開する．

図5 免疫抑制・化学療法により発症するB型肝炎対策ガイドライン（日本肝臓学会）
文献12 pp127, 128より転載

表1　HBV reactivation 高リスク群（＞10％）

①	HBsAg（＋），HBcAb（＋）またはHBsAg（－），HBcAb（＋）で，B細胞除去薬（例リツキシマブ，オファツマブ）使用
②	HBsAg（＋），HBcAb（＋）で，アントラサイクリン系抗腫瘍薬（例ドキソルビシン，エピルビシン）使用
③	HBsAg（＋），HBcAb（＋）で，中用量（プレドニン®換算10〜20 mg/日）あるいは高用量（プレドニン®換算＞20 mg/日）の副腎皮質ステロイドを毎日4週間以上

文献11より引用

表2　HBV reactivation 中リスク群（1〜10％）

①	HBsAg（＋），HBcAb（＋）あるいはHBsAg（－），HBcAb（＋）で，TNFα阻害薬（例エタネルセプト，アダリムマブ，セルトリズマブ，インフリキシマブ）使用
②	HBsAg（＋），HBcAb（＋）またはHBsAg（－），HBcAb（＋）で，そのほかのサイトカインやインテグリン阻害薬（例アバタセプト，ウステキヌマブ，ナタリズマブ，ベトリズマブ）
③	HBsAg（＋），HBcAb（＋）あるいはHBsAg（－），HBcAb（＋）で，チロシンキナーゼ阻害薬（例イマチニブ，ニロチニブ）
④	HBsAg（＋），HBcAb（＋）で，低用量（プレドニン®換算＜10 mg）の副腎皮質ステロイドを毎日4週間以上
⑤	HBsAg（－），HBcAb（＋）で，中用量（プレドニン®換算10〜20 mg相当）あるいは高用量（プレドニン®換算＞20 mg相当）の副腎皮質ステロイドを毎日4週間以上
⑥	HBsAg（－），HBcAb（＋）で，アントラサイクリン系抗腫瘍薬（例ドキソルビシン，エピルビシン）

文献11より引用

表3 HBV reactivation 低リスク群（＜1％）

①	HBsAg（＋），HBcAb（＋）あるいはHBsAg（－），HBcAb（＋）で，伝統的な免疫抑制薬（アザチオプリン，6-メルカプトプリン　メトトレキサート）使用
②	HBs Ag（＋），HBcAb（＋）あるいはHBsAg（－），HBcAb（＋）で，関節内への副腎皮質ステロイド投与
③	HBsAg（＋），HBcAb（＋）あるいはHBsAg（－），HBcAb（＋）で，1週間以内の副腎皮質ステロイド投与（1日投与量は問わない）
④	HBsAg（－），HBcAb（＋）で，低用量（プレドニン®換算＜10 mg相当）の副腎皮質ステロイドを毎日4週間以上

文献11より引用

低リスク群についてはルーチンでの抗HBV薬での予防投与は推奨していない．（Weak recommendation：Moderate-quality evidence）

2）日本肝臓学会の基準によるreactivationのリスク

日本肝臓学会は，ウイルスの感染状態としては，慢性活動性肝炎が最もreactivationのリスクが高く，ついで非活動性キャリア，既往感染患者の順番でリスクが下がるとしている．また，肝移植においては，HBcAb陽性・HBsAg陰性ドナーからの移植ではかなり高率にHBV reactivationが起こることや，HBsAg陽性患者に対する腎移植などの肝臓以外の臓器移植でもHBV reactivationが50〜94％と高頻度に起こることも示されている．造血幹細胞移植でも，HBsAg陽性者においてHBV reactivationは50％以上と高率に起こり，既往感染者におけるreactivationも14〜20％の頻度で生じるとしている．リツキシマブ，フルダラビンを使用する化学療法では，HBV reactivationはキャリアでは20〜50％，既往感染者では12〜23％程度生じ，リツキシマブとステロイド併用療法に起因するreactivationは劇症化率および劇症化による死亡率が高いと報告されている．また，リウマチ性疾患・膠原病に対する免疫抑制療法ではその治療を継続している限り免疫抑制状態にあり，HBV DNA量が上昇しても肝炎は起こりにくいことが報告されている[12]（もちろん起こらないわけではない）．

4 HBV reactivationの実際

HBVのreactivationは3段階に分類される．
① HBV複製の増加，② 肝細胞障害の出現，③ 回復（表4）である[10]．

HBVの複製は，免疫抑制薬や抗癌薬を開始した直後から急速に増加する．

AASLDでは血清HBV DNAが1 logU/mL上昇することをreactivationとしている．そのHBV DNAが増加するときには，陰性であったHBeAgが陽性化することがある．2段階目は免疫抑制薬が終了あるいは減量され，肝細胞障害や肝炎を呈する状態である．肝細胞逸脱酵素（AST/ALTなど）上昇を認め，重症な場合は倦怠感や食思不振などの症状や黄疸を呈する．また，この段階の間にHBV DNAは低下傾向となる．そして，3段階目に肝細胞障害は改善し，HBVの各種マーカーは基準値に戻る．ただ，この3段階を必ずしも呈するわけではなく，HBV DNAが上昇しても肝細胞障害を呈しないこともある．典型的なHBV reactivationの経過を図6に示す．

HBV reactivationの頻度については1991年のLok ASらの報告[14]がランドマークとなっている．その報告では100人のリンパ腫患者をレトロスペクティブに検討しており，27人のHBsAg陽性の患者さんのうち13人（48％）で抗癌薬投与中あるいは短期投与後にreactivationを認めた．また，HBsAg陰性・HBsAb陰性・HBcAb陰性の患者さん22人はreactivationを認めなかった．その一方でHBsAg陰性・HBsAb陰性・HBcAb陽性の患者さん18人のうち1人，HBsAg陰

表4　HBV reactivationの3段階

段階	特徴	診断的マーカー	コメント
①	ウイルス複製の増加	HBV DNA, HBeAg, HBsAg	・HBV DNA＞1 log₁₀ IU/mLの上昇 ・元々HBeAg陰性であったのが再度陽性となる
②	疾患の活動性の表出	ALT, 症状, 黄疸	ALTは正常上限の3倍以上の上昇を呈する．症状や黄疸は重症の指標となる
③	回復	HBV DNA, ALT, HBsAg	HBV DNA/ALTは元の値に戻る

文献10より引用

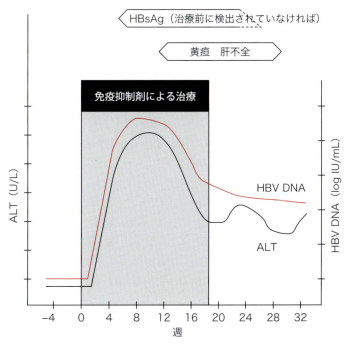

図6　典型的なHBV reactivation
文献13より引用

性・HBsAb陽性・HBcAb陽性の患者さん33人のうち1人でHBsAg陽転化を伴うreactivationを認めた．reactivationを認めた半数は黄疸を呈し，黄疸を呈した20％は死亡したと報告している．

5 HBV reactivationの予防投与時に使用する抗HBV薬（核酸アナログ製剤）

　HBVのreactivationは抗HBV薬の投与で予防可能である．特にウイルス量の多いHBsAg陽性例については，免疫抑制薬投与前にウイルス量を低下させることが重要である．日本肝臓学会では，HBV DNA 20 IU/mL以上の場合には治療開始前に核酸アナログ製剤開始を推奨している．
　執筆時点（2018年11月）で使用可能なHBVに対する核酸アナログ製剤はラミブジン（ゼフィックス®），アデホビル（ヘプセラ®），エンテカビル（バラクルード®），テノホビル（テノゼット®），テノホビルアラフェナミド（ベムリディ®）である．

HBVのreactivationに対するラミブジン投与による有効性はきわめて高いことが判明[15]しており，その安全性も担保されている．しかし，日本肝臓学会では，エビデンスは少ないものの，エンテカビル，テノホビルの予防投与における有用性も明らかにされていること[16, 17]やラミブジンは長期投与や高ウイルス量で耐性誘導率が高いことから，エンテカビル，テノホビルおよびテノホビルアラフェナミド（テノホビルのプロドラッグ）の3薬剤を推奨薬としている．

いずれもHIV治療薬の1つである事に留意が必要であり，投与前にHIV検査について検討をすべきである．

Advanced Lecture

HBVのreactivationは無症候性キャリアだろうが，慢性肝炎だろうが，治癒後だろうがいつでも起こりえる．その理由は，HBVは一度感染すると肝細胞内に組込まれ一生除去されることがないからである．その組込まれるものがcccDNA（covalently closed circular DNA：2本鎖閉鎖環状DNA）である．そのcccDNAの理解はoccult HBV Infectionの理解にもつながる．

■ Occult HBV Infection

HBVは図7のように肝細胞に侵入し増殖する．ステロイドなどによるreactivationがなぜ起こるのかにおける重要な点は，感染肝細胞の核内にcccDNAを形成することである．このcccDNAは超らせん構造を呈しており，物理的・化学的に非常に安定している．**肝炎が治癒した患者さんの肝細胞内にもcccDNAは遺残しており，消えることはない．**これがHBVの持続感染機構である．

図7にあるように，抗HBV薬はcccDNAの形成を抑制する薬剤ではないために，治療してもcccDNAが消失することはなく，HBV感染がひとたび成立すると肝細胞内から完全にウイルスが消失することはない．そのためにHBsAb陰性，HBsAg陰性，HBcAb陽性，HBV DNA検出感度以下の患者さんであったとしても，免疫抑制薬を使用するとcccDNAが起点となりHBVの増殖が始まる．その血中HBsAgが陰性であるが，肝細胞内にHBVゲノム（cccDNAなど）が持続的に存在することをoccult HBV infectionという．その場合は，血中HBV DNAが検出感度以下のことが一般的である[19]．

occult HBV infectionは，S-escape mutantsを産生するHBV感染のためにHBsAgが検出されないという稀な事象よりも，図8のようにホスト（HBV感染者）の防御免疫機構によってHBVの複製・転写活性が強く抑制されるために起こることが大半である[21]．Occult HBV infectionではHBsAbやHBcAbが陽性となることが多いが，HBVに対するすべての血清マーカー陰性である場合が20％程度存在するという報告もある[20]．

2. HCV

HCV抗体陽性，HCV RNA陽性患者10人に対して，プレドニゾロンを60 mg/日を2週間，40 mg/日を2週間，20 mg/日を2週間，10 mg/日を1週間投与しHCV RNA量およびALT値を測定したところ，HCVウイルス量は投与中に増加し投与終了で低下，ALTは投与中に低下し投与終了後に上昇した（図9）と報告されている[22]．

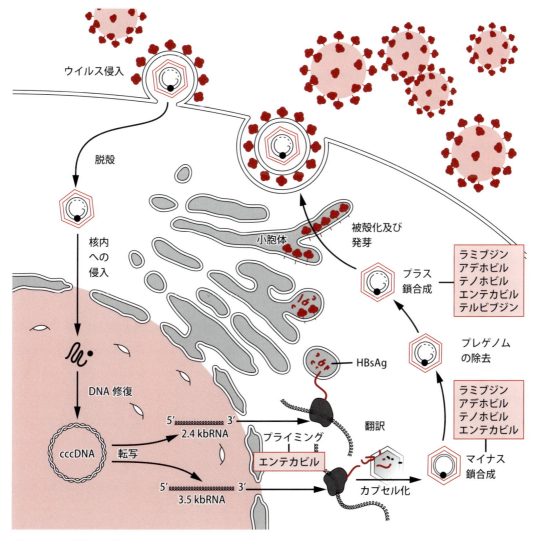

図7　HBVのライフサイクル
文献18より引用

　HCVのreactivationはステロイドのみならず細胞傷害性のある薬剤，TNFαなどの使用でHBVと同様に，HCV複製増加が起こり，それに引き続いて肝障害を呈することが分かってはいるが，肝不全まで呈することは稀である．このreactivationが臨床的にどの程度意味がある事象かについてはまだ判然としていない[9, 23, 24]．

　また，HCV Ab陽性だがHCV RNA陰性（HCV感染の治癒後）であれば，HBVと異なり，肝細胞内にHCVはおらず，reactivationを呈することはないために，reactivationを懸念する状況はHCV Ab陽性，HCV RNA陽性を呈する患者さんのみである．

　現時点では，慢性C型肝炎患者などにおける免疫抑制薬投与時の予防投与推奨はないために，現実的には適宜HCV RNAを測定し治療介入時期を検討するという対応をしていることがほとんどであろう．しかし，非常に治癒率の高いHCV治療薬であるDAA（Direct antiviral agent）の適応が拡大した昨今ではHCVは稀な疾患となる予想が立っており，そのような状況さえも今後稀になることが予想される．

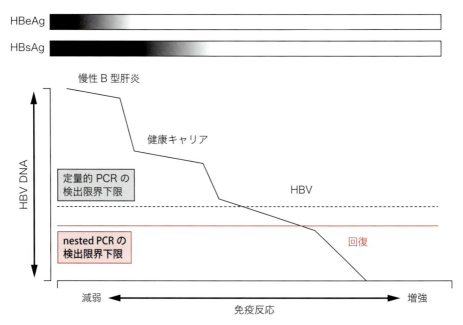

図8 ホストの免疫機構とoccult HBV infectionの関係
文献20より引用

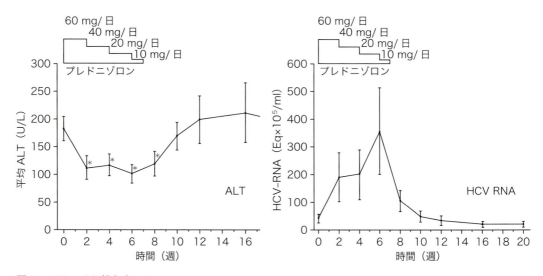

図9 ステロイド投与とHCV
文献22より引用

3. HEV

　一般的にE型肝炎は慢性化しないが，非ホジキンリンパ腫に対するリツキシマブ投与時[25]や低悪性度リンパ腫に対するリツキシマブとベンダムスチン投与時[26]に慢性化を認めた報告がある．また，慢性化までは至らなかったがLarge-T cell lymphomaに対して抗癌薬投与後に幹細胞移植された方が10カ月以上の間，便あるいは血清からHEV RNAを認めた報告[27]もある．加えて固

形臓器移植後の患者さんについては65.9％が少なくとも6カ月間，便あるいは血清からHEV RNAを認めたと報告されている[28]．

E型肝炎はそもそも1〜4型まであるが，慢性化については3型が多く報告されている．この3型は日本に土着しているウイルス型であるために注意が必要である．

引用文献

1) Liaw YF & Chu CM：Hepatitis B virus infection. Lancet, 373：582-592, 2009
2) Galbraith RM, et al：Fulminant hepatic failure in leukaemia and choriocarcinoma related to withdrawal of cytotoxic drug therapy. Lancet, 2：528-530, 1975
3) Lai CL, et al：Viral hepatitis B. Lancet, 362：2089-2094, 2003
4) Chou CK, et al：Glucocorticoid stimulates hepatitis B viral gene expression in cultured human hepatoma cells. Hepatology, 16：13-18, 1992
5) Perrillo RP：Acute flares in chronic hepatitis B：the natural and unnatural history of an immunologically mediated liver disease. Gastroenterology, 120：1009-1022, 2001
6) Thung SN, et al：Massive hepatic necrosis after chemotherapy withdrawal in a hepatitis B virus carrier. Arch Intern Med, 145：1313-1314, 1985
7) Lam KC, et al：Deleterious effect of prednisolone in HBsAg-positive chronic active hepatitis. N Engl J Med, 304：380-386, 1981
8) Hoofnagle JH, et al：A short course of prednisolone in chronic type B hepatitis. Report of a randomized, double-blind, placebo-controlled trial. Ann Intern Med, 104：12-17, 1986
9) Liaw YF：Hepatitis viruses under immunosuppressive agents. J Gastroenterol Hepatol, 13：14-20, 1998
10) Hoofnagle JH：Reactivation of hepatitis B. Hepatology, 49：S156-S165, 2009
11) Reddy KR, et al：American Gastroenterological Association Institute guideline on the prevention and treatment of hepatitis B virus reactivation during immunosuppressive drug therapy. Gastroenterology, 148：215-9；quiz e16-7, 2015
12) 日本肝臓学会：B型肝炎治療ガイドライン（第3版）．2017（2018年10月参照）
https://www.jsh.or.jp/medical/guidelines/jsh_guidlines/hepatitis_b
13) Di Bisceglie AM, et al：Recent US Food and Drug Administration warnings on hepatitis B reactivation with immune-suppressing and anticancer drugs：just the tip of the iceberg? Hepatology, 61：703-711, 2015
14) Lok AS, et al：Reactivation of hepatitis B virus replication in patients receiving cytotoxic therapy. Report of a prospective study. Gastroenterology, 100：182-188, 1991
15) Loomba R, et al：Systematic review：the effect of preventive lamivudine on hepatitis B reactivation during chemotherapy. Ann Intern Med, 148：519-528, 2008
16) Watanabe M, et al：Entecavir is an optional agent to prevent hepatitis B virus（HBV）reactivation：a review of 16 patients. Eur J Intern Med, 21：333-337, 2010
17) Jiménez-Pérez M, et al：Efficacy and safety of entecavir and/or tenofovir for prophylaxis and treatment of hepatitis B recurrence post-liver transplant. Transplant Proc, 42：3167-3168, 2010
18) Dienstag JL：Hepatitis B virus infection. N Engl J Med, 359：1486-1500, 2008
19) Pollicino T & Raimondo G：Occult hepatitis B infection. J Hepatol, 61：688-689, 2014
20) Torbenson M & Thomas DL：Occult hepatitis B. Lancet Infect Dis, 2：479-486, 2002
21) Raimondo G, et al：Occult HBV infection. Semin Immunopathol, 35：39-52, 2013
22) Fong TL, et al：Short-term prednisone therapy affects aminotransferase activity and hepatitis C virus RNA levels in chronic hepatitis C. Gastroenterology, 107：196-199, 1994
23) Collier J & Heathcote J：Hepatitis C viral infection in the immunosuppressed patient. Hepatology, 27：2-6, 1998
24) Torres HA & Davila M：Reactivation of hepatitis B virus and hepatitis C virus in patients with cancer. Nat Rev Clin Oncol, 9：156-166, 2012
25) Ollier L, et al：Chronic hepatitis after hepatitis E virus infection in a patient with non-Hodgkin lymphoma taking rituximab. Ann Intern Med, 150：430-431, 2009
26) Alnuaimi K, et al：Chronic hepatitis E in patients with indolent lymphoma after treatment with rituximab and bendamustine. Hepatology, 67：2468-2470, 2018
27) Péron JM, et al：Prolonged hepatitis E in an immunocompromised patient. J Gastroenterol Hepatol, 21：1223-1224, 2006

28) Kamar N, et al：Factors associated with chronic hepatitis in patients with hepatitis E virus infection who have received solid organ transplants. Gastroenterology, 140：1481-1489, 2011

参考文献・もっと学びたい人のために

1) 松尾裕央：連載　意外と知らない!? 肝臓のキモ．J-IDEO，中外医学社
   ↑筆者が連載している記事である．肝炎ウイルスのみならず肝疾患とその周辺を取り上げている．肝炎ウイルスと免疫抑制についてもいつかさらに深く触れたいと思っている．興味ある方はぜひ．
2) 「ウイルス肝炎のすべて」（企画 小池一彦），週刊 医学のあゆみ，262：1211-1436, 2017
   ↑ウイルス性肝炎全般を網羅しており，よくまとまっている．

プロフィール

松尾裕央（Hiroo Matsuo）
兵庫県立尼崎総合医療センター 感染症内科医長
感染症診療に携わっていて，いまだに「面白いな」と感じることが多々あります．以前とはその面白さが異なっていますが，いつまでもそのように感じながら医療と向き合えるように自分を律していきたいと考えています．
"尼崎は日本のNYCだ"といった方がいますが，実感しています．

第3章 免疫不全患者診療における微生物および検査データの扱い方

10. 寄生虫

中村（内山）ふくみ

Point

- 頻度は少ないが鑑別に寄生虫症の可能性を考える
- 細胞性免疫不全患者で注意が必要な寄生虫はクリプトスポリジウム, サイクロスポーラ, シストイソスポーラ, トキソプラズマ原虫, 糞線虫である
- 液性免疫不全患者で注意が必要な寄生虫はジアルジアである

はじめに

健常者における寄生虫症は，マラリアを除き，診断に時間がかかっても致命的になることは少ない．しかし免疫不全患者の場合には重症化し，致命的となる寄生虫症（クリプトスポリジウム症，サイクロスポーラ症，シストイソスポーラ症，ジアルジア症，トキソプラズマ症，糞線虫症）がある．

1. クリプトスポリジウム症

1 基本事項

クリプトスポリジウム（*Cryptosporidium* 属の原虫）は人獣共通寄生虫であるが，ヒトの感染症は C. parvum と C. hominis が原因となる[1]．オーシストの経口摂取によりヒトへ感染し，例えば汚染された飲料水や食品を介した感染経路が知られている．このほかクリプトスポリジウムを保有した動物との接触[2, 3]やプールを介した集団感染事例[2]が報告されている．

2 症状

主な症状は水様性下痢であり[4]，腹痛，嘔気，嘔吐，微熱を伴うこともある．また，筋肉痛，衰弱，頭痛，食欲不振といった非特異的症状が起こることもある．免疫能が正常であれば2～3週間で自然軽快するが，免疫不全患者では**遷延する症状に伴う脱水と消耗によって致命的になる**．加えて，免疫不全患者ではクリプトスポリジウムの胃粘膜寄生，腸壁嚢状気腫，胆管炎（特に硬化性胆管炎），膵炎，肺病変といった非典型的な臓器の合併症がみられることがある[5]．

3 問題となる免疫不全のタイプ

細胞性免疫不全が問題となり，特にHIV/AIDS患者で見られる[4]．原発性免疫不全症候群のなかでは重症複合免疫不全症候群，X連鎖性高IgM症候群，CD4陽性Tリンパ球減少症が本症の重症化に関連している[4]．

4 診断

糞便検査により便中のオーシスト（図A）を検出する．糞便検査ではショ糖遠心浮遊法を用いる．ほかにも，便塗抹標本の抗酸染色や直接蛍光抗体法による検査法やPCR法による原虫遺伝子検出は糞便検査より感度が高い．

5 治療

nitazoxanide（本邦未承認）が免疫不全患者のクリプトスポリジウム症の治療薬であるが，効果は限定的である．HIV/AIDS患者では抗HIV療法と支持療法が中心となる．

2. サイクロスポーラ症，シストイソスポーラ症

1 基本事項

サイクロスポーラ症は*Cyclospora cayetanensis*[6]，シストイソスポーラ症は*Cystoisospora belli*（以前は*Isospora belli*と呼ばれていた）による感染症である[7]．いずれも発展途上国を中心に全世界に広く分布し，旅行者下痢症の病原体として重要である．また，流行地ではHIV/AIDSの合併症としても重要である．

患者さんの便に含まれるオーシストは未成熟の状態で排出され，これは感染性をもたない．サイクロスポーラの未熟オーシストは適切な環境下で7〜15日間かけて，シストイソスポーラは3〜5日間かけて成熟オーシストとなり感染性をもつようになる．つまり糞口感染によるヒト−ヒト直接感染はなく，汚染された水や食品が主な感染源になる[6, 7]．

2 症状

サイクロスポーラ症の潜伏期間は2〜10日で，症状は下痢，食欲不振，嘔気，鼓腸，倦怠感，微熱，体重減少などである．免疫能が正常であれば自然治癒傾向を示すが，**HIV/AIDS患者では体重減少の程度が健常者よりも強く，下痢の平均持続期間も長い**という報告がある[6]．またHIV/AIDS患者では無石性胆嚢炎との関連が指摘されている[6]．

シストイソスポーラ症の潜伏期間は約1週間で，症状はサイクロスポーラ症に類似する．**免疫不全があると重症となる**．免疫状態にかかわらず，無石性胆嚢炎との関連が指摘されている[8]．

3 問題となる免疫不全のタイプ

細胞性免疫不全が問題となるHIV/AIDS患者のほか，サイクロスポーラ症では腎移植後患者[9]，血液悪性疾患（ホジキンリンパ腫，急性リンパ性白血病）患者[10]の感染が報告されている．シストイソスポーラ症でも血液悪性疾患患者[11, 12]，臓器移植後患者[13〜16]の感染が報告されている．

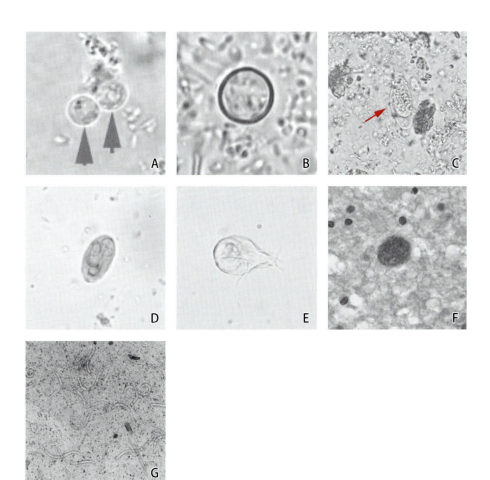

図　患者検体中に見られる寄生虫
（Color Atlas⑤参照）
A．クリプトスポリジウムのオーシスト
直径4.2〜5.4μmの円形．（https：//www.cdc.gov/dpdx/cryptosporidiosis/index.html より引用）
B．サイクロスポーラの未熟オーシスト
直径7.5〜10μmの円形．（https：//www.cdc.gov/dpdx/cyclosporiasis/index.html より引用）
C．シストイソスポーラの未熟オーシスト
長径25〜30μmの楕円形．（https：//www.cdc.gov/dpdx/cystoisosporiasis/index.html より引用）
D．ジアルジアのシスト
長径8〜19μmの楕円形．成熟シストは核が4核でほかに軸子，鞭毛などが観察される．（https：//www.cdc.gov/dpdx/giardiasis/index.html より引用）
E．ジアルジアの栄養型
長径10〜15μm，短径6〜10μm程度の洋ナシ型．2核，4対の鞭毛をもつ．（https：//www.cdc.gov/dpdx/giardiasis/index.html より引用）
F．トキソプラズマ原虫の脳内シスト
直径5〜50μmの円形．急性感染により原虫血症を起こした後，免疫応答で増殖が抑えられ，脳・眼・骨格筋・心臓・肺でシストを形成する．（https：//www.cdc.gov/dpdx/toxoplasmosis/index.html より引用）
G．糞線虫の幼虫
糞線虫過剰感染患者の便に見られた無数の虫体．（自経験例）

4 診断

いずれも糞便検査により便中の未熟オーシスト（図B, C）を検出する[6, 7]．

直接塗抹法，集シスト法，ショ糖浮遊法いずれの方法でも検出可能である．また，オーシスト壁は自家蛍光を有し，蛍光顕微鏡で観察するとブルーに光るため検出が容易になる．

5 治療

いずれも治療薬の第一選択はST合剤である[6, 7]．サルファ剤アレルギーの患者さんにはシプロフロキサシンが代用される[6, 7]．

3. ジアルジア症

1 基本事項

ランブル鞭毛虫（*Giardia intestinalis*；synonyms *G. duodenalis* and *G. lamblia*）による感染症である[17]．ヒトへの感染はシスト（嚢子）の経口摂取によって起こり，水や食品を介する経路とoral-anal sexによる性行為感染の経路（糞口経路）である．

2 症状

潜伏期は7〜12日で下痢，嘔気，嘔吐，体重減少が主要症状である．慢性化することも知られ，過敏性腸症候群，食物アレルギー，関節炎，慢性疲労症候群といった合併症を起こすことも報告されている[17]．

3 問題となる免疫不全のタイプ

低ガンマグロブリン血症患者では健常者に比して便中シスト陽性者の頻度が高いこと，有症状者の多いことが報告されている[17]．分類不能型免疫不全症やX連鎖無ガンマグロブリン血症のような液性免疫不全が発症に関連し，T細胞性免疫不全（DiGeorge症候群，プリンヌクレオシドホスホリラーゼ欠損，HIV/AIDS）とは関連が薄い[17]．

4 診断

糞便検査により栄養型またはシスト（図D, E）を検出する．ほかにも，便塗抹標本の蛍光抗体法による検査法もある．

5 治療

メトロニダゾールまたはアルベンダゾールで治療する．薬剤耐性が問題となっている[18]．

4. トキソプラズマ症

1 基本事項

トキソプラズマ原虫（*Toxoplasma gondii*）による感染症である．ヒトは終宿主であるネコの糞便中に排出されたオーシストの経口摂取，またはトキソプラズマ原虫に感染した中間宿主動物（ブタ，ヒツジ，ウシ，ニワトリ，ウマ）の生肉・不完全調理肉の摂取で感染する．

2 症状

病型は先天性と後天性の2つに分けられ，後天性は宿主の免疫状態によって病態が異なる．健常者ではトキソプラズマ原虫に感染しても大多数は無症状で経過し，症候の急性トキソプラズマ症は約10〜20％である[19]．感染後1〜2週間で発熱，頭痛，倦怠感，リンパ節腫脹，時に筋肉痛や消化器症状が出現する．

免疫不全患者では，**心筋炎**，**多発筋炎**，**肺炎・ARDS**（acute respiratory distress syndrome：**急性呼吸窮迫症候群**），**脳炎**などがみられる[19]．

ヒトに感染したトキソプラズマ原虫は，免疫応答により増殖が抑えられ，親和性臓器（脳・眼・骨格筋・心臓・肺）でシスト（**図F**）を形成して潜伏感染する．しかし，宿主の免疫が低下するとトキソプラズマ原虫が再活性化し脳炎や網脈絡膜炎を起こす．

3 問題となる免疫不全のタイプ

細胞性免疫の低下により，トキソプラズマ原虫が再活性化する．AIDS患者のトキソプラズマ症が知られているが，悪性リンパ腫，臓器移植患者，免疫抑制薬を投与されている患者さんでの発症が報告されている．

4 診断

急性トキソプラズマ感染症ではトキソプラズマIgG抗体とIgM抗体測定により診断する．IgM抗体は1週間以内に出現し数カ月で減少する一方，IgG抗体は感染後1〜2週間以内に出現し，6〜8週でピークとなる．IgM抗体は数年にわたり陽性期間が持続するとの報告があり，IgG抗体は終生陽性であるので必ずペア血清で評価する．

免疫不全患者の急性感染と再活性化による発症は抗体検査で診断することが難しい．脳炎では画像所見と髄液から原虫遺伝子をPCR法にて検出する．ただし感度は低く（偽陰性が約40％程度），原虫遺伝子が陰性でも感染を否定できない．播種性やほかの臓器の感染ではさらに診断は難しいが，免疫不全患者のトキソプラズマ症の病態を知り，血液や感染臓器組織からの原虫遺伝子の検出を試みる．

5 治療

スルファジアジンとピリメタミンが第一選択薬であるが，国内では未承認薬である．熱帯病治療薬研究班の薬剤使用機関で治療することができる．このほか，クリンダマイシン，ST合剤，クラリスロマイシン，アトバコン，アジスロマイシン，ジアフェニルスルホンが代替療法の選択肢となるが，いずれも保険適用外である．

5. 糞線虫症

1 基本事項

多細胞の線虫である糞線虫（*Strongyloides stercoralis*）の感染による．世界の熱帯〜亜熱帯地域に広く分布し，国内では沖縄・奄美地方，九州が糞線虫の流行地と知られているが最近では新規感染はまれである．

しかし糞線虫は自家感染により保虫状態が長く続く．このため国内流行地居住歴のある高齢者は，今でも一定の割合で糞線虫に感染していることを知っておかねばならない[20]．

ヒトへの感染は感染幼虫の経皮感染による．経皮感染した感染幼虫は血行性に肺へ到達し，さらに気管，食道を経て小腸に到達して成虫になる．成虫から産まれた虫卵は消化管を下降する間に孵化し，幼虫が糞便とともに外界へ出るが，一部は感染幼虫に発育して大腸粘膜や肛門周囲の皮膚から侵入し，前述の経路で再び小腸に到達する．これが自家感染であり免疫不全患者での重症化のメカニズムに関連している．

2 症状

免疫正常者の少数感染ではなんら症状を示さない．感染虫数が多い場合には，通過臓器である肺の症状（咳，喘鳴，一過性好酸球増多：単純性肺好酸球増多症）や最終寄生臓器である腸管の症状（腹痛，下痢など）が現れることがある．免疫不全患者では**自家感染に拍車がかかり糞線虫の数が増加し，全身の諸臓器に幼虫が播種して重症化する**（過剰感染，播種性糞線虫症）．このような場合，増加した虫体と幼虫とともに播種された腸内細菌によるタンパク漏出性胃腸炎，イレウス，皮疹，重症肺炎，肺膿瘍，細菌性髄膜炎を起こし，患者さんが死亡することがある[21, 22]．

3 問題となる免疫不全のタイプ

細胞性免疫不全患者である．ATL（adult T-cell leukaemia：成人T細胞白血病）患者，HIV/AIDS患者が知られているが，南西諸島居住歴のあるネフローゼ患者のステロイド治療中に糞線虫の過剰感染から播種性糞線虫症となり，死亡した症例が報告されている[23]．自己免疫疾患や腎疾患患者にステロイドを投与する前には，出身地・居住歴の医療面接を行い，必要に応じて糞線虫の検査と治療を行うことが重要である．

4 診断

糞便検査，喀痰検査により糞線虫の幼虫（図G）が検出されれば確定診断である．便からの幼虫の検出には，感度の高い寒天平板培地法を用いる[20]．免疫診断も有用である．

5 治療

イベルメクチンまたはアルベンダゾールによる．

おわりに

本来は症候から鑑別をあげピットフォールを解説するのが本誌のねらいであるが，寄生虫学を医学部で習う機会がなく，また日常的に出会う疾患ではないため，本稿でも基本事項に触れざるをえず，やや各論的な内容になってしまった．

ポイントは寄生虫がヒト体内で移行・寄生する臓器に症状が出るという点で，腸管原虫（クリプトスポリジウム，サイクロスポーラ，シストイソスポーラ，ジアルジア）と糞線虫では腸管症状が，また播種性とはいえ，糞線虫では肺，中枢神経，皮膚，トキソプラズマ原虫では中枢神経（脳・眼）・心臓・肺という標的臓器の症状がみられる．

免疫不全患者に合併する寄生虫症の診療はもとより，逆にこれらの寄生虫症の診断をきっかけに免疫不全疾患がみつかることもある．**頻度は少ないが鑑別に寄生虫症の可能性を考えることが重要で**，本稿がその診療の助けになれば幸いである．

引用文献

1) Ryan U, et al：Cryptosporidium in humans and animals-a one health approach to prophylaxis. Parasite Immunol, 38：535-547, 2016
2) 国立感染症研究所・感染症情報センター：クリプトスポリジウム症．生物検出情報, 26：165-66, 2005
3) Suler D, et al：Cryptosporidium parvum Infection Following Contact with Livestock. N Am J Med Sci, 8：323-325, 2016
4) Bouzid M, et al：Cryptosporidium pathogenicity and virulence. Clin Microbiol Rev, 26：115-134, 2013
5) Hunter PR & Nichols G：Epidemiology and clinical features of Cryptosporidium infection in immunocompromised patients. Clin Microbiol Rev, 15：145-154, 2002
6) Ortega YR & Sanchez R：Update on Cyclospora cayetanensis, a food-borne and waterborne parasite. Clin Microbiol Rev, 23：218-234, 2010
7) 吉川正英, 他：イソスポーラ症．「新領域別症候群シリーズ24 感染症症候群（第2版）上（病原体別感染症編）」, pp670-673, 日本臨床社, 2013
8) Agholi M, et al：Cystoisosporiasis-related human acalculous cholecystitis：the need for increased awareness. Pol J Pathol, 67：270-276, 2016
9) Bednarska M, et al：Cyclospora cayetanensis infection in transplant traveller：a case report of outbreak. Parasit Vectors, 8：411, 2015
10) Helmy MM, et al：Co-infection with Cryptosporidium parvum and Cyclospora cayetanensis in immunocompromised patients. J Egypt Soc Parasitol, 36：613-627, 2006
11) Taş Cengiz Z, et al：Cystoisospora sp. Infection Determined in Immunosuppressed and Immunocompetent Children：Three Cases Report. Turkiye Parazitol Derg, 40：107-109, 2016
12) Ud Din N, et al：Severe Isospora (Cystoisospora) belli Diarrhea Preceding the Diagnosis of Human T-Cell-Leukemia-Virus-1-Associated T-Cell Lymphoma. Case Rep Infect Dis, 2012：640104, 2012
13) Usluca S, et al：Isospora belli in a patient with liver transplantation. Turkiye Parazitol Derg, 36：247-250, 2012
14) Gruz F, et al：Isospora belli infection after isolated intestinal transplant. Transpl Infect Dis, 12：69-72, 2010
15) Koru O, et al：Case report：Isospora belli infection in a renal transplant recipent. Turkiye Parazitol Derg, 31：98-100, 2007
16) Atambay M, et al：A rare diarrheic parasite in a liver transplant patient：Isospora belli. Transplant Proc, 39：1693-1695, 2007
17) Einarsson E, et al：An up-date on Giardia and giardiasis. Curr Opin Microbiol, 34：47-52, 2016
18) Ansell BR, et al：Drug resistance in Giardia duodenalis. Biotechnol Adv, 33：888-901, 2015
19) Montoya JG & Liesenfeld O：Toxoplasmosis. Lancet, 363：1965-1976, 2004
20) Asato R, et al：Current status of Strongyloides infection in Okinawa, Japan. Jpn J Trop Med Hyg, 20：169-73, 1992
21) Kunst H, et al：Parasitic infections of the lung：a guide for the respiratory physician. Thorax, 66：528-536, 2011
22) Mokhlesi B, et al：Pulmonary Strongyloidiasis：The Varied Clinical Presentations. Clin Pulm Med, 11：6-13, 2004
23) Miyazaki M, et al：Minimal change nephrotic syndrome in a patient with strongyloidiasis. Clin Exp Nephrol, 14：367-371, 2010

参考文献・もっと学びたい人のために

1) 「図説人体寄生虫学 改訂9版」（吉田幸雄, 有薗直樹/編）, 南山堂, 2016
   ↑入門書に最適．寄生虫・寄生虫症の解説とアトラスが見開きページに掲載されている．
2) 「DPDx - Laboratory Identification of Parasites of Public Health Concern」
   https://www.cdc.gov/dpdx/index.html
   ↑CDCサイト内にある寄生虫症のページ．

プロフィール

中村（内山）ふくみ（Fukumi Nakamura-Uchiyama）
東京都保健医療公社 荏原病院・感染症内科
専門：感染症全般，熱帯医学，臨床寄生虫学
宮崎（医科）大学，墨東病院，奈良医大，荏原病院と異動し，経験した寄生虫症の症例を広くシェアできればいいなと思っています．寄生虫症，熱帯医学が得意分野ですが，感染症全般の診療とclinical questionの探求，教育，論文作成にも力を入れています．当院で頑張りたいという方を，キャリアを問わず絶賛募集中です！

第4章 免疫不全患者における感染症予防

1. 予防抗菌薬・抗真菌薬投与

上田晃弘

> **Point**
> ・予防抗菌薬と予防抗真菌薬は，有効性と副作用・耐性化のリスクを考慮し，その有効性が示されている適切な患者群に投与すべきである
> ・化学療法を受ける癌患者に対する予防抗菌薬は，予想される好中球減少の持続期間が7日以上である場合に考慮する
> ・予防抗真菌薬の要否と薬剤の選択にあたっては，原疾患や治療内容などの患者背景をもとにカンジダとアスペルギルスによる感染症のリスクを検討する必要がある

はじめに

臨床の現場で出会う免疫不全をきたす疾患は，糖尿病，HIV感染症や悪性腫瘍など幅広い．ただし，すべての免疫不全を有する患者さんに予防抗菌薬が使用されるわけではない．本稿では免疫不全のなかでも特に予防抗菌薬や予防抗真菌薬の使用が検討されることの多い，化学療法を受ける癌患者について解説したい．

1. 化学療法を受ける癌患者では複数の免疫不全がみられる

化学療法を受ける癌患者でみられる免疫不全としては原疾患に伴うものに加え，化学療法による好中球減少症，粘膜バリアの障害，脾機能低下，ステロイドやそのほかの免疫抑制薬による細胞性免疫障害などがみられる．これらの免疫不全については第1章で整理されている．このように化学療法を受ける癌患者ではさまざまな細菌，真菌，ウイルスなどによる感染症のリスクが上がる．このうち，本稿では細菌感染症と真菌感染症の予防を目的とした予防抗微生物薬について整理する．

2. 予防抗菌薬

❶ レボフロキサシンは化学療法に伴う好中球減少時の細菌感染症を予防する

好中球減少時の発熱の50〜60％は感染症によるものとされ，好中球数が100/μL未満の患

表1 好中球減少患者に対するフルオロキノロンの予防投与の効果

	RR（95％CI）	対照群の絶対危険度（％）	NNT
すべての患者さん			
あらゆる原因によって死亡	0.52（0.35〜0.77）	8.7	24
発熱のエピソード	0.67（0.56〜0.81）	72	4
細菌感染症	0.50（0.35〜0.70）	45	5
長期の好中球減少が予想される患者さん：主に急性白血病，幹細胞移植			
あらゆる原因による死亡	0.54（0.25〜1.16）	5	43
発熱のエピソード	0.76（0.69〜0.83）	85	5
細菌感染症	0.56（0.44〜0.71）	39	6
固形腫瘍やリンパ腫の患者さん：幹細胞移植は含まない			
あらゆる原因による死亡	0.67（0.32〜1.38）	2.3	132
発熱のエピソード	0.71（0.55〜0.92）	15	23
細菌感染症	0.82（0.73〜0.94）	42	13

RR：relative risk，CI：confidence interval，NNT：number of treated patients needed to prevent one episode
文献3より引用

者さんでは10〜20％が菌血症を発症するとされる[1]．このため，好中球減少時の細菌感染症を防ぐべく，予防抗菌薬の有効性が評価されてきた．化学療法による好中球減少患者を対象とした予防抗菌薬の効果を評価したメタアナリシスでは，対照群に比べ予防抗菌薬投与群で，発熱や微生物学的に診断のついた感染症のみならず，総死亡率や感染症関連の死亡率の有意な低下が示されている[2]．

化学療法を受ける癌患者に投与される予防抗菌薬のなかで最も検討されてきた薬剤はキノロン系抗菌薬である．これは好中球減少時にみられる細菌感染症，特に緑膿菌を含む好気性グラム陰性桿菌による感染症の予防を期待して用いられるが，粘膜障害に伴うビリダンス連鎖球菌による感染症も考慮し，グラム陽性球菌に対してもスペクトラムを有するレボフロキサシンが比較的好まれる．

2 すべての癌患者で予防抗菌薬が適応となるわけではない

化学療法を受ける癌患者に対する予防抗菌薬投与は発熱のみならず，死亡を減らす効果が示されたが，その有効性は患者背景によって異なる（表1）[3]．一般に固形腫瘍に対する標準的な化学療法を受ける患者さんでは，好中球減少の期間は通常短い．これらの患者さんを対象に予防抗菌薬を投与してもマイナーなエンドポイントではいくつかのメリットがあるものの，重篤な感染症や感染関連および全体としての死亡率に差はない．このため，多くのガイドラインでは予防抗菌薬は好中球減少期が**7〜10日以上持続することが予想されるときに限り推奨されている**（表2）[6]．

抗菌薬の予防投与には，**抗菌薬による副作用や耐性菌の出現の問題といったデメリットもあることに注意**が必要である．レボフロキサシンの予防投与を評価した研究において，キノロン予防投与群では大腸菌による菌血症の減少がみられたが，大腸菌のキノロン耐性率は予防投与群でより多くみられており，薬剤耐性菌による感染症のリスクが上がる可能性を示唆している[7]．またそもそも予防投与に用いようとする抗菌薬に対して細菌の耐性化が進んでいる場合，これまでの研究で示されてきたような予防効果が得られない可能性もある．抗菌薬の予防投与を検討する際には**有効性と抗菌薬の副作用や耐性化のリスクを考慮し，決定する必要がある．**

表2　癌患者に対する予防抗菌薬の適応

ガイドライン名	感染症リスク	適応されるケース	投与する抗菌薬
臨床腫瘍学会, 2017	高リスク	好中球数100/μL以下が7日を超えて続くことが予想される	キノロン系抗菌薬
	低リスク	好中球減少期間が7日未満	予防投与が有効である根拠はない
IDSA, 2010	高リスク	重度の好中球減少が長期（好中球数100/μL以下が7日より長く）持続することが予想される	キノロン
	低リスク	好中球減少期が7日未満が予想される	ルーチンでは推奨されない
NCCN, 2018	高リスク	・臍帯血を含む同種幹細胞移植 ・急性白血病：寛解導入療法・地固め療法 ・アレムツズマブ使用 ・高用量ステロイド（20 mg/日＜）を使用するGVHD ・予想される好中球減少が10日以上	好中球減少期にキノロンを検討
	中リスク	・自家幹細胞移植 ・リンパ腫 ・多発性骨髄腫 ・慢性リンパ性白血病 ・プリンアナログ使用 ・予想される好中球減少期が7〜10日	好中球減少期にキノロンを検討
	低リスク	・多くの固形腫瘍に対する通常の化学療法 ・予想される好中球減少期が7日未満	投与しない

文献1，4，5を参考に作成

3. 予防抗真菌薬

1 フルコナゾールの予防投与はカンジダ感染症の発症を抑制する

　好中球減少がより長期になるとカンジダやアスペルギルスなどの真菌が問題となり，予防真菌薬の使用が検討される．骨髄移植患者を対象とした予防抗真菌薬としてのフルコナゾールの有効性を検討した研究では，フルコナゾール投与群における全身性真菌感染症の発症は2.8％で，対照群における15.8％と比較して有意に減少したことが示された[8]．また，急性白血病患者と同種幹細胞移植患者を対象とした研究でも，フルコナゾール投与群における真菌感染症の発生率は9％で，対照群における32％と比較し，その有効性が示されている[9]．

　一方，骨髄移植患者以外での好中球減少症に対するフルコナゾールの予防投与の有効性に関するメタアナリシスでは，骨髄移植患者以外ではフルコナゾールの予防投与が必ずしも全身性真菌感染症の減少に有効ではなく，**カンジダによる感染症のリスクが15％以上であるときには有用であるだろう**としている[10]．このことはカンジダ感染症のリスクの程度を考慮して予防抗真菌薬の適応を検討する必要があることを示している．

　カンジダ感染症は，生着前の同種幹細胞移植患者や重篤な粘膜障害を伴う寛解導入療法後の急性骨髄性白血病患者などがハイリスクとなり，これらの患者さんでは予防抗真菌薬の有効性が期待される．一方で好中球減少が7日未満などの固形腫瘍に対する化学療法ではカンジダ感染症のリスクは低く，予防抗真菌薬は推奨されない（表3）．

2 アスペルギルスに対する予防内服を考慮する場合

　アスペルギルスはカンジダとともに，癌患者における真菌感染症の起因微生物として頻度の高

表3 癌患者に対する予防抗真菌薬の適応

ガイドライン名	感染症リスク	適応されるケース		投与する抗真菌薬
臨床腫瘍学会,2017	高リスク	・急性白血病，好中球減少を伴うMDS ・口内炎を伴う自家造血幹細胞移植時 ・同種造血幹細胞移植時 など		推奨される
	低リスク	好中球減少期間が7日未満		推奨されない
IDSA,2010	高リスク	カンジダによる侵襲性感染症のリスクが高い患者さん：同種幹細胞移植，急性白血病に対して強化寛解導入療法やサルベージ療法をうける患者さん		カンジダに対する抗真菌薬が推奨される
		AMLやMDSに対する強化化学療法を受ける13歳以上の患者さんで，予防抗真菌薬がなければ侵襲性アスペルギルス症のリスクが高い患者さん		Posaconazoleによる予防を考慮する
		・生着前の同種あるいは自家移植患者で，過去に侵襲性アスペルギルス症の既往がある患者さん ・少なくとも2週間の長期の好中球減少が予想される患者さん ・幹細胞移植前に長期の好中球減少のある患者さん		糸状菌に有効な薬剤が推奨される
	低リスク	・好中球減少期が7日未満が予想される患者さん		推奨されない
NCCN,2018	高リスク	・臍帯血を含む同種幹細胞移植 ・急性白血病：寛解導入療法・地固め療法 ・アレムツズマブ使用 ・高用量ステロイド（20 mg/日<）を使用するGVHD ・予想される好中球減少が10日以上	・ALL	フルコナゾール，ミカファンギン アムホテリシンB製剤
			・MDS（好中球減少） ・AML（好中球減少）	Posaconazole ボリコナゾール，フルコナゾール，ミカファンギン，アムホテリシンB製剤
			・自家幹細胞移植：粘膜障害あり	フルコナゾール，ミカファンギン
	中リスク	・自家幹細胞移植 ・リンパ腫 ・多発性骨髄腫 ・慢性リンパ性白血病 ・プリンアナログ使用 ・予想される好中球減少期が7〜10日	高〜中リスク ・自家幹細胞移植：粘膜障害なし	投与しない
			・同種幹細胞移植（好中球減少）	フルコナゾール，ミカファンギン ボリコナゾール，Posaconazole，アムホテリシンB製剤
			・重篤なGVHD	Posaconazole ボリコナゾール，キャンディン系抗真菌薬，アムホテリシンB製剤
	低リスク	・多くの固形腫瘍に対する通常の化学療法 ・予想される好中球減少期が7日未満		投与しない

GVHD：graft-versus-host disease（移植片対宿主病），MDS：myelodysplastic syndromes（骨髄異形成症候群），AML：acute myeloid leukaemia（急性骨髄性白血病），ALL：acute lymphoblastic leukaemia（急性リンパ性白血病）
文献1，4，5を参考に作成

いものであるが，そのリスクは基礎疾患と治療内容により大きく異なる．侵襲性アスペルギルス症のリスクは非リンパ系急性白血病では7.9 %，急性リンパ性白血病では4.3 %，慢性骨髄性白血病では2.3 %，慢性リンパ性白血病・ホジキン病・非ホジキンリンパ腫・多発性骨髄腫では1 %未満とされている[6]．

侵襲性アスペルギルス症に対する予防抗真菌薬で評価されている薬剤はPosaconazoleである．急性骨髄性白血病と骨髄異形成症候群に対する化学療法を受けた患者さんを対象としたPosaconazoleとフルコナゾールあるいはイトラコナゾールを比較したランダム化試験では，侵襲性真菌感染症はPosaconazole群では2 %，フルコナゾールあるいはイトラコナゾール群では7 %でみ

られ，アスペルギルス症はそれぞれ1%と7%でみられた．また生存期間はPosaconazole群で有意に長く，ハイリスク患者における予防抗真菌薬としてのPosaconazoleの有効性が示された[11]．

ただしPosaconazoleはわが国ではまだ使用できず，アスペルギルス症を予防対象とした場合にどの薬剤を用いるべきかについてはっきりしていないが，ボリコナゾールは選択肢の1つになるかもしれない．同種幹細胞移植患者を対象としたボリコナゾールとフルコナゾールの予防抗真菌薬としての有効性が比較されたランダム化試験で統計学的に有意ではなかったものの，アスペルギルス感染症，侵襲性真菌感染症がボリコナゾール群で少ない傾向がみられている[12]．ボリコナゾールはPosaconazoleが使用できない本邦において，アスペルギルスを対象とした予防抗真菌薬として使用できる可能性があるかもしれない．

侵襲性アスペルギルス症のリスクとしては，急性骨髄性白血病やハイリスクの骨髄異形成症候群，造血幹細胞移植，鉄過剰，T細胞性免疫を抑制する治療（高用量ステロイド，ATG（anti-lymphocyte globulin：抗リンパ球グロブリン），アレムツズマブ，プリンアナログ）などが知られている．おそらくこれらのリスクを有する患者さんはアスペルギルスを対象とした抗真菌薬の予防投与が有効な群であると思われるが，ハイリスク患者の定義に不明確な部分があること，薬剤のコスト，複雑な薬物相互作用や副作用，および有効性のエビデンスがまだ不十分であることなどから，アスペルギルス症を対象とした抗真菌薬を投与すべき患者群を明確に設定することは難しい．予防抗真菌薬の適応についてはいくつかのガイドラインの推奨が参考になると思われる（表3）．

おわりに

「免疫不全」というだけでなんとなく「予防的に」抗微生物薬を使用することは無効であるばかりでなく，副作用や薬物相互作用，耐性化に与える影響などデメリットも大きい．これらのデメリットを考慮してもなお予防抗菌薬や予防抗真菌薬を投与することは，その有効性が十分に示されていないと正当化されにくい．その**患者さんの免疫不全と問題となる微生物を整理したうえで，予防投与の適応となるかどうかを十分検討する**必要がある．

> 追記：
> 本稿執筆後に米国腫瘍学会と米国感染症学会による癌に関連して免疫不全をきたした患者さんに対する抗微生物薬の予防投与に関するガイドラインが発表された．こちらも併せて参照されたい[13]．

文献・参考文献

1) NCCN Guidelines Prevention and Treatment of Cancer-Related Infections. ver1. 2018
2) Gafter-Gvili A, et al：Antibiotic prophylaxis for bacterial infections in afebrile neutropenic patients following chemotherapy. Cochrane Database Syst Rev, 1：CD004386, 2012
3) Leibovici L, et al：Antibiotic prophylaxis in neutropenic patients：new evidence, practical decisions. Cancer, 107：1743-1751, 2006
4) 「発熱性好中球減少症（FN）診療ガイドライン 改訂第2版」（日本臨床腫瘍学会/編），南江堂，2017
5) Freifeld AG, et al：Clinical practice guideline for the use of antimicrobial agents in neutropenic patients with cancer：2010 update by the infectious diseases society of america. Clin Infect Dis, 52：e56-e93, 2011

6) 「Mandell, Douglas, and Bennett's Principles and Practice of Infectious Diseases, 8th Edition」(Bennett JE et al, eds), Elsevier, 2014
7) Bucaneve G, et al：Levofloxacin to prevent bacterial infection in patients with cancer and neutropenia. N Engl J Med, 353：977-987, 2005
8) Goodman JL, et al：A controlled trial of fluconazole to prevent fungal infections in patients undergoing bone marrow transplantation. N Engl J Med, 326：845-851, 1992
9) Rotstein C, et al：Randomized placebo-controlled trial of fluconazole prophylaxis for neutropenic cancer patients：benefit based on purpose and intensity of cytotoxic therapy. The Canadian Fluconazole Prophylaxis Study Group. Clin Infect Dis, 28：331-340, 1999
10) Kanda Y, et al：Prophylactic action of oral fluconazole against fungal infection in neutropenic patients. A meta-analysis of 16 randomized, controlled trials. Cancer, 89：1611-1625, 2000
11) Cornely OA, et al：Posaconazole vs. fluconazole or itraconazole prophylaxis in patients with neutropenia. N Engl J Med, 356：348-359, 2007
12) Wingard JR, et al：Randomized, double-blind trial of fluconazole versus voriconazole for prevention of invasive fungal infection after allogeneic hematopoietic cell transplantation. Blood, 116：5111-5118, 2010
13) Taplitz RA, et al：Antimicrobial Prophylaxis for Adult Patients With Cancer-Related Immunosuppression：ASCO and IDSA Clinical Practice Guideline Update Summary. J Oncol Pract, ：JOP1800366, 2018

プロフィール

上田晃弘（Akihiro Ueda）
日本赤十字社医療センター感染症科
専門：臨床感染症，感染管理

第4章 免疫不全患者における感染症予防

2. 免疫不全患者のワクチン接種（小児）

松井俊大，庄司健介

Point

- どの免疫系が障害されている免疫不全なのか理解する
- 免疫不全の種類ごとにワクチンの禁忌と推奨が異なる
- 患者さんだけでなく家族へのワクチン接種も推奨する

はじめに

ワクチン接種で予防可能な病気（vaccine preventable disease：VPD）は，小児期に罹患する機会が多いが，子どもたちのなかには予防接種を完遂する前に，さまざまな疾患を発症し，免疫不全に至る場合がある．そんななか，免疫不全の種類とワクチンの種類の組合わせによっては，その免疫不全の原因となった免疫系の異常がなくなるまでワクチン接種ができなくなることがある．また，免疫不全の種類によっては特定の病原体に易感染性を示し，重症化するものもある．つまり，通常よりも重症感染のリスクが高いにもかかわらず，予防のためのワクチン接種ができないというジレンマに陥ることがしばしば経験される．ただし，免疫不全＝ワクチン接種禁忌というわけでは必ずしもなく，免疫不全の種類によっては接種可能なワクチンもある．

本稿では小児免疫不全患者の基本的な病態を理解し，必要なワクチンと禁忌となるワクチンについて理解できるようになることを目的とする．

1. 小児の免疫不全について

免疫不全患者の予防接種を考慮する場合，患者さんの免疫不全を正確に評価し，感染症のリスクと，ワクチンに対する禁忌がないかを把握する必要がある．

1 免疫不全の分類[1, 2]

免疫不全は，原発性免疫不全症候群と二次性免疫不全症候群に大別される．

1）原発性免疫不全症候群

一般的に単一遺伝子に起因する免疫系に異常を呈する先天性疾患である．免疫系には，T細胞やNK細胞による細胞性免疫系，B細胞による液性免疫系，好中球などによる食細胞系，補体系などがある．どの免疫系の障害なのかで，禁忌となるワクチンや接種が推奨されるワクチンが大きくわかれる（表1）．

表1 原発性免疫不全症候群患者への予防接種

主な病態	疾患	生ワクチン	不活化ワクチン
細胞性免疫不全 （T細胞）	重症複合免疫不全症	禁忌（細胞性免疫不全）	無効
	Wiskott-Aldrich症候群	禁忌（細胞性免疫不全）	可
	毛細血管拡張性小脳失調症	禁忌（専門家に相談）	可
	DiGeorge症候群 （細胞性免疫の高度な異常）	禁忌（細胞性免疫不全）	無効
	DiGeorge症候群 （軽微な免疫学的異常）	可	可
	高IgE症候群	禁忌（細胞性免疫不全）	可
液性免疫不全 （B細胞）	X連鎖 無ガンマグロブリン血症	禁忌（BCGは専門家と相談）	無効
	分類不能型 低ガンマグロブリン血症	禁忌（細胞性免疫不全を認める場合あり）	可
	高IgM症候群	禁忌（細胞性免疫不全）	無効
	乳児一過性 低ガンマグロブリン血症	可	可
	選択的IgA欠損症	可	可
食細胞異常	Chediak-Higashi症候群	禁忌（細胞性免疫不全）	推奨しない
	家族性血球貪食症候群	禁忌（細胞性免疫不全）	推奨しない
	重症先天性好中球減少症	BCGは禁忌	可
	慢性肉芽腫症	BCGは禁忌	可
	MSMD	BCGは禁忌	可
	慢性皮膚粘膜カンジダ症	可	可
	自己炎症性疾患	生物学的製剤使用中は禁忌	可
自然免疫障害	補体欠損症	可	可

MSMD：Mendelian susceptibility to mycobacterial disease（メンデル遺伝型マイコバクテリア易感染症），
BCG：Bacille Calmette-Guerin
文献3，4を参考に作成

2）二次性免疫不全症候群

免疫抑制薬内服中や化学療法後，造血幹細胞移植や固形臓器移植後，脾臓摘出術後など後天的に生じた免疫不全である．二次性免疫不全症候群に対する予防接種のポイントを**表2**にまとめた．

2. 小児の予防接種

小児の予防接種の詳細については成書や，小児科学会が推奨する予防接種スケジュール[5]などを参照していただきたい．また，日本小児科学会が発刊した**日本版Vaccine information statement**[6]には，ワクチンに関することが非医療者向けに分かりやすく簡潔にまとめられており，家族への説明の際などに非常に有用である．小児科を志望しないレジデントにもぜひ一読して頂きたい．

表2　二次性免疫不全症候群への予防接種

疾患例	禁忌	推奨ワクチン※	予防接種時の注意点・ポイント
HIV/AIDS	BCG, LAIV, MR, VZV, Mumps	肺炎球菌, Hib, HB	・無症状でCD4陽性T細胞数が保たれていれば生ワクチンも接種可能
悪性腫瘍・移植・免疫抑制薬・放射線療法	生ワクチンは免疫状態によって禁忌	肺炎球菌, Hib	・生ワクチン接種は免疫状態次第で接種を検討（場合によって臨床研究として）
解剖学的・機能的無脾症	LAIV	肺炎球菌（PCV13＋PPSV23）, 髄膜炎菌, Hib	・禁忌はない ・莢膜を有する細菌感染に易感染を示す
慢性腎臓病（CKD）	LAIV	肺炎球菌, HB	・CKDのみでは禁忌はない ・感染症の罹患により基礎疾患の重症化が懸念されるため，予防接種は積極的に推奨 ・免疫抑制薬を使用する場合は注意を要する
中枢神経系の解剖学的バリアの破綻	なし	肺炎球菌（PCV13＋PPSV23）, Hib	・鼻腔や咽頭と髄液の交通が生じている場合，髄膜炎のリスクが高い
エクリズマブ（抗補体モノクローナル抗体）投与後	なし	髄膜炎菌	・補体系抑制により髄膜炎菌感染のリスクが高くなるため，エクリツマブ投与前に髄膜炎菌ワクチンの接種を推奨

※基本的に不活化ワクチンについては接種可能な状況であれば年齢相応のものはすべて推奨される
HIV：human immunodeficiency virus，AIDS：後天性免疫不全症候群，BCG：Bacille Calmette-Guerin，LAIV：生インフルエンザワクチン，MR：麻疹・風疹ワクチン，VZV：水痘ワクチン，Mumps：おたふくかぜワクチン，Hib：インフルエンザ菌b型，HB：B型肝炎ワクチン，PCV13：13価肺炎球菌ワクチン，PPSV23：23価肺炎球菌ワクチン.
文献1，4を参考に作成

3. 小児免疫不全患者の予防接種

　免疫不全とワクチンの組合わせによっては，予防接種後にワクチン株の病原体に感染し，重症化するリスクなどのために接種が禁忌である場合や，接種しても効果が期待できない場合もある（表1，2）．一方で，特定の病原体に対して易感染を示すことがわかっている疾患で，その病原体に対する予防接種が可能であれば，任意ワクチンも含めて積極的に接種を推奨する必要がある．

　二次性免疫不全症候群の場合，原疾患の改善に伴い予防接種を再開できることがある．接種が再開になったら可能な限り短期間に必要なワクチン接種を完了することが望ましい．そのような状況では通常の接種年齢を超えていることが多いので，**日本小児科学会のキャッチアップスケジュール**[7]を参考に接種を進めるとよい．

　また，予防接種法施行令において，定期予防接種の対象期間に免疫不全などの特別な事情でワクチン接種が受けられなかった場合，その特別な事情がなくなった日から2年間，該当する定期予防接種の対象期間が延長できるよう定められている（ワクチンによって年齢制限あり）[3]．接種を再開する前に，保護者に自治体への確認と申請をしてもらう必要がある．

4. 各論

1 原発性免疫不全症候群（表1）[3]

　原則として細胞性免疫不全では**生ワクチンは禁忌**である．
　液性免疫不全症では不活化ワクチンを接種しても無効な場合がある．食細胞の異常をきたす，慢性肉芽腫症やメンデル遺伝型マイコバクテリア易感染症，重症先天性好中球減少症では，BCG

接種は *Mycobacterium bovis* の播種性感染症になりえるため禁忌である．逆に，*M. bovis* の播種性感染症を診断した場合は上記の原発性免疫不全症候群がないか精査が必要である．

2 二次性免疫不全症候群（表2）

1）小児がん[3]

小児がんでは，化学療法後に一過性に免疫能の低下を認める．液性免疫は治療終了後6〜9カ月までに，細胞性免疫は主に6カ月以降に回復するといわれているが，CD4陽性T細胞数の減少は長期間にわたるとされている．このため，**不活化ワクチンは治療終了後3〜6カ月，生ワクチンは終了後6カ月以降で行うことが望ましい**．インフルエンザなどの感染症の流行状況に応じて，早期のワクチン接種が必要と判断される場合は，維持化学療法中から不活化ワクチンの接種を考慮する．

2）造血幹細胞移植[3]

造血幹細胞移植後に細胞性免疫が完全に回復するには年単位かかるとされている．また，B細胞の機能が回復するには移植後6〜12カ月程度を，特異的免疫能が回復するまでには1年以上を要するとされている．

移植前にワクチン接種をしていても，同種移植あるいは自家移植にかかわらずその特異的抗体価は低下するとされているため，**原則すべてのワクチンを接種し直す**ことが推奨されている[8, 9]．ワクチン接種開始基準は，国内のガイドラインでは「不活化ワクチンは移植後6ないし12カ月を経過し，慢性移植片対宿主病（GVHD）の増悪がないこと」，「生ワクチンは移植後24カ月を経過し，慢性GVHDを認めず，免疫抑制剤の投与がなく，輸血や通常量のガンマグロブリン製剤の投与後3カ月，大量のガンマグロブリン製剤あるいは抗CD20抗体の投与後6カ月を経過していること」としている[9]．

3）固形臓器移植[3]

固形臓器移植患者は多くの場合，生涯を通して免疫抑制薬の内服が必要になる．そのため，移植が予定された段階で，**原疾患に接種禁忌がなければ，可能な限り日本小児科学会が推奨するすべての予防接種をすませる**ことが推奨される．当施設では，生ワクチンは移植4週間前までに，不活化ワクチンは2週間前までに接種が終わるようにしている．

移植後は，患者さんの状態が安定していれば，不活化インフルエンザワクチンを移植後6カ月以降，そのほかの不活化ワクチンは移植後1年を目安に接種が推奨されている．また，生ワクチンは免疫抑制薬を内服しているため原則禁忌である．一方で，このような患者さんが水痘，麻疹などのVPDに罹患すると重症化することが知られていることから，一定の接種基準のもとで，臨床研究として接種が行われる場合がある[3]．

4）慢性腎臓病（chronic kidney disease：CKD）[3]

CKD患者では感染症の罹患によって基礎疾患が重症化する可能性があるため，**積極的なワクチン接種**が推奨されている．CKD自体では免疫不全にはならないが，原疾患の治療目的にステロイドや免疫抑制薬の投与がされることも多い．不活化ワクチンはステロイドや免疫抑制薬投与中でも接種は可能であるが，症状が増悪している場合や，高用量のステロイド〔プレドニゾロン換算で，2 mg/kg/日以上（10 kg未満），もしくは20 mg/日（10 kg以上）〕が投与されている場合は接種をしないことが推奨されている．また，**生ワクチンは免疫抑制薬投与中では原則禁忌**となる．

5）リウマチ性疾患[3]

リウマチ性疾患はそもそも原疾患に免疫異常が存在するため，疾患自体が易感染性を呈する可

能性があるとされている．さらに免疫抑制薬の投与も加わり免疫不全を呈する．予防接種は基礎疾患の病勢が安定している時期に行うことが望ましい．**不活化ワクチンは免疫抑制薬投与中も原則接種可能であるが，生ワクチンは原則禁忌**である．ただし，メリットとデメリットを考慮して，臨床研究として免疫抑制薬内服中に生ワクチンの投与を検討することもある．

6）炎症性腸疾患などの慢性消化器疾患[3]

炎症性腸疾患の治療では免疫抑制薬が用いられることが多く，特にインフリキシマブをはじめとする生物学的製剤が普及し，VPDを含む感染症のリスクが増加してきているとされている．免疫抑制薬投与中は，不活化ワクチン接種は原則可能だが，生ワクチンは免疫抑制薬の投与開始3週間前から投与終了後3カ月は避けることが推奨されている．また，**乳児期や幼児期に発症した炎症性腸疾患は原発性免疫不全症候群を疑う必要があるため生ワクチンの接種は避けることが望ましい**．妊娠中にインフリキシマブなどの生物学的製剤が母体に投与された場合，経胎盤的に新生児へ移行するため，生後6カ月まではBCGなどの生ワクチンの接種は見合わせることが推奨されている[3]．

7）機能的・解剖学的無脾症[3]

予防接種の禁忌とはならず，むしろ肺炎球菌，インフルエンザ菌b型，髄膜炎菌などの莢膜を有する細菌による劇症型菌血症を発症する可能性が高く，**積極的な予防接種**が推奨される．特に肺炎球菌は13価肺炎球菌ワクチン（PCV13）だけでなく，**2歳以上では23価肺炎球菌ワクチン（PPSV23）や髄膜炎菌ワクチン接種**が推奨されている．

5. 家族へのワクチン接種[1,3]

免疫不全の病態によっては本人へのワクチン接種が不可能な場合もあるため，免疫不全患者を家族にもつ場合は，免疫が正常な兄弟姉妹，親を含めた家族全員へもワクチン接種を推奨し，家庭内に病原体をもち込まないことで，本人への感染を防ぐ，いわゆる**集団免疫効果を高めることが大切**である．

おわりに

小児の免疫不全患者に対するワクチン接種は複雑ではあるものの，免疫不全の病態を理解し，接種すべきワクチン，禁忌を理解しておくことが大切である．

文献・参考文献

1) 「Red Book 2018-2021, paper ed.（31st ed.）」（D.W.Kimberlin, et al. eds.），AMERICAN ACADEMY OF PEDIATRICS, 2018
   ↑アメリカ小児科学会が発行する小児感染症におけるバイブル的な教科書．5年ごとに改訂される．予防接種についても情報が多い．
2) 「原発性免疫不全症候群診療の手引」（日本免疫不全症研究会/編），診断と治療社，2017
   ↑原発性免疫不全症候群を初めて勉強する方にお勧め．
3) 「小児の臓器移植および免疫不全状態における予防接種ガイドライン2014」（日本小児感染症学会/監），協和企画，2014
   ↑日本小児感染症学会が作成した小児の免疫不全患者の予防接種についてのガイドラインである．

4) Centers for Disease Control and Prevention：Appendix A. Vaccination of Persons with Primary and Secondary Immune Deficiencies「Epidemiology and Prevention of Vaccine-Preventable Diseases, 13th Edition：The Pink Book」, 2015
   https://www.cdc.gov/vaccines/pubs/pinkbook/downloads/appendices/a/immuno-table.pd
   ↑アメリカの疾病予防管理センター（CDC）が提供するワクチンに関するテキストブックである．
5) 日本小児科学会：日本小児科学会が推奨する予防接種スケジュール（2018年8月1日改訂版），2018
   http://www.jpeds.or.jp/uploads/files/vaccine_schedule.pdf
   ↑日本の小児に対する予防接種スケジュールである．
6) 日本小児科学会：日本小児科学会の「知っておきたいわくちん情報」（日本版Vaccine information statement（VIS）），2018
   http://www.jpeds.or.jp/modules/activity/index.php?content_id＝263
   ↑日本の予防接種の情報が一般の方向けに書かれており，小児の予防接種の勉強をする場合にはぜひ一読していただきたい．
7) 日本小児科学会：日本小児科学会推奨の予防接種キャッチアップスケジュール（2017年1月15日改訂版）
   http://www.jpeds.or.jp/uploads/files/catch_up_schedule.pdf
   ↑ワクチン接種が可能になってから最短でワクチンをキャッチアップするための期間などが記載されている．
8) Rubin LG, et al：2013 IDSA clinical practice guideline for vaccination of the immunocompromised host. Clin Infect Dis, 58：e44-100, 2014
   ↑アメリカ感染症学会が作成した免疫不全患者（成人も含む）の予防接種のガイドラインである．
9) 「造血細胞移植ガイドライン　第1巻　予防接種（第3版）」（平成30学会年度日本造血細胞移植学会ガイドライン委員会／編），2018
   https://www.jshct.com/uploads/files/guideline/01_05_vaccination_ver03.pdf
   ↑日本の造血幹細胞移植後の予防接種についてのガイドラインである．

プロフィール

松井俊大（Toshihiro Matsui）
国立成育医療研究センター　生体防御系内科部　感染症科
2011～2012年　聖路加国際病院　初期研修医
2013～2016年　聖路加国際病院　小児科　後期研修医・フェロー
2017年～　国立成育医療研究センター　生体防御系内科部　感染症科　フェロー
小児がん患者をはじめとした免疫不全の子どもたちを感染症から守るために日々勉強しております．小児感染症に興味がある方はぜひ当院に見学にいらしてください．

庄司健介（Kensuke Shoji）
国立成育医療研究センター　生体防御系内科部　感染症科
2005～2006年　国立病院機構東京医療センター　初期研修医
2007～2009年　国立成育医療センター総合診療部　後期研修医
2010～2011年　国立成育医療研究センター　生体防御系内科部　感染症科　フェロー
2012年～　国立成育医療研究センター　生体防御系内科部　感染症科　医員
（2013～2016年にかけてUniversity of California, San Diegoの小児薬理部門に研究留学）
最近は小児の薬物動態に興味をもっています．小児感染症に興味をもってくれる若手の医師が増えてくれると嬉しいです．

第4章 免疫不全患者における感染症予防

3. 免疫不全患者のワクチン接種（成人）

彦根麻由, 相野田祐介

● Point ●

- 免疫不全患者へのワクチン接種は，免疫状態や病状，治療内容に応じて個々に計画を立てる必要がある
- 免疫不全が予測されたものである場合は，十分に時間的余裕をもって事前に必要なワクチン接種をすませておく
- 免疫不全患者本人がワクチン接種を受けることができない，また，期待される効果が不十分な場合には，家族や周囲にいる者から感染を伝播しないようワクチン接種やその他の感染対策をとる

はじめに

　免疫不全患者への予防接種の目的は，罹患・重症化の可能性が高い感染症を防ぐことである．副反応や費用対効果などの観点からすべての免疫不全患者にすべての予防接種を行うわけにもいかないが，どのような免疫不全患者に，いつ，どのようなワクチンを，どのような間隔で接種するかを科学的根拠に基づいて明確に示したものは限られている．米国や欧州では免疫不全患者への予防接種に関するガイドライン[1〜3]が示されているが，医療資源や制度，感染症の流行状況の違いからそれらをそのまま国内での診療に適応することはできず，また患者さんの病状や経過もさまざまであるため，**患者さん一人一人にあったワクチンスケジュールを立てる必要がある**．

　普段の一般診療では，免疫不全患者への予防接種を行う機会は専門施設でない限りは少ないかもしれないが，化学療法，免疫抑制薬，移植といった治療が広く行われるようになり，免疫不全患者を当該科でなくとも診療する機会は増えている．インフルエンザワクチン，肺炎球菌ワクチンをプライマリケアレベルで接種する機会は多いであろうし，近年風疹や麻疹の流行が社会的にも取りざたされているため，予防接種について患者さんから質問があるかもしれない．免疫不全患者への予防接種は専門性が高く，保険適用外のワクチンを必要とする場合もあり，実施する際には専門医療機関への紹介が望ましい．本稿では，免疫不全患者にワクチン接種を考慮する際の原則について紹介する．

1. ワクチン接種の安全性と効果

ワクチンは，生ワクチンと不活化ワクチン（トキソイド含む）に大別される．一部例外はあるものの，一般的に生ワクチン全般はワクチン株による感染や副作用が増強する可能性があり，**免疫不全患者へは禁忌**とされている．しかし，免疫不全が軽症の場合は接種可能な生ワクチンもあり，接種のメリット（感染や重症化を防ぐ重要性）が副反応のリスクを上回ると判断された場合に接種を考慮する．

一方で，不活化ワクチンは免疫不全患者へも安全に接種することができるが，免疫応答が不十分なために期待された効果が発揮されない可能性がある．そのため，免疫不全が予測されたものであるならば，事前にワクチン接種をすませておくことが望ましく，生ワクチンは4週間以上前，不活化ワクチンは2週間以上前に接種する．

2. 悪性腫瘍の患者さんへのワクチン接種

腫瘍の種類や治療内容により免疫抑制状態となる機序や程度はさまざまであり，ワクチン接種の適応は総合的に判断されていることが多い．

ワクチン接種は，化学療法，放射線療法，外科的治療に伴う脾臓摘出などの治療を開始する前に，生ワクチンであれば4週間以上，不活化ワクチンであれば2週間以上あけて接種する．また，**化学療法中の生ワクチン接種は禁忌**とされている．一方，悪性腫瘍が寛解している患者さんや化学療法終了から3カ月以上経過した患者さんは不活化ワクチン，生ワクチンいずれも接種することが可能である[4]．リツキシマブなどの抗CD20モノクローナル抗体を使用した場合には免疫応答の回復に時間がかかるため6カ月以上経過してから接種する[5]．

3. 移植患者（固形臓器移植，造血幹細胞移植）へのワクチン接種

移植患者の免疫不全の程度は，移植臓器の種類，移植後の免疫抑制薬の種類・投与量，移植片対宿主病（graft-versus-host disease：GVHD）の有無などにより異なり，その程度を評価する絶対的なメルクマールはなく，患者さん個々人によりさまざまである．

1 固形臓器移植後

固形臓器移植後は免疫抑制薬の投与が必要となる．そのため，移植後は免疫応答の低下によりワクチン接種による予防効果が低い可能性が高いことと，生ワクチンは感染を引き起こす可能性があることから**一般的には移植後の生ワクチンは避ける必要があり，ワクチン接種は可能な限り移植前に接種をすませておく**．不活化ワクチンは移植後に接種が可能であるが，いつから開始できるかは定まった根拠がない．不活化ワクチンが拒絶反応を助長する可能性があるといった指摘もあったが，現時点ではその可能性は低く，免疫抑制薬の投与量が安定してから3〜6カ月経過したところで考慮することが多い[6]．

2 造血幹細胞移植後

造血幹細胞移植後は，移植前処置，移植の種類，GVHDの有無・程度により免疫抑制状態は異

なる．移植後は，移植前に有していた抗体価が低下するため，必要なワクチンは基本的には再接種が必要になる[7]．不活化ワクチンは移植後6ないし12カ月を経過して慢性GVHDの増悪がないこと，生ワクチンは①移植後24カ月を経過して慢性GVHDがない，②免疫抑制薬の投与がない，③輸血や通常量のガンマグロブリン製剤の投与から3カ月経過している，④大量ガンマグロブリン製剤の投与から6カ月経過していることを確認して接種を考慮する．**造血幹細胞移植を受けた患者さんは，感染を引き起こす可能性があり，生ワクチンは原則禁忌**である．

4. ヒト免疫不全ウィルス（HIV）患者へのワクチン接種

ヒト免疫不全ウィルス（human immunodeficiency virus：HIV）感染者は，細胞性免疫不全を中心とした免疫機能低下をきたし，その程度は臨床ではCD4陽性リンパ球数で表されることが多い．一般的には，ほとんどの不活化ワクチンは安全に投与することが可能であり，CD4陽性リンパ球数が200/μL以上の場合には生ワクチンも接種できる．ただし，CD4陽性リンパ球数が維持されているHIV患者であってもワクチン接種による免疫獲得が乏しい傾向にあり，感染早期や抗ウィルス薬によってウィルス量が減り免疫能が回復した時期の方が，よりワクチンの効果は期待できるとされている[8]．

5. 解剖学的・機能的無脾症患者へのワクチン接種

悪性リンパ腫，胃癌，特発性血小板減少性紫斑病（idiopathic thrombocytopenic purpura：ITP），外傷では治療の一貫で脾臓摘出される場合があり，肺炎球菌，インフルエンザ菌，髄膜炎菌による侵襲性感染症のリスクが高く致死率も高い．

脾臓摘出が予定されている場合は2週間以上前に23価肺炎球菌ワクチン（23-valent pneumococcal polysaccharide vaccine：PPSV23，ニューモバックス®）を接種することが望ましく，事前に接種できなかった場合には術後2週間以上経過したところで接種する[9, 10]．抗体価は経時的に低下していくことが知られ，5年ごとの再接種を考慮する．

肺炎球菌ワクチンには，主に乳幼児が対象となる13価肺炎球菌ワクチン（13-valent pneumococcal conjugate vaccine：PCV13，プレベナー13®）が存在し，PCV13接種後にPPVS23の接種を推奨するガイドラインもあるが，本邦では脾摘疾患に保険適用があるのはPPSV23のみである．

なお，Hibワクチンと髄膜炎菌ワクチンは脾摘疾患には適応はなく，インフルエンザ菌に関しては成人では十分な抗体をすでにもっていることが多いこと，髄膜炎菌に関しては，国内での発症頻度が低く，本邦で入手可能な4価髄膜炎菌ワクチン（4-valent meningococcal conjugate vaccine：MCV4，メナクトラ®）が国内で分離されるB型をカバーしていないことから，接種は症例に応じて考慮する．

上記の侵襲性感染症のリスクが高い病態に補体欠損症（特にC3とC5～9）があり，特にC9欠損症は日本人では1000人に1人と頻度が高い．発作性夜間血色素尿症に対するエクリズマブは補体C5に対するモノクローナル抗体であり，治療開始前にワクチン接種を必要とする．

6. 免疫不全患者の家族への対応

　前述のように，免疫不全患者はその病状や治療のため予防接種を受けられない，または予防接種の効果が健常人ほど期待できない場合がある．飛沫や空気感染する病原体は家族内で集団発生することもあり，特に冬季のインフルエンザは流行期には罹患率も高い．**免疫不全のある患者さんへワクチン接種ができない場合には，家族や周囲にいる者へ積極的にワクチン接種を行い，ワクチンで予防できる感染症（vaccine preventable disease：VPD）への曝露を最小限にする．**

Advanced Lecture

1 帯状疱疹ワクチン

　日本に従来からあった弱毒生水痘ワクチンが2016年から50歳以上の帯状疱疹予防に用いることができるようになったが，免疫不全患者や妊婦には接種することができず，主に欧米で用いられている弱毒生帯状疱疹ワクチン（ZOSTAVAX®）も同様の問題点があった．2018年3月に日本で承認されたばかりのシングリックス®は生ワクチンとは異なる遺伝子組換え型のサブユニットワクチンである．2017年10月には米国 Advisory Committee on Immunization Practices（ACIP）が，50歳以上の成人と帯状疱疹生ワクチン接種歴がある成人における帯状疱疹および関連合併症の予防に推奨しており[11]，帯状疱疹のリスクが高い患者さんへの予防として今後その効果が期待されている[12, 13]．

2 65歳以上における肺炎球菌ワクチン

　今回のテーマである免疫不全患者へのワクチン接種から話がずれるかもしれないが，現時点で65歳以上の成人へ定期接種として用いられる肺炎球菌ワクチンはPPSV23である．
　2014年に米国ACIPでは免疫原性の高いPCV13とカバー率の高いPPSV23を組合わせて接種することを推奨している[14]．これを受け，日本呼吸器学会と日本感染症学会の合同委員会は「65歳以上の成人に対する肺炎球菌ワクチン接種の考え方」を発表し，PCV13も任意接種として選択肢の1つとしてあげている[15]．定期接種として助成を受けられるPPSV23の接種を優先するか，米国ACIPの推奨にならってPCV13の接種を先行させるか，意見が別れるところである．日本における肺炎球菌の血清型分布や65歳以上における有効性・安全性に関するデータのアップデートに注目したい．

おわりに

　今回は免疫不全患者へのワクチン接種に関する総論，一般的な原則について述べ**表**に概要を示した．免疫不全がある患者さんほど感染や重症化のリスクがあり，ワクチン接種の恩恵を受けるべきである．**肺炎球菌ワクチンやインフルエンザワクチンなど頻度の高いVPDを予防するワクチンは健常者以上に重要であり，禁忌事項がない限り積極的に接種を考慮してほしい．**その期待される効果と副反応の可能性を併せて検討し，ワクチン接種以外の感染対策も十分に講じてリスクのある感染症を予防する必要がある．

表　免疫不全の種類・程度とワクチン接種の推奨

免疫不全の種類・程度		ワクチン接種の推奨	
		生ワクチン	不活化ワクチン
悪性腫瘍	化学療法中	禁忌	可能なら事前に接種
	寛解し化学療法や放射線療法から3カ月を経過	必要に応じて接種可能	接種可能 ・肺炎球菌ワクチン ・インフルエンザワクチン
臓器移植	固形臓器移植から2カ月以内	禁忌	可能なら事前に接種
	固形臓器移植後で免疫抑制薬の投与量が安定し3～6カ月経過	禁忌	接種可能 ・肺炎球菌ワクチン ・インフルエンザワクチン
	造血幹細胞移植後で慢性GVHDがない	移植後24カ月を経過して免疫抑制薬の投与がない場合に接種可能	移植後6～12カ月を経過したら接種可能
HIV感染症	CD4数 200/μL未満	禁忌	免疫応答が不十分な場合がある
	無症候性でCD4数 200/μL以上	必要に応じて接種可能	接種可能 ・インフルエンザワクチン ・肺炎球菌ワクチン
機能的・解剖学的無脾症		必要に応じて接種可能	接種可能 ・肺炎球菌ワクチン ・Hibワクチン ・髄膜炎菌ワクチン

文献1, 16を参考に作成

引用文献

1) Rubin LG, et al：2013 IDSA clinical practice guideline for vaccination of the immunocompromised host. Clin Infect Dis, 58：309-18, 2014
2) Ljungman P, et al：Vaccination of hematopoietic cell transplant recipients. Bone Marrow Transplant, 44：521-526, 2009
3) Danzinger-Isakov L & Kumar D：Guidelines for vaccination of solid organ transplant candidates and recipients. Am J Transplant, 9 Suppl 4：S258-S262, 2009
4) Ercan TE, et al：Antibody titers and immune response to diphtheria-tetanus-pertussis and measles-mumps-rubella vaccination in children treated for acute lymphoblastic leukemia. J Pediatr Hematol Oncol, 27：273-277, 2005
5) Horwitz SM, et al：Rituximab as adjuvant to high-dose therapy and autologous hematopoietic cell transplantation for aggressive non-Hodgkin lymphoma. Blood, 103：777-783, 2004
6) Danziger-Isakov L & Kumar D：Vaccination in solid organ transplantation. Am J Transplant, 13 Suppl 4：311-317, 2013
7) Ljungman P, et al：Long-term immunity to measles, mumps, and rubella after allogeneic bone marrow transplantation. Blood, 84：657-663, 1994
8) Sutcliffe CG & Moss WJ：Do children infected with HIV receiving HAART need to be revaccinated? Lancet Infect Dis, 10：630-642, 2010
9) Shatz DV, et al：Antibody responses in postsplenectomy trauma patients receiving the 23-valent pneumococcal polysaccharide vaccine at 14 versus 28 days postoperatively. J Trauma, 53：1037-1042, 2002
10) Davies JM, et al：Review of guidelines for the prevention and treatment of infection in patients with an absent or dysfunctional spleen：prepared on behalf of the British Committee for Standards in Haematology by a working party of the Haemato-Oncology task force. Br J Haematol, 155：308-317, 2011
11) Dooling KL, et al：Recommendations of the Advisory Committee on Immunization Practices for Use of Herpes Zoster Vaccines. MMWR Morb Mortal Wkly Rep, 67：103-108, 2018
12) Lal H, et al：Efficacy of an adjuvanted herpes zoster subunit vaccine in older adults. N Engl J Med, 372：2087-2096, 2015
13) Cunningham AL, et al：Efficacy of the Herpes Zoster Subunit Vaccine in Adults 70 Years of Age or Older. N Engl J Med, 375：1019-1032, 2016

14) Tomczyk S, et al：Use of 13-valent pneumococcal conjugate vaccine and 23-valent pneumococcal polysaccharide vaccine among adults aged ≥65 years：recommendations of the Advisory Committee on Immunization Practices（ACIP）. MMWR Morb Mortal Wkly Rep, 63：822-825, 2014
15) 日本呼吸器学会呼吸器ワクチン検討WG委員会/日本感染症学会ワクチン委員会合同委員会：65歳以上の成人に対する肺炎球菌ワクチン接種に関する考え方（第2版 2017-10-23），2017
16) Harpaz R, et al：Prevention of herpes zoster：recommendations of the Advisory Committee on Immunization Practices（ACIP）. MMWR Recomm Rep, 57：1-30；quiz CE2-4, 2008

参考文献・もっと学びたい人のために

1) Carpenter PA & Englund JA：How I vaccinate blood and marrow transplant recipients. Blood, 127：2824-2832, 2016
↑FAQ方式で個々のワクチン接種の推奨についても記載されている．
2) Kotton CN & Hibberd PL：Travel medicine and transplant tourism in solid organ transplantation. Am J Transplant, 13 Suppl 4：337-347, 2013
↑免疫不全患者のトラベラーズワクチンについて．
3) 「造血細胞移植学会ガイドライン　第1巻」（日本造血細胞移植学会ガイドライン委員会/編），医薬ジャーナル社，2014
https://www.jshct.com/uploads/files/guideline/04 m_vaccination.pdf
↑副反応出現時の救済措置や予防接種関連法令についても記載がある．
4) 「Plotkin's Vaccines, Elsevier 7th Edition」（Stanley A, et al），Elsevier, 2017
↑ワクチンの成書で，VPDとワクチンに関することを網羅している．

プロフィール

彦根麻由（Mayu Hikone）
東京都立墨東病院 高度救命救急センター
都立墨東病院感染症科で後期研修中に市中感染症，熱帯医学，HIV感染症，渡航医学，寄生虫感染症など幅広く感染症を学んだ後に，London School of Hygiene and Tropical Medicineの修士課程 Tropical Medicine and International Healthで熱帯医学と国際保健を学び，2017年より現職．

相野田祐介（Yuusuke Ainoda）
日比谷クリニック 渡航者外来/国際協力機構 感染症顧問医/東京都立松沢病院 感染症科

第4章　免疫不全患者における感染症予防

4. 免疫不全患者の入院環境管理と生活指導

武藤義和

Point

- 免疫不全患者においては通常の患者さんよりも高度な環境感染対策が必要
- 食べ物や避けるべきものに関して厳格な基準がある
- 免疫不全患者でも手指衛生は感染対策の基本！

はじめに

　程度によって差があるが，免疫不全患者は一般的に通常の免疫力をもつ患者さんでは起こりえないような病原体による感染を引き起こす．例えばHIV（ヒト免疫不全ウイルス）患者ではニューモシスチス肺炎や播種性MAC（mycobacterium avium complex）症がみられ，白血病の骨髄移植後の患者さんであれば侵襲性アスペルギルス症やサイトメガロウイルス感染症などがみられる．さらにはアデノウイルスのようないわゆる"かぜ"の原因となるような病原体や整腸薬に含まれる菌ですら，重篤な感染を引き起こし致死的になることもある．そのため**免疫不全患者の入院中は通常の患者さんよりも厳格な感染管理や生活指導を行う**必要がある．ただし免疫不全といっても，固形悪性腫瘍に対しての化学療法による数日間のみの軽微な好中球減少の場合や，HIV患者でもCD4が保たれており慢性的な感染リスクが低い場合はそれほど厳格な対応は必要ではない．そのため本稿では主に先天性免疫不全患者，造血幹細胞移植や強力な化学療法などのため長期的に感染リスクの高い患者さんを免疫不全患者と扱い，ガイドラインで推奨されている内容や近年のエビデンスに基づく感染管理，生活指導に関して項目別に記載したい．

1. 防護環境（protective environment）とは？？

　防護環境とは白血病，重症複合型免疫不全症，などの患者さんにおいて造血幹細胞移植のように，治療上無菌環境を要する場合に使用される病室ないし病棟のことである（図）．以前は無菌室と呼ばれていたが現在は防護環境という表現に変更となっている．
　一般的に**強力な化学療法や造血幹細胞移植により好中球が500/μLを切るような場合**が適応となっており，自家移植（末梢血幹細胞移植を含む）の場合や，固形臓器悪性腫瘍の化学療法中の一時的な好中球減少では必ずしも使用する必要はない．ただし，遷延する好中球減少などでアスペルギルス症の発症リスクが高くなる場合は使用を推奨される．

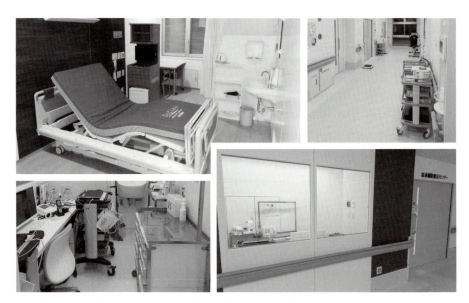

図 当院の血液細胞療法センターの様子（著者スマホで撮影）
個室が4床あり，専用のナースステーションもある．室内には専用フィルターとトイレも完備．できたばかりでとってもきれい．最近のスマホの写真の映りもとってもきれいである．
（Color Atlas⑥参照）

表 防護環境への入室をすべきではない者

上気道感染に罹患している人
インフルエンザ様症状を呈した人
感染性疾患に最近曝露した可能性がある人
帯状疱疹に罹患している人
水痘生ワクチン接種後6週間以内で水痘様発疹が認められる人
ポリオ経口ワクチン内服後3〜6週間以内である人
適切な手指衛生や感染対策ができない人※

文献1より引用（※は筆者が加筆）

　防護環境はHEPA（high efficiency particulate air）フィルターにより流入する空気がろ過されていること，換気が1時間に12回以上されること，室内は陽圧環境で気流は一方向性であることなどが条件とされている[1]．以前はホルマリン燻蒸による室内の消毒や，紫外線照射によるガウンの滅菌が行われていたが現在では不要である．また防護環境に入室すべきではない者として，表のような場合があげられている．

2. 免疫不全患者の室内にもち込んでいいものとは？？

　生活必需品であれば基本的にはもち込むことが可能である．さらに紫外線照射などの滅菌処理は通常必要ない．おもちゃに関しては子どもの場合，口に含んでしまう可能性と接触感染リスクがあるため，石鹸と水でよく洗浄し，環境清拭用クロスなどによる清拭を行うことが推奨されて

いる．体温計や血圧計，聴診器などに関しては清潔な環境で使用できることが望ましく，**可能であれば個々の患者さんに対して個別のものを使用すべき**である．植物やドライフラワーを含めた生物のもち込みは，埃の集積，水や土のなかの菌の繁殖や虫の出現の観点から禁止とされる（病院内の免疫正常者の区域なら禁止とまではされないが，世話は患者さんを直接担当しない職員が行う方がよいだろう）．**面会者に関しては入室前の手指衛生とサージカルマスクの着用が義務**であり，当然ながら**発熱などの感染兆候のある面会者は入室を禁じられている**．

● ここがポイント！
入室前後は必ず手洗い！ 診察物品も個別のものを使うべし！

3. 病院工事中における感染症リスク？？

病院の移転や改修に伴う工事中は，真菌感染が免疫不全患者において増加することがよく報告されている[2]．あらわれる感染症としては肺アスペルギルス症が主であり，ムーコル症のアウトブレイクも報告されている．免疫不全患者における真菌感染症は**いったん発症すると死亡率が50％に至る**ともいわれており，病院の移転の時期は特に十分な注意が必要である．

移転時の感染対策としては，工事を行う人間を含めた多職種でチームとして感染症対策に取り組むことが重要であり，具体的には以下のような対策をとる．

・真菌感染の疫学調査を適宜行う
・場所別で想定される影響を考慮する
・必要に応じて患者さんを移動したり，移動式HEPAフィルターにより換気を行う

4. 食べていけない食べ物は？？

食べ物や水分に関しては，感染リスクが上昇する可能性を考慮して避けることを推奨されているものは多いが，実は明確な根拠が証明されているものはなかったりする．ガイドラインでは食肉，魚介，卵などの生食や野菜などの生鮮食品は，付着するサルモネラ，カンピロバクター，病原性大腸菌などの感染を起こしうるため，移植後おおむね3カ月間は避けるように推奨されている[3]．一方，いわゆる無菌食（よく加熱調理されており，生野菜や果物や殺菌されていないチーズを除いてあるもの）は，好中球減少の時期は使用することを推奨される．しかしいずれも強いエビデンスがないのが実情である．

水道水は塩素が含まれており，通常は人体に無害なレベルまでコントロールされているが，**クリプトスポリジウムのように塩素に耐性をもつ病原体が感染を起こす**ことがある．そのため飲用としては推奨されず，歯磨きにおける使用も含めてPETボトルの水を使用するべきといわれている．開封したPETボトルはコップなどに移して飲み，冷蔵庫に保存して24時間以内に消費することが推奨される．

● **ここがポイント！**
免疫不全患者では遷延する下痢でクリプトスポリジウムを鑑別にあげる．

5. 口腔ケアはどうすればいいの？？

　造血幹細胞移植患者においては移植前に必ず歯科治療を受けておく必要がある．その理由は移植後の免疫不全による全身感染症のリスクがあることと，血球減少により歯科治療が受けられなくなる可能性があることからである．

　移植後の患者さんにおいては，しばらくの間（おおよそ3カ月間）は歯科治療を受けることができないため，毎日の口腔ケアとして1日4～6回のうがいや，出血に注意して丁寧な歯磨きを行うことが推奨されている[4]．また化学療法中は唾液の分泌低下により口腔内が乾燥しやすくなるため，適宜人工唾液などを用いた保湿を行う．

6. 患者さんへの感染対策指導は？？

1 皮膚

　皮膚の清潔を保つため，基本的に毎日シャワーもしくはお風呂に入ることは問題ない．ただしナイロン製のタオルの使用や熱いお湯に入ることなどは，皮膚への刺激が強いため感染リスクがあがる可能性があり推奨されない．また，石鹸は弱酸性のもので刺激の少ない液体状のボディソープが推奨されており，固形石鹸はよく乾燥していない場合は緑膿菌の発生が増加するため推奨されない．近年ではICUや免疫不全の入院患者において，清拭にクロルヘキシジンを用いることで耐性菌による感染症の頻度を減らすことができるという報告[5]が増えてきており，積極的に使用する施設も増えてきている．

　髭剃りや散髪はカミソリを使用すると皮膚への傷をつくることとなるため，電気シェーバーを利用することが推奨される．そのほかウォシュレットは清潔なものを用い，座薬，タンポンの使用は粘膜への刺激を与えるため避けるべきとされる．指輪や装飾品の装着は，手指における細菌数の増加が指摘されており，感染のリスクを考慮して推奨されない．同様の理由で爪は短く切りそろえるべきとされ，マニキュアは推奨されない．

2 外出

　病室から外へ出る場合は，病院内であれば必ず**サージカルマスクの着用**を指示すること，帰室時は**手指衛生とうがい**を行うことを指導する．外出や外泊の場合は，人混みや埃の溜まる場所への曝露は感染リスク上昇の可能性があり避けること，動物やペットとの接触も可能な限り避けること，土や水あかなどに触れることやゴミ出しなどは避けること，などに加えて帰宅時は手指衛生とうがいを極力行うように指導する．

おわりに

　免疫不全患者は感染症に対するリスクがきわめて高く，適切な感染対策を行っていないと致死的な感染症を発症しうる．患者さんの免疫不全の状態を適切に把握すること，感染のリスクとなりうるものから極力隔離することは感染対策において大切であるが，何より**患者さんに実際に接触する医療者が適切な標準予防策と手指衛生をしっかりと行うことが最も重要**である．

文献・参考文献

1) 「造血細胞移植ガイドライン　第1巻　造血細胞移植後の感染管理（第4版）」（平成28学会年度日本造血細胞移植学会ガイドライン委員会/編），2017
   https://www.jshct.com/uploads/files/guideline/01_01_kansenkanri_ver04.pdf
2) Kanamori H, et al：Review of fungal outbreaks and infection prevention in healthcare settings during construction and renovation. Clin Infect Dis, 61：433-444, 2015
3) Centers for Disease Control and Prevention, et al：Guidelines for preventing opportunistic infections among hematopoietic stem cell transplant recipients. MMWR Recomm Rep, 49：1-125, 2000
4) Thom KA, et al：Infection prevention in the cancer center. Clin Infect Dis, 57：579-585, 2013
5) Mendes ET, et al：Chlorhexidine bathing for the prevention of colonization and infection with multidrug-resistant microorganisms in a hematopoietic stem cell transplantation unit over a 9-year period：Impact on chlorhexidine susceptibility. Medicine（Baltimore）, 95：e5271, 2016

プロフィール

武藤義和（Yoshikazu Mutoh）
公立陶生病院 感染症内科 医長
国立国際医療研究センターで感染症のトレーニングを受け，昨年度はタイのMahidol大学でDiploma of tropical medicine and hygieneを取得．現在は愛知県で感染症内科をしており，市中病院における感染症診療と研修医教育を交えながら活動しております．近隣で感染症に興味ある先生は声をかけてください．夢は老後をタイで生活することです．

索引 Index

数字

- 2本鎖閉鎖環状DNA ... 190
- 4価髄膜炎菌ワクチン ... 217
- 13価肺炎球菌ワクチン ... 217
- 23価肺炎球菌ワクチン ... 217

欧文

A〜D

- ABI ... 67
- acute lymphoblastic leukaemia ... 51
- acute myeloid leukaemia ... 51
- AIDS ... 99
- AIDS指標疾患 ... 104
- ALL ... 51
- allo-HSCT ... 94
- AML ... 51
- *Aspergillus* ... 141
- auto-HSCT ... 94
- autoamputation ... 69
- β-D-グルカン ... 130
- βレンサ球菌 ... 68
- B型肝炎ウイルス ... 100
- B型慢性肝炎 ... 78
- B群レンサ球菌 ... 66
- B群レンサ球菌感染症 ... 66
- B細胞 ... 29
- BAL ... 153
- bDMARDs ... 57
- breakthrough candidemia ... 139
- c-D-index ... 142
- C-reactive protein ... 125
- C型肝炎ウイルス ... 100
- C反応性タンパク ... 125
- *Candida* ... 136
- *Capnocytophaga canimorsus* ... 33
- catheter related bloodstream infection ... 109
- cccDNA ... 190
- CD4陽性T細胞 ... 25
- CDI ... 110
- chronic lymphocytic leukaemia ... 51
- chronic myeloid leukaemia ... 51
- CLL ... 51
- CML ... 51
- CMV ... 97
- CMV-IgG ... 176
- CMV-IgM ... 176
- CMV感染症 ... 176
- CMV抗原血症（CMVアンチゲネミア）検査 ... 177
- covalently closed circular DNA ... 190
- CRBSI ... 109
- CRP ... 125
- *Cryptosporidium* ... 195
- *Cyclospora cayetanensis* ... 196
- *Cystoisospora belli* ... 196
- D-index ... 142

E〜J

- EBウイルス ... 97
- EBV ... 97
- end of life ... 123
- EORTC/MSG基準 ... 143
- Epstein-Barr virus ... 97
- *Giardia intestinalis* ... 198
- glucocorticoid responsive element ... 182
- GPA ... 55
- GVHD ... 94
- HBV ... 57, 61, 100, 182
- HCV ... 100, 190
- hematopoietic stem cell transplantation ... 94
- HEV ... 192
- HIV ... 99, 167, 217
- HIV-PCP ... 150
- HIV感染症 ... 99
- Howell-Jolly小体 ... 34
- HSCT ... 94
- HSV ... 166
- HSV-1 ... 166
- HSV-2 ... 166
- HSV髄膜炎 ... 167
- HSV中枢神経感染症 ... 167
- HSV脳炎 ... 167
- IA ... 141
- ICU ... 107
- IFN-γ中和自己抗体 ... 163
- IgMメモリーB細胞 ... 31
- IGRA ... 74
- IMD ... 142
- Interferon-gamma release assay ... 74
- invasive aspergillosis ... 141
- invasive mold disease ... 142
- JAK阻害薬 ... 58

M〜V

- MCV4 ... 217
- MMF ... 59
- non HIV-PCP ... 150
- NTM ... 161
- OPSI ... 33
- overwhelming post-splenectomy infection ... 33
- Pappenheimer小体 ... 34
- PCP ... 150
- PCP予防 ... 60
- PCR ... 153
- PCT ... 125
- PCV13 ... 217
- PHN ... 169
- *Pneumocystis jirovecii* ... 150
- Pneumocystis pneumonia ... 150
- postherpetic neuralgia ... 169
- PPSV23 ... 217
- protective environment ... 221
- reactivation ... 185
- SPP ... 67
- *Strongyloides stercoralis* ... 199
- terminally ill ... 123
- Th1 ... 25
- Th2 ... 25
- Th17 ... 25

Toxoplasma gondii	198
urinary tract infection	110
UTI	110
vaccine preventable disease	209
VPD	209
VZV	166

和 文

あ行

悪性外耳道炎	65
悪性腫瘍	119, 216
悪性リンパ腫	51
足関節上腕血圧比	67
アスペルギルス	19, 141, 205
アスペルギルスガラクトマンナン（GM）抗原検査	144
アトピー性皮膚炎	37
アモキシシリン・クラブラン酸	36
易感染性	24
移植患者	216
移植前処置	94
糸状菌	141
糸状菌感染症	142
インフルエンザ菌	29, 33
インフルエンザワクチン	60
ウイルス感染症	96
ウイルス培養検査	176
液性免疫	72
液性免疫低下	49
液性免疫不全	29
エクリズマブ	32
嚥下時違和感	103
嚥下時痛	103
炎症性腸疾患	78, 83, 213
炎症マーカー	125
オプソニン化	29

か行

解剖学的・機能的無脾症	217
潰瘍	162
化学療法	37, 41, 221
カテーテル	43
カテーテル関連血流感染症	19, 39, 43, 89, 109
カテーテル関連尿路感染症	39
肝炎ウイルス	181
環境真菌	142
カンジダ	19, 136, 205
肝疾患	78
関節リウマチ	55
感染症スクリーニング	91
感染性発熱	107
感染リスク	89
感度	145
眼内炎	138
眼病変	169
緩和ケア	119
気管支肺胞洗浄	153
寄生虫	195
寄生虫感染症	97
機能的・解剖学的無脾症	213
キノロン系抗菌薬	204
急性骨髄性白血病	51, 134
急性重症肝炎	182
急性リンパ性白血病	51
偽陽性	131
莢膜	29
虚血	67
菌血症	39
クラミジア	100
クリプトスポリジウム	223
クリプトスポリジウム症	195
クローン病	83
形質細胞	29
経鼻胃管	110
劇症肝炎	182
血液悪性腫瘍	47
血液培養	74, 137
結核	57, 74, 158
結核菌	158
結核症	111
血球貪食症候群	110
血清診断	176
血清バイオマーカー	137
結節	162
血栓	120
血中β-D-グルカン	74
血流感染症	73, 74, 81
ケトアシドーシス	70
解熱薬	108
原因微生物	19
検鏡	153
検査特性	145
検査前確率	145
原虫感染症	78
原発性胆汁性胆管炎	83
原発性免疫不全症候群	32, 209
硬化性胆管炎	78, 82
抗菌薬	19
口腔カンジダ症	100
口腔ケア	224
膠原病	55
抗酸菌	158
抗真菌薬	203
口唇ヘルペス	166
抗体	29
好中球減少	16, 48
抗微生物薬	91
酵母様真菌	141
高齢者	113
誤嚥性肺炎	115
呼吸困難	104
固形腫瘍	41
固形臓器移植	87, 166, 212
骨髄炎	67
古典経路	30
古典的DMARDs	56

さ行

サージカルマスク	223
再活性化	181
細菌感染症	95
サイクロスポーラ症	196
サイトメガロウイルス	175
細胞性免疫	72
細胞性免疫低下	49
細胞性免疫不全	24
ジアルジア症	198
シェルバイアル法	176
自家移植	94

自家感染	200	
シクロホスファミド	56	
自己免疫疾患	127	
自己免疫性肝炎	83	
シスト	198	
シストイソスポーラ症	196	
自然切離	69	
市中細菌感染症	90	
脂肪織炎	162	
弱毒生水痘ワクチン	218	
シャントチューブ	43	
終末期	119	
終末経路	30	
手指衛生	223	
手術部位感染症	43	
腫瘍熱	44, 120, 127	
消化管感染症	75, 78	
消化管疾患	78	
常在菌	39	
小水疱	170	
小児がん	212	
小児免疫不全患者	209	
真菌感染症	74, 96	
人工呼吸器関連感染症	109	
深在性真菌感染症	141	
侵襲性Candida症	131	
侵襲性アスペルギルス症	131, 141	
侵襲性感染症	131	
新生児	167	
腎不全	72	
水痘帯状疱疹ウイルス	97, 166	
髄膜炎菌	29, 32, 33	
ステロイド	56, 155	
生活指導	221	
性感染症	100	
性器ヘルペス	100, 166	
生着	94	
生着後後期	95	
生着後前期	95	
生着前	95	
生物学的製剤	57	
生命予後	121	
セフトリアキソン	35	
潜在性結核	160	

先制治療	178	
先天性免疫不全患者	221	
造血幹細胞移植	94, 166, 212, 221	
足趾壊疽	69	
粟粒結核	111	

た行

帯状疱疹	100, 169	
帯状疱疹後神経痛	169	
帯状疱疹ワクチン	218	
多発筋炎	55	
多発血管炎性肉芽腫症	55	
多発性骨髄腫	52	
単純ヘルペスウイルス	166	
胆道系感染症	78	
中枢神経合併症	169	
低酸素血症	104	
デルマトーム	170	
転移性肺腫瘍	43	
同種移植	94	
同種造血幹細胞移植	134	
透析	72	
糖尿病	65	
糖尿病足	66	
糖尿病足感染症	65	
トキソプラズマ原虫	198	
トキソプラズマ症	198	
特異度	145	
特発性細菌性腹膜炎	80	
ドレナージ	44	

な行

生ワクチン	216	
難治性淋菌関節炎	81	
軟部組織感染症	116	
肉芽腫	158	
二次性免疫不全症候群	210	
入院環境	221	
入院関連機能障害	116	
ニューモシスチス	132, 150	
ニューモシスチス肺炎	104, 150	
尿路感染症	65, 110, 116	
認知症	117, 119	
妊婦	167	

粘膜炎	39	
嚢胞性肺線維症患者	163	

は行

肺アスペルギルス症	223	
肺炎	19, 65, 115	
肺炎球菌	29, 33	
肺炎球菌ワクチン	60	
バイオマーカー	145	
肺感染症	161	
肺結核	158	
敗血症性ショック	19	
バイタルサイン	114	
梅毒	100	
播種性VZV感染症	169	
播種性髄膜炎菌感染症	81	
播種性帯状疱疹	169	
播種性淋菌感染症	81	
バリア	38	
バリア破綻	17, 37, 48	
バンコマイシン	35	
皮下膿瘍	162	
非感染性発熱	107	
非結核性抗酸菌	158, 161	
微生物学的検査	143	
脾臓	30	
脾臓摘出	29	
脾臓摘出後重症感染症	33	
脾摘	29	
ヒト免疫不全ウィルス	217	
皮膚・軟部組織感染症	39	
皮膚灌流圧	67	
皮膚筋炎	55	
皮膚軟部組織感染症	65, 162	
皮膚バリア	72	
百日咳	110	
病理組織学的検査	143	
日和見感染症	90	
日和見疾患	99	
不活化ワクチン	216	
副経路	30	
複雑性尿路感染症	43	
腹水貯留	80	
副鼻腔炎	110	

腹膜透析カテーテル ……………… 75	慢性B型肝炎 …………………… 182	予後予測 ……………………… 122
腹膜播種 ………………………… 43	慢性下痢症 ……………………… 104	予防抗菌薬 …………………… 203
浮腫性紅斑 ……………………… 170	慢性骨髄性白血病 ………………… 51	予防接種 ……………………… 210
ブラッドアクセス ………………… 74	慢性消化器疾患 ………………… 213	予防投与 ………………… 101, 178
フルコナゾール ………………… 205	慢性腎臓病 ……………………… 212	
プレセプシン …………………… 127	慢性リンパ性白血病 ……………… 51	**ら行**
プロカルシトニン ……………… 125	ミコフェノール酸モフェチル …… 59	ランブル鞭毛虫 ………………… 198
糞口感染 ………………………… 196	ムーコル症 ……………… 65, 69, 223	リウマチ性疾患 ……………… 55, 212
糞線虫 …………………………… 199	無菌室 …………………………… 221	リツキシマブ ……………………… 58
糞線虫症 ………………………… 199	メモリーB細胞 …………………… 29	緑膿菌 …………………………… 19
蜂窩織炎 ………………………… 162	免疫グロブリン …………………… 29	旅行者下痢症 …………………… 196
防護環境 ………………………… 221	免疫抑制薬 ……………………… 88	淋菌 …………………………… 100
保険適用外 ……………………… 199		類白血病反応 …………………… 110
補体 ……………………………… 30	**や行**	レクチン経路 …………………… 30
	薬剤熱 …………………………… 120	労作時呼吸困難 ………………… 104
ま行	薬物動態/薬力学（PK/PD）理論 … 75	
膜傷害複合体 ……………………… 30	ヤヌスキナーゼ（JAK）阻害薬 … 58	**わ行**
マラリア ………………………… 32	陽性 …………………………… 131	ワクチン接種 ……………… 209, 215

編者プロフィール
原田壮平（Sohei Harada）

藤田医科大学 医学部 感染症科

2012〜2017年度にがん研有明病院でがん患者の感染症診療と院内感染対策に従事していました．多剤耐性グラム陰性桿菌の耐性遺伝子拡散メカニズム・分子疫学・臨床，高病原性肺炎桿菌の分子疫学・臨床，免疫不全患者の感染症の臨床を専門としています．「思考は厳密に，行動は柔軟に」がモットー．感染症科医として標準化された適切な診療を日々地道に実践するとともに，感染症学・臨床微生物学の研究者として世のなかに意義のある情報を発信することを目標としています．

レジデントノート Vol.20 No.17（増刊）

免疫不全患者の発熱と感染症をマスターせよ！
化学療法中や糖尿病患者など、救急や病棟でよくみる免疫不全の対処法を教えます

編集／原田壮平

レジデントノート増刊

Vol. 20 No. 17 2019〔通巻273号〕
2019年2月10日発行　第20巻　第17号
ISBN978-4-7581-1621-3
定価　本体4,700円＋税（送料実費別途）

年間購読料
　24,000円＋税（通常号12冊，送料弊社負担）
　52,200円＋税（通常号12冊，増刊6冊，送料弊社負担）
郵便振替　00130-3-38674

© YODOSHA CO., LTD. 2019
Printed in Japan

発行人　一戸裕子
発行所　株式会社羊土社
　〒101-0052
　東京都千代田区神田小川町2-5-1
　TEL　03（5282）1211
　FAX　03（5282）1212
　E-mail　eigyo@yodosha.co.jp
　URL　www.yodosha.co.jp/

装幀　野崎一人
印刷所　広研印刷株式会社
広告申込　羊土社営業部までお問い合わせ下さい．

本誌に掲載する著作物の複製権・上映権・譲渡権・公衆送信権（送信可能化権を含む）は（株）羊土社が保有します．
本誌を無断で複製する行為（コピー，スキャン，デジタルデータ化など）は，著作権法上での限られた例外（「私的使用のための複製」など）を除き禁じられています．研究活動，診療を含み業務上使用する目的で上記の行為を行うことは大学，病院，企業などにおける内部的な利用であっても，私的使用には該当せず，違法です．また私的使用のためであっても，代行業者等の第三者に依頼して上記の行為を行うことは違法となります．

JCOPY ＜（社）出版者著作権管理機構 委託出版物＞
本誌の無断複写は著作権法上での例外を除き禁じられています．複写される場合は，そのつど事前に，（社）出版者著作権管理機構（TEL 03-5244-5088, FAX 03-5244-5089, e-mail：info@jcopy.or.jp）の許諾を得てください．

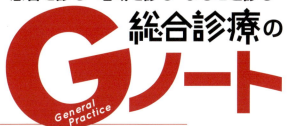

増刊 レジデントノート バックナンバー

□ 年6冊発行　□ B5判

Vol.20 No.14　増刊（2018年12月発行）
研修医に求められる
消化器診療のエッセンス
病棟、救急外来で必要な対応力と
領域別知識が身につく

編集／矢島知治

□ 定価（本体4,700円＋税）
□ ISBN978-4-7581-1618-3

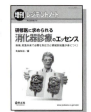

Vol.20 No.11　増刊（2018年10月発行）
救急・ICUの
頻用薬を使いこなせ！
薬の実践的な選び方や調整・投与方法が
わかり、現場で迷わず処方できる

編集／志馬伸朗

□ 定価（本体4,700円＋税）
□ ISBN978-4-7581-1615-2

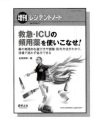

Vol.20 No.8　増刊（2018年8月発行）
COMMON DISEASE
を制する！
「ちゃんと診る」ためのアプローチ

編集／上田剛士

□ 定価（本体4,700円＋税）
□ ISBN978-4-7581-1612-1

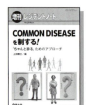

Vol.20 No.5　増刊（2018年6月発行）
循環器診療のギモン、
百戦錬磨のエキスパートが
答えます！
救急、病棟でのエビデンスに基づいた診断・治療・管理

編集／永井利幸

□ 定価（4,700円＋税）
□ ISBN 978-4-7581-1609-1

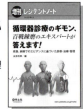

Vol.20 No.2　増刊（2018年4月発行）
電解質異常の診かた・
考え方・動き方
緊急性の判断からはじめる
First Aid

編集／今井直彦

□ 定価（本体4,700円＋税）
□ ISBN978-4-7581-1606-0

Vol.19 No.17　増刊（2018年2月発行）
小児救急の基本
「子どもは苦手」を克服しよう！
熱が下がらない、頭をぶつけた、泣き止まない、
保護者への説明どうする？など、
あらゆる「困った」の答えがみつかる！

編集／鉄原健一

□ 定価（本体4,700円＋税）
□ ISBN978-4-7581-1603-9

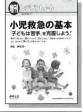

Vol.19 No.14　増刊（2017年12月発行）
主治医力がさらにアップする！
入院患者管理パーフェクト
Part2
症候対応、手技・エコー、栄養・リハ、退院調整、
病棟の仕事術など、超必須の31項目！

編集／石丸裕康、森川　暢

□ 定価（本体4,700円＋税）
□ ISBN978-4-7581-1597-1

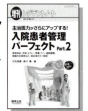

Vol.19 No.11　増刊（2017年10月発行）
糖尿病薬・インスリン治療
知りたい、基本と使い分け
経口薬？インスリン？薬剤の特徴を
掴み、血糖管理に強くなる！

編集／弘世貴久

□ 定価（本体4,700円＋税）
□ ISBN978-4-7581-1594-0

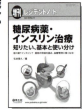

Vol.19 No.8　増刊（2017年8月発行）
いざというとき慌てない！
マイナーエマージェンシー
歯が抜けた、ボタン電池を飲んだ、
指輪が抜けない、ネコに咬まれたなど、
急患の対応教えます！

編集／上山裕二

□ 定価（本体4,700円＋税）
□ ISBN978-4-7581-1591-9

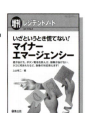

Vol.19 No.5　増刊（2017年6月発行）
主訴から攻める！
救急画像
内因性疾患から外傷まで、
すばやく正しく、撮る・読む・動く！

編集／舩越　拓

□ 定価（本体4,700円＋税）
□ ISBN978-4-7581-1588-9

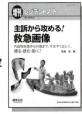

発行　羊土社 YODOSHA　〒101-0052　東京都千代田区神田小川町2-5-1　TEL 03(5282)1211　FAX 03(5282)1212
E-mail：eigyo@yodosha.co.jp
URL：www.yodosha.co.jp/

ご注文は最寄りの書店、または小社営業部まで